보건 분야 논문 쓰기

연구질문부터 발표까지

기　명 · 김현정 · 안형식 · 안형진 · 윤석준 · 이원진
이은일 · 이준영 · 천병철 · 최승아 · 최재욱 · 한승봉 공저

계축문화사

머리말

많은 분들께 처음 논문을 쓴다는 것은 외롭고 막막한 일입니다. 어떤 연구를 해야 할 지 도무지 떠오르지 않는데 새로운 지식을 만들어야 한다는 일이 부담스럽지요. 그렇지만 연구 질문을 정하고 연구 주제를 잡아서 계획서를 쓰고 심사를 받아 논문으로 출판하는 것은 연구자로서 보람 있고 학계에도 새로운 지식으로 기여할 수 있는 일입니다. 논문 출판에 성공할 때 느끼는 연구자 개인의 성취감도 크지만 이렇게 축적된 지식을 통해 사람들을 더 건강하게 하고 질병을 예방하며 인구 집단 내의 건강 격차를 줄이는 전략을 마련할 수도 있습니다.

이 책은 2021년 2학기에 개설한 '보건학 논문작성법'이라는 수업에서 12명의 교수들이 보건학 논문을 쓰는 과정에 대해 13가지의 주제로 한 주씩 돌아가면서 진행한 강의의 자료를 엮은 것입니다. 각자의 분야에서 논문 작성 경험이 풍부한 연구자들이 해당 주제에 대해 핵심이라고 생각하는 점을 직접 추려 보건의료 분야의 석박사 과정 학생들이 이해하기 쉽도록 풀어서 쓴 논문 작성 안내서라고 보시면 될 것 같습니다. 보건학 논문 작성법을 염두에 두고 쓴 안내서이지만 복합 학문으로서의 보건학의 특성으로 볼 때 의약학, 간호학, 보건행정학 등 다양한 학문 분야의 논문 작성에도 도움이 될 것으로 기대하고 있습니다. 이 책을 통해 외롭고 막막한 길을 좀 더 편안하게 즐기면서 통과할 수 있기를 바랍니다.

2022년 8월

고려대학교 보건대학원

기명, 김현정, 안형식, 안형진, 윤석준, 이원진,
이은일, 이준영, 천병철, 최승아, 최재욱, 한승봉

차 례 CONTENTS

CONTENTS

CONTENTS

부 록

제1장

보건학 논문을 왜 쓰는가
– 과학적 근거와 리스크 커뮤니케이션

최재욱

보건학 논문을 왜 쓰는가 – 과학적 근거와 리스크 커뮤니케이션 제 1 장

1 보건학에서의 과학적 근거와 대중의 인식

전통적으로 위험(risk)이라는 것은 위험요인의 고유한 유해도, 특성, 질병의 위중도, 재산 손실의 크기, 심각도와 실제 특정 상황에서의 위험의 발생가능성의 함수로 표현한다. 위험 소통(risk communication) 연구로 유명한 미국의 연구자 Peter Sandman는 Risk= Hazard+Outrage 라는 공식을 통해 일반 대중의 위험 인식이 실제 위해의 정도에 더하여 분노의 정도에 따라서 달라질 수 있다고 하였다. 일반적인 과학 분야에서와 마찬가지로 보건학에서도 전문가로서의 연구자는 사실에 근거하여 위해와 확률을 가지고 지식과 논리를 통해 위험을 설명하는 반면, 지식의 소비자로서의 일반 대중은 가치 기반적으로 감정을 통해 결과를 받아들인다고 할 수 있다. 바람직한 위험 소통을 위해서는 정보와 의견의 활발한 교환을 통해 다양한 이해관계자들이 위험 평가(risk assessment)의 각 단계를 알고 연구결과의 의미, 한계를 제대로 이해하도록 하는 것이 중요하다.

2 과학적 근거의 인과성

과학적 근거는 직업병 보상, 백신후유증 보상, 보험료 산정 기준 등을 선정하는데 중요하기 때문에 과학적 지식이 왜곡된 정보를 제공한다면 이는 사회에 큰 영향을 끼치게 된다. 최근 코로나19 팬데믹 상황에서 초반에 해당 질병에 대한 부족한 정보와 이에 따른 언론보도는 대중에게 혼란을 미쳤다는 점에서 왜곡된 정보에 따른 영향의 한 사례로 볼 수 있다.

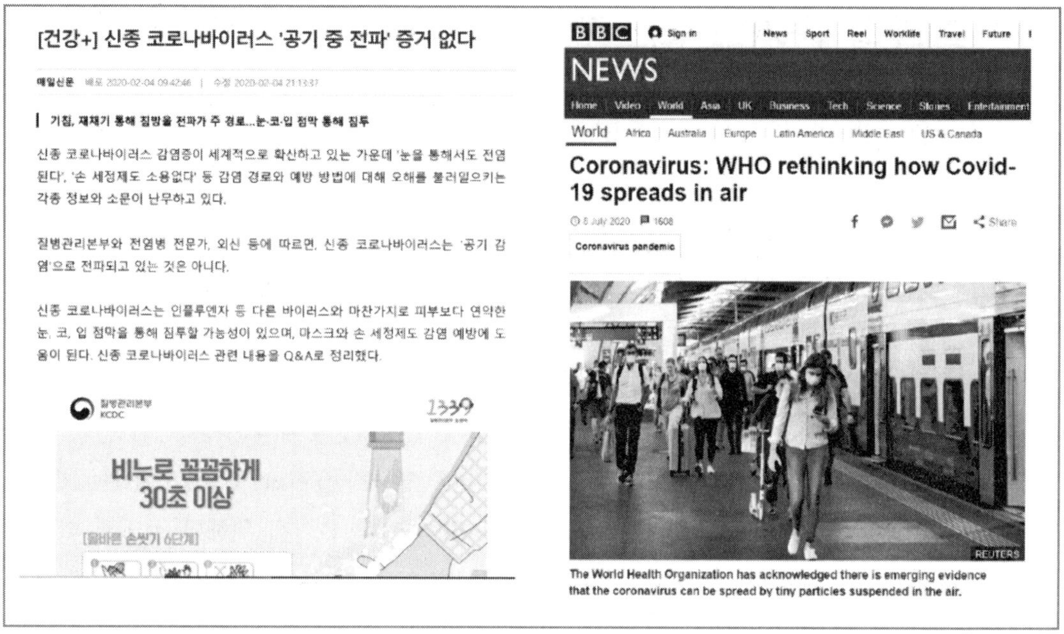

[건강+] 신종 코로나바이러스 '공기 중 전파' 증거 없다

매일신문 배포 2020-02-04 09:42:46 | 수정 2020-02-04 21:13:37

기침, 재채기 통해 침방울 전파가 주 경로…눈·코·입 점막 통해 침투

신종 코로나바이러스 감염증이 세계적으로 확산하고 있는 가운데 '눈을 통해서도 전염된다', '손 세정제도 소용없다' 등 감염 경로와 예방 방법에 대해 오해를 불러일으키는 각종 정보와 소문이 난무하고 있다.

질병관리본부와 전염병 전문가, 외신 등에 따르면, 신종 코로나바이러스는 '공기 감염'으로 전파되고 있는 것은 아니다.

신종 코로나바이러스는 인플루엔자 등 다른 바이러스와 마찬가지로 피부보다 연약한 눈, 코, 입 점막을 통해 침투할 가능성이 있으며, 마스크와 손 세정제도 감염 예방에 도움이 된다. 신종 코로나바이러스 관련 내용을 Q&A로 정리했다.

BBC Sign in | News | Sport | Reel | Worklife | Travel | Future

NEWS

Home | Video | World | Asia | UK | Business | Tech | Science | Stories | Entertainment

World | Africa | Australia | Europe | Latin America | Middle East | US & Canada

Coronavirus: WHO rethinking how Covid-19 spreads in air

8 July 2020 1608 Share

Coronavirus pandemic

The World Health Organization has acknowledged there is emerging evidence that the coronavirus can be spread by tiny particles suspended in the air.

[그림 1-1] 코로나19 팬데믹의 초창기 언론 보도의 사례

이러한 잘못된 과학적 지식을 유사과학 또는 불량과학(junk science)이라고 부르는데 이러한 지식에는 몇 가지 특성이 있다. 첫째, 인과관계를 파악할 수 없으며, 둘째, 불확실한 정보를 기반으로 한다는 것, 셋째, 결론이 연구논문을 중심으로 도출된 결과가 아니라는 것이다(Baughman, 1992).

특히 과학연구에서의 핵심은 인과관계의 성립을 확인하는 것인데 보건분야에서 인과관계 모델은 확률론적 인과관계모형 혹은 역학적 모형이라고도 불리며, 원인 대신에 위험 요인의 개념을 사용한다. 위험요인의 세 가지 기준은 질병발생과 관련하여 통계학적으로 연관성이 있어야 하며, 질병 발생 이전에 선행되어야 한다는 것, 마지막으로 위험요인과 질병의 연관성은 우연, 표본추출 오류, 연구 방법이나 분석의 오류로 인해 나타나면 안된다는 것이다.

과학적 타당성에 대해서 다우버트 기준이 존재하며 그 기준은 다음과 같다(Farrell, 1993)

① 전문가가 주장하는 이론이나 기술이 과학적으로 검증되었는가 또는 검증이 가능한가(반증 가능성, falsifiability)

② 전문가가 제공하는 이론이나 기술이 해당 학계의 동료 학자들에 의해 심사되고 출판되었는가(동료에 의한 심사 및 논문 출판 여부, peer review)

③ 전문가가 제공하는 이론이나 기술에 관련된 과학적 검증이나 실험이 있다면 잠재적인 오차율은 얼마나 되는가(전문 증거 추출 방법의 오차율, error rate)

④ 전문가가 제공하는 전문적 이론이나 기술이 해당 학계에서 일반적으로 승인되는가(관련 학계에서의 일반적인 승인 여부, general acceptance)

또한 미국 공중보건위원회는 인과관계 판단 기준은 다음과 같이 9가지로 설명하고 있다(Reynolds & Seeger, 2014).

기준	설명
관련성의 강도 (strength of association)	연관성이 얼마나 규칙적으로 관찰되는지의 여무
관련성의 일관성 (consistency of the association)	시공을 초월하여 일관된 관련성이 관찰되는지의 여부
관련성의 특이성 (specificity of association)	한 요인이 한 질병과의 관련성만 보이는지의 여부
관련성의 시간적 선후 관계 (temporality of association)	원인이 질병발생보다 시간적으로 선행하는지의 여부
관련성의 일치성 (coherence of association)	다른 기존 지식과 부합하는지의 여부
생물학적 반응의 정도 (biologic gradient)	원인의 다과와 정도에 따라 질병발생의 차이가 있는지의 여부
설명가능성 (plausibility)	생물학적으로 원인결과관계의 설명이 가능한지의 여부
실험적 증거 (experimental evidence)	동물실험과 같은 방법에 의한 실험적 증거가 있는지의 여부
유사성 (analogy)	이미 설명된 기존의 다른 질병발생 인과관계와 유사한 면이 있는지의 여부 등을 포함

3 과학적 근거로서의 학술논문의 출판

새로운 기술이나 과학적 사실은 연구자들의 끊임없는 노력과 개발로 드러나고 발달한다. 학문이 발전하려면 새로운 기술이나 사실이 발표되고 여러 전문가의 비판과 토론을 거쳐 그 유용성이 검증되어야만 현재 우리의 기술적 자산과 지식에 추가될 수 있다. 논문이란 독창적인 연구와 그 결과를 기술한 것으로서 학술지에 발표된 것이다. 새로운 발견을 하면 방송이나 신문을 통해 알릴 수도 있고 책을 낼 수도 있지만, 학문적 업적으로 인정받기 위해서는 같은 분야의 전문가들을 통한 동료 심사를 거쳐 전문학술지에 출판해야 한다. 이러한 학술논문을 출판하기 위해서 연구자는 무엇을, 어떻게, 왜 했는지, 그러한 발견과 개발의 의미가 무엇인지를 기록해서 재현이 가능하도록 해야 한다. 같은 조건에서 누가 하더라도 재현이 되어야 과학적 사실로 인정받을 수 있다. 이러한 과학적 근거로서의 보건학 연구결과를 인정받기 위해서는 대중과의 위험 소통, 인과성의 조건 등도 고려해야 한다.

참고문헌

Baughman, J. F. (1992). Galileo's revenge: Junk science in the courtroom. In: JSTOR.

Farrell, M. G. (1993). Daubert v. merrell dow pharmaceuticals, inc.: epistemilogy and legal process. *Cardozo L. Rev., 15*, 2183.

Hulley, S. B. (2007). *Designing clinical research*: Lippincott Williams & Wilkins.

Kerlinger, F. (1986). Foundation of Behavioral Research, 3rd edn (New York, Holt, Rhinehart & Winston).

Reynolds, B., & Seeger, M. (2014). Crisis and Emergency Risk Communication 2014 Edition. *Atlanta: CDC*.

김성희. (2000). 문헌정보학 연구에 있어서 타당도 및 신뢰도에 관한 연구. *한국문헌정보학회지, 34*(2), 175-189.

유승흠. (2005). *보건학연구방법과 논문쓰기*: 계축문화사.

제2장

논문 작성 계획

이은일

논문 작성 계획 제2장

1 연구주제

좋은 연구를 위해서는 연구 절차를 정하기에 앞서 의미 있고 가치 있는 연구주제를 선정하는 것이 중요하다. 연구주제 자체가 유용하고 의미 있는 것이 아니라면 아무리 잘 수행한 연구이더라도 연구로서의 가치가 떨어진다고 할 수 있다.

연구주제를 선정하는 방법에 있어 정해진 절차나 표준은 없다. 대부분의 경우 시급한 해결을 요하는 문제가 연구주제 선정을 위한 실마리가 된다. 어떤 경우는 흥미 있는 분야의 문헌고찰을 통해 주제가 머리에 떠오를 수도 있으며, 연구자 자신의 경험이 도움이 되기도 한다. 연구자의 지적인 호기심, 당대의 사회적 관심사, 개인적 배경 및 지식에 따라 연구주제가 정해질 수 있다. 최상의 연구주제는 일반적으로 숙련된 연구자가 자신의 이전 연구 및 해당 분야 연구자들의 연구에서 발견한 결과와 문제점으로부터 이끌어낸다. 초보 연구자는 연구 경험이 일천하지만 오히려 잘 모르는 분야이기 때문에 기존의 문제들에 대해 신선한 관점으로 새로운 접근을 할 수도 있다.

2 연구질문

연구주제가 선정되면 연구를 수행하여 답할 수 있는 질문의 형태로 구체화하는 과정이 필요하다. 연구 질문이란 연구자가 수행하는 연구를 통해 해결하고자 하는 불확실성(uncertainty)으로, 관심 변수들이 서로 어떠한 관련이 있는지를 나타내는 질문의 형태를 가진 문장이다. 연구 질문을 만들 때에는 열린 사고를 통해 폭넓은 관점에서 문제를 생각하며, 논리적이고, 구체적이어야 한다.

좋은 연구질문을 찾아낼 수 있는 지름길은 없다. 대부분의 연구주제는 이미 많은 연구자들이 관심을 가지고 탐구해 왔기 때문에 생각하고 있는 연구질문과 연구설계의 실현 가능성에 대하여 선배 연구자들과 의논하면 연구질문을 다듬는 데에 도움이 된다. 초보 연구자들의 경우 흥미를 느끼는 주제를 찾아내지 못하면 스스로 설계가 가능한 연구계획으로 시작하기도 한다. 이 경우 대개 어떤 종류의 연구들이 당신의 호기심을 자극했었는지를 생각해보면서 시작할 수 있다. 혹은 직간접적으로 경험한 특정 치료나 접근법이 부적절하다고 생각했던 경우를 연구주제로 떠올릴 수도 있을 것이다.

또한 주어진 문제는 이해 당사자와 연구자의 입장이 다를 수 있기 때문에 다양한 관점에서 해당 문제에 대해 접근하는 것이 중요하다. 여러 관점을 통해 연구 계획단계에서 연구질문의 의미를 보다 풍부하게 할 수도 있다. 기존 연구를 충분히 찾아보면서 이러한 관점을 함양할 수 있다.

연구질문을 만드는 다른 방법으로 기존 연구 과제를 검색해볼 수도 있다. 전문 학술 검색 포털을 통하여 키워드로 자료들을 탐색할 수 있으며, 관련된 주요 연구자료의 참고문헌을 이용하면 자료의 범위를 넓힐 수 있다. 특히 고려하고 있는 연구주제가 이미 많은 연구가 이루어져 있는 분야라면 연구질문을 보다 참신하고 시의성 있도록 하기 위한 과정으로 기존 문헌 고찰이 매우 중요하다. 예를 들어 임상 시험을 통해 새로이 개발된 백신을 2회 접종하면 특정 감염병의 감염 위험을 효과적으로 감소시킨다고 밝혀졌다고 하자. 이러한 발견은 또다른 질문들로 이어질 수 있다: 이 백신의 보호 효과는 얼마동안 지속되는가? 혹은 이 백신은 면역력이 저하된 환자에서도 효과적인가? 백신의 이상 반응은 무엇이며 얼마나 자주 발생하는가?

연구질문을 정하는데 있어 가장 중요한 점은 실행 가능한 연구계획으로 범위를 좁히고 구체화하는 것이다. 관심 현상을 보이는 목표 모집단(target population)이 있고 우리의 연구질문은 이 중 표본 집단(source population)에서 관심 현상을 계량화한 지표(변수)로 구성할 수 있다. 실제 우리의 수행 가능한 연구는 이 중 실체로 연구 분석에 사용된 연구 집단(study population)과 실제 평가 항목으로 구성될 것이다.

2-1. 연구질문에 있어 기존 연구 고찰의 중요성

해당 분야에서 기존에 보고된 연구를 충분히 이해하여 자신의 지식으로 만드는 것은 좋은 연구질문을 만들어 내기 위한 필수 조건이다. 좋은 연구자는 연구질문과 관련 있는 분야에서 출판된 주요 논문을 검색하고 비판적으로 읽을 수 있어야 한다. 기존 문헌을 고찰하는 것은 연구 분야의 전문성을 확립하기 위해 중요하며, 특히 연구비 수주를 위한 연구계획서나 연구보고서 작성을 위해서는 꼭 필요한 과정이다. 기존 연구를 효과적으로 고찰하기 위해서는 해당 분야에서 쓰이는 표준 용어를 찾아보고 검색시 활용하도록 한다.

2-2. 참신한 연구질문을 구성하기 위한 최신 지견 탐색

특정 분야의 최신 지견은 논문으로 발표되기 훨씬 이전에 그 분야에서 활발히 활동 중인 연구자들 사이에 알려져 있다. 따라서 어떤 주제를 완벽히 숙지하기 위해서는 학회에도 참여하고 해당 분야 전문가들과 관계를 형성하는 것이 좋다. 학회 참석시 연구 발표만큼이나 중요한 것은 휴식시간이나 포스터 앞에서 다른 학자들과 비공식적인 대화를 나눌 수 있는 점이다. 특별히 관심있는 분야의 발표자가 학회에 참석한다면, 그 사람의 최근 논문들을 미리 찾아보고 참여하면 더욱 도움이 된다.

이미 널리 받아들여지는 정설에 대한 회의적인 자세는 좋은 연구질문으로 이어질 수 있다. 또한 새로운 기술의 적용은 종종 익숙한 보건 문제들에 대한 새로운 시각과 질문들을 제시하고, 이는 새로운 패러다임을 만드는 것으로 이어질 수도 있다. 한 분야에서 새로운 개념, 기술, 또는 발견을 다른 분야의 문제에 적용하여 좋은 연구주제를 얻을 수도 있다.

2-3. 연구질문에 대한 아이디어를 얻기 위한 교류

발표자료를 준비하거나 동료 연구자들과 토론하는 것은 연구를 위한 아이디어를 떠올리는 데에 좋은 경험이다. 연구실 동료들, 지도 교수와 식사 중 대화를 나누면서 떠오를 수도 있고, 수업에서 최신 연구 또는 자신의 생각을 토의하는 과정에서 생길 수도 있다. 풀리지 않는 문제를 명확히 마음속에 떠올리고, 그 문제에 대해 생각이 가는대로 자유롭게, 또한 집요하게 사고하면서 좋은 연구질문을 떠올릴 수 있을 것이다.

2-4. 멘토(mentor) 구하기

연구주제 선정 및 연구계획 구상과 연관된 수많은 판단을 도와주고 이끌어주는 경험은 다른 어떤것으로도 대체할 수 없는 매우 중요한 부분이다. 따라서 초보 연구자가 취해야 할 필수 전략은 정기적으로 함께 작업할 시간적 여유와 관심이 있는 경험있는 멘토를 구하는 것이다. 멘토는 공식적 회의와 비공식적인 토의를 함께 하고, 창의적인 아이디어를 장려하고, 경험에서 우러나오는 지혜를 알려주고, 방해받지 않고 연구할 수 있는 시간을 확보할 수 있도록 도와주며, 보다 넓은 인맥과 연구비 획득의 기회를 열어주고, 독립적 연구 개발을 장려하고, 적합한 경우라면 연구비 및 논문의 저자로 당신을 올릴 것이다. 때로는 다양한 지침을 제시하는 여러명의 멘토를 갖는 것이 바람직할 수도 있다. 멘토와 좋은 관계를 맺으면, 현실적으로 필요한 많은 자원들을 얻을 수도 있다. 그러나 많은 멘토들이 단순히 너무 바쁘거나 다른 일에 집중하느라 새로운 연구자에게 신경을 쓰지 않는다. 둘 중 어떤 경우이던 간에, 멘토와의 논의가 도움이 되지 않는다고 판단되면, 보다 적절한 조언자를 찾아서 떠날 수도 있다. 좋은 연구를 위해 처음부터 좋은 멘토를 선택하는 것은 매우 중요하다. 지도교수는 가장 좋은 멘토가 될 수 있다. 그러나 지도교수와 정기적인 멘토링을 갖기 위해서는 같은 기수의 지도학생들과 함께 정기적인 단체 멘토링 시간을 정하는 것이 효과적이다.

2-5. 좋은 연구질문의 특성

훌륭한 연구계획으로 이어지는 좋은 연구질문은 실행가능하고(Feasible), 흥미로우며(Interesting), 참신하고(Novel), 윤리적이며(Ethical), 적절하다(Relevant). 이를 영문 앞 글자를 따서 FINER라고 한다(표 2-1).[1)]

[표 2-1] 좋은 연구질문과 계획을 위한 FINER 기준

1) 실행가능성 적절한 피험자 수 적절한 기술적 전문성 감당할 수 있는 소유 시간과 비용 실행 가능한 연구 범위 연구비 지원 가능성
2) 흥미 연구자와 그 동료들의 관심을 불러일으킬 만한 내용
3) 참신성 새로운 결과를 제공 기존의 결과를 확인, 반박, 또는 확장 건강과 질병, 의료, 또는 연구 방법론의 개념에 혁신을 유도
4) 윤리성 기관윤리위원회(institutional review board, IRB)의 승인을 얻을 수 있는 연구
5) 적절성 과학적 지식, 임상 진료, 또는 보건 정책에 중대한 영향을 끼칠 가능성 향후 연구방향에 영향을 줄 가능성

1) Stephen B.Hulley, Steven R.Cummings, Warren S.Browner, Deborah G.Grady, Thomas B. Newman 지음, 임상시험리뷰연구회(CRRG) 옮김. 한 손에 잡히는 임상연구: 설계와 실행의 모든 것 4판, 서울:군자출판사, 2015년.

1) 실행가능성

너무 많은 시간과 노력을 불가능한 작업에 낭비하기 전에, 연구질문의 문제점과 실제적인 한계를 일찍 파악하는 것이 좋다.

• 피험자 수

많은 연구들이 충분한 수의 피험자를 구하지 못하여 의도했던 목적에 도달하지 못한다. 연구에 필요한 표본 크기와 더불어 가용 피험자 추산치, 참여를 거부하거나 배제될 인원수, 추적 관찰 중 놓치게 되는 인원수 등을 사전에 산정해 본다. 필요한 피험자 수가 많지 않더라도 연구 참여 기준에 부합되면서 참여할 의지가 있는 피험자를 충분히 확보할 수 있는지도 고려해야 한다. 실현 가능성을 확실히 하기 위하여 예비 조사(pilot study)를 하거나 의무기록을 검토하여 대략의 유병률을 파악할 수도 있다. 만약 당장 연구 기간 내 모집할 수 있는 피험자의 수가 부족하다면, 연구자는 피험자 등록 기간 연장, 피험자 모집 경로를 추가, 다른 동료를 초대하여 다기관 연구(multicenter study)가 되도록 할 수도 있다.

• 기술적 전문성

연구자는 연구설계, 피험자 모집, 변수 측정, 데이터 관리와 분석을 위해 필요한 기술과 시설 및 경험을 가지고 있어야만 한다. 익숙하지 않은 기술적 측면에 대해서는 전문가의 자문을 받을 수도 있고, 연구의 주요 영역이 연구자의 전문 분야가 아닐 경우에는 해당 연구 분야에 숙련된 다른 연구자를 공동 연구자로 지속적으로 참여시키는 것이 바람직하다. 특히 초기 계획 과정에서부터 분석 계획에 대해 통계학자의 검토를 거치는 것은 좋은 선택이다. 새로운 분석 방법과 기술이 필요한 경우 전문가의 자문이나 따로 훈련이나 교육을 받도록 해야 한다.

• 시간과 비용

연구를 진행하다 보면 초기에 예상했던 것보다 시간이나 비용 면에서 과도해지기 쉽다. 연구 각 단계의 비용을 미리 산정하는 것이 중요하다. 만약 예상 비용이 가용 자금을 초과한다면, 좀 더 경제적인 설계방법을 고려하거나, 연구계획을 수정하거나 폐기해야 할 수도 있다.

• 범위

때때로 연구자가 너무 많은 것을 이루고자 하는 욕심에서, 수많은 연구질문들에 대한 답변을 모두 얻으려고 대규모 피험자 집단을 반복해서 접촉하여 여러가지 측정을 하는 경우 문제가 발생한다. 이런 경우 해결책은 연구의 범위를 축소하고, 가장 중요한 목표에만 집중하는 것이다. 대부분의 과학자들에게 부가적이지만 흥미로운 질문들에 대한 답을 얻을 수 있는 기회를 포기하는 것은 어려운 일이지만, 당면한 중요한 질문에 대해 충실한 답변을 얻는 것이 연구에 보다 도움이 될 수 있다.

2) 흥미

연구자가 특정 주제에 관한 연구를 추진하는 데는 여러가지 동기가 있다: 재정 지원이 가능하다거나, 경력을 쌓기 위해 필요한 다음 단계이거나, 아니면 그 문제에 대한 진실에 다가가는 것 자체가 흥미롭기 때문일 수도 있다. 이러한 동기 중 진실에 다가가는 것 자체를 흥미롭게 여겨 진행하는 연구가 가장 바람직하다고 할 수 있다. 이 경우 연구 과정에서 발생하는 수많은 어려움과 좌절을 극복할 동기가 가장 강하기 때문이다. 보다 의미있는 연구주제는 연구자 본인뿐만 아니라 학계 동료들과 이해관계자들이 흥미를 가질 만한 것이다.

3) 참신성

좋은 보건학적 연구는 새로운 정보를 제공한다. 이미 증명된 사실을 단순히 되풀이하는 연구는 노력과 비용을 투자할 가치가 없고, 따라서 연구 보조금을 얻기 어렵다. 관련 분야 문헌을 충분히 검토하고, 아직 발표되지는 않았지만 현재 진행중인 연구를 잘 알고있는 전문가들과 상담하고, 연구비 지원 기관 홈페이지에서 관심 분야 지원 프로젝트 초록을 검색하는 등의 방법을 이용하면, 계획중인 연구의 창의성 여부를 확인할 수 있다. 대개의 경우 제출된 연구들을 검토할 때, 그 연구가 성공한다면 새로운 개념, 방법, 또는 개입을 통해 연구 및 보건학적 중재의 패러다임을 바꿀 수 있을 정도로 혁신적인가 하는 점에 비중 을 둔다. 물론 창의성이 중요한 기준이기는 하나, 연구질문이 전적으로 독창적일 필요는 없다. 이전 관찰 결과가 되풀이될 수 있는지, 또는 한 모집단에서 나타나는 결과들이 다른 모집단에도 적용될 수 있는지, 혹은 새로운 측정 방법이 이미 알려진 어떤 질병과 위험인자들 사이의 관계를 보다 분명히 밝힐 수 있는지 등은 연구할 만한 질문들이다.

4) 윤리성

훌륭한 연구주제는 반드시 윤리적이어야 한다. 연구대상자가 수용하기 어려울 정도로 신체적 위험을 가하거나 사생활을 침해하는 연구라면, 연구자는 해당 주제에 대한 답을 찾기 위한 다른 방법을 모색해야만 한다. 만약 본인의 연구의 윤리성에 대해서 확신할 수 없다면, 초기 단계에 기관윤리심의위원회(IRB)와 상의해보는 것이 좋다.

5) 적절성

적절성을 판단하는 유용한 방법은 먼저 발생 가능성이 있는 다양한 결과를 상상해보고, 그 각각의 가능성이 어떻게 과학적 지식을 발전시키고 임상진료지침과 공중 보건 정책 및 향후 연구에 어떠한 영향을 줄 것인지를 고려해 보는 것이다. 연구 결과물을 검토하는 사람들은 대부분 연구 계획안의 의의를 중요하게 생각한다. 연구주제의 중요성, 해당 연구가 어떻게 보건학 지식을 향상시킬 것인지, 그리고 그 결과는 어떻게 개념, 방법, 또는 보건학적 중재를 변화시킬 것인지 등을 고려한다.

3 연구가설 세우기

3-1. 연구가설

표본산출 과정의 시작은 연구질문을 연구가설로서 다시 표현하는 것이다. 여기서 연구가설(research hypothesis)은 연구의 예측(독립) 변수와 결과(종속) 변수를 요약한다. 예를 들어, 연구질문이 '규칙적인 운동을 하는 사람들에서 치매 발병 위험이 낮은가'라면, 연구가설은 표본(예: 정상 인지 기능을 가진 65세 이상 노인), 예측 변수(평균 주 3회 이상 15분 이상 중등도 강도 이상의 운동을 하는 것), 결과 변수(2년의 추적관찰 후 치매 선별 검사상 치매 진단)로 구체화될 수 있다.

가설이 세워지면 각 군의 결과간의 통계적으로 유효한 차이를 검출할 수 있는 크기의 표본을 계산해 낼 수 있다. 대부분의 관찰 연구와 모든 임상시험은 비교와 관련된 연구질문을 다루기 때문에, 비교 서술이 포함된 가설이 필요하다. 모집단 내에서 특성의 분포를 서술하는 기술 연구(descriptive study)에서는 가설이 필요하지는 않지만 유효한 유병률을 구하기 위한 표본 크기 산출 과정은 필요하다.

3-2. 좋은 가설의 특성

가설은 단순 명료하면서도 구체적이며 연구계획서의 앞머리에 언급되어야 한다. 가설은 한 가지 연구질문에 대한 단순 가설(simple hypothesis)과 두 가지 이상의 연구질문을 내포

하는 복합 가설(complex hypothesis)이 있다. 단순 가설에는 하나의 예측 변수와 하나의 결과 변수가 있다. 예를 들어, "비만인 임산부에서 신체 활동량이 적은 것은 임신성 당뇨병 발생 위험의 증가와 연관이 있다."와 같은 것이 이에 해당한다. 복합 가설에는 하나 이상의 예측 변수가 있거나 또는 하나 이상의 결과 변수가 있다. "비만인 임산부에서, 신체 활동량이 적은 것은 임신 중독증과 임신성 당뇨병 발생 위험의 증가와 연관이 있다."가 복합 가설이라 할 수 있다.

제3장

연구에 필요한 문헌검색 및 참고문헌 관리

김현정

연구에 필요한 문헌검색 및 참고문헌 관리

제3장

1 보건학 연구를 위한 문헌검색의 개요

연구질문이 정해지면 체계적인 문헌검색이 필요하다. 검색을 수행하기 전에 검색의 목적을 분명히 하여 검색원 선정 및 검색전략 수립, 검색범위 선정 등을 미리 구체화하면 보다 효율적으로 문헌검색을 할 수 있다. 문헌검색은 핵심질문(PICO) 선정–검색원 선정–검색어 도출–검색 전략수립–검색결과의 정리 등의 과정을 거친다. 다음의 사례를 보자.

> Influenza vaccinations are currently recommended in the care of people with COPD, but these recommendations are based largely on evidence from observational studies with very few randomised controlled trials (RCTs) reported. Influenza infection causes excess morbidity and mortality in COPD patients but there is also the potential for influenza vaccination to cause adverse effects or not to be cost effective. To evaluate the evidence from RCTs for a treatment effect of influenza vaccination in COPD subjects. Outcomes of interest were exacerbation rates, hospitalisations, mortality, lung function and adverse effects.

위와 같은 경우 검색에 앞서 정해야 하는 질문을 구체화하는 작업이 필요하며 이를 다음의 항목으로 요약해서 정리할 수 있다:

- 환자(Patient)
- 중재 혹은 치료(Intervention)
- 대조군(Comparison)
- 결과(Outcome)
- 출판물의 종류(Publication type)

이와 같이 관심질문을 구체적으로 정의하는 것을 'PICO' 라 한다. 이 항목들에 대해 정하고 나면 PubMed, Google scholar, Ovid와 같은 서지 검색 사이트 중 어디서 문헌을 찾을 것인가를 정하게 된다. 검색 용어는 무엇으로 하여 어떻게 찾을 것인지를 정하고 나면 얼마만큼, 다시 말해 언제부터 언제까지의, 어떤 디자인의 연구를, 모두 다 찾을 것인지, 나에게 중요한 정보만 찾을 것인지를 정한다. 연구의 기간을 고려하는 것도 필요한데 이는 연구의 목적에 따라 다르다. 체계적 고찰을 목적으로 한다면 보통 6개월 이상 걸리며 신속하고 효율적으로 질적 수준이 높은 연구를 하는 것이 목적이라면 이보다 더 짧을 수 있다.

PICO의 선정을 통해 구체화된 관심질문은 다시 각 요소에서의 주요 개념어(Key word)를 선정하게 된다. 먼저 검색원과 인터페이스(Database, search interfaces)를 결정한 후 연구목적에 적합한 민감도와 정확성을 가지는 검색전략을 수립한다. 검색전략은 검색 목적이 포괄적인 접근을 하는 것인지(민감도가 높은 방법), 높은 효율성을 목적으로 하는지에 따라 달라질 수 있는데 재현 가능하도록(reproducible) 하는 것이 중요하다. 만약 체계적 고찰을 수행하고자 하는 경우라면 검색전략은 포괄적이어야 하며 제한되거나 선택적으로 검색할(예, 언어, 출판연도 등) 경우 불완전하거나 선택 비뚤림이 생길 수 있으므로 제한하지 않는 것이 원칙이나, 검색목적, 비용, 인력 등을 고려하여 일부 언어만을 대상으로 할 수도 있다.

문헌검색을 위한 주요 개념어는 통제어휘(Controlled vocabulary, 색인어)와 자연어(Free text term)를 적절히 고려한다. 각 검색원은 표준화된 통제 어휘를 제공하고 있는데 이는 각 검색원에서 수집된 문헌의 색인, 목록화의 효율성을 높이기 위한 것으로 개발된 것이다(MeSH(Medical Subject Headings): MEDLINE, EMTREE: Embase). 이러한 표준화된 통제어휘를 통해 저자마다 다양하게 사용한 언어를 동일한 개념어로 전환하여 보다 포괄적이고 체계적인 검색이 가능하다. 그러나 MeSH가 색인되지 않은 최근 논문(저널이 출간되어 이를 MEDLINE에 색인하는 과정에서 시간이 소요됨)이나, 다른 저자나 공급자에 의해 제공된 논문의 경우(MEDLINE 색인 대상 잡지가 아니지만 공급자나 기타 다른 저자에 의해 제공되는 논문) 등은 MeSH가 부여되지 않아 MeSH로만 제한하는 경우 검색이 되지 않는 제한점이 있어 MeSH뿐만 아니라 일반 자연어를 포함하여 검색하는 것이 필요하다[2]. 자연어 검색 시 유사어, 관련어, 어미변환을 고려하는 것이 필요하고, 이에 대한 효율성을 증대하기 위해 절단자와 와일드카드(*, $,?)를 이용할 수 있다. PICO의 각 항목은 연산자(AND, OR and NOT)를 통해 조합(PICO의조합)하여 활용할 수 있다. 일부 시스템에서는 문장 부호를 사용하여(PUBMED:"", EMBASE: ' ') 둘 이상의 구 또는 키워드를 하나의 단어로 검색할 수 있다. 예를 들어 피부암을 언급하는 문서를 검색하려면 "skin cancer"라고 입력하여 정확한 구문 skin cancer에 대한 문헌을 찾을 수 있다.

2) 김현정 and 안형식. (2015). 효과적인 의학문헌검색. Hanyang Medical Reviews, 35(1), 18-22.

2 문헌검색 전략

다양한 검색 포털을 이용하여 시간과 공간상의 모든 방향으로 정보를 추적한다. 각 검색 전략에는 장단점이 있으며 검색 포털에 따라 다소 다른 결과를 얻게 된다. 흔한 전략 중 하나는 Google, Wikipedia와 같은 일반 게이트웨이 사이트를 통해 광범위한 초기 탐색으로 시작하는 것이다. 자신에게 적합한 3~5개의 키워드 조합을 발견함에 따라 보다 전문화된 검색 엔진을 사용하여 점차적으로 추구 범위를 좁히고 심화할 수 있다. 추가적으로 Google 및 기타 광범위한 검색 엔진에서 선택하지 않는 사이트나 웹페이지로 보이지 않는 문헌까지 찾아 들어가 볼 수 있다.

3 대표적인 문헌 검색원 소개

검색엔진 혹은 인터페이스는 각각의 검색원에 접속하는 도구로 여러 검색원을 동시에 접속할 수 있도록 개발된 경우도 있으며, 선택적으로 특정 검색원을 접속하도록 개발된 도구도 있다(표 3-1). 여기서는 각 문헌검색 데이터 베이스의 특징을 살펴보자.

[표 3-1] 대표적인 문헌검색 데이터베이스

CENTRAL(The Cochrane Library)
MEDLINE, EMBASE
Regional databases (AMI, LILACS, KoreaMed, Kmbase)
Subject-specific databases (CINAHL, PsycInfo, AMED)
Search engines (Google, TRIP)
References and citations of included studies (Web of Science)
Trial registrations (clinicaltrials.gov)

3-1. MEDLINE(미국국립의학도서관)

- 1946년 이후 생의학 및 보건분야에 대한 5200개 이상의 저널(2019기준)의 2500만 건 이상의 자료를 보유: 40여개의 언어를 포함하고 있다.
- PubMed: MEDLINE과 아직 미국국립의학도서관의 대상 저널이 아닌 최신의 연구를 포함한 무료버전의 접근을 제공(이 경우 부분적으로만 색인화됨)하고 있다.
- 검색 시 사용할 인터페이스(PubMed, Ovid, EBSCO, ProQuest, STN)에 따라 검색원

의 정확한 적용범위를 검증해야 한다.(예, Ovid는 PubMed 대비 1일 늦게 업데이트되나 PubMed가 제공하는 모든 유형을 포함하고 MEDLINE 이외의 데이터베이스 접근이 가능하지만 각 기관의 선택에 따라 접근가능한 검색원의 차이가 존재한다.)

3-2. Embase

- 8000개 이상의 저널에서 3000만 개 이상의 자료를 포함하고 있다. 모든 MEDLINE의 자료를 포함하고 있다(2018년 6월기준): MEDLINE에 색인되지 않은 2900개 이상의 저널의 600만 개 이상의 추가 자료를 보유하고 있으므로 검색시 이를 구분하여 검색할 수 있다.
- 접속가능한 인터페이스: Elsevier(Embase.com), Ovid, ProQuest, STN
- 회의 초록(예, 구두발표, 포스터 등)을 포함하고 있는 점이 Medline과는 구별된다.
- Emtree 라는 통제어휘로 색인되며 이는 질병, 약물, 메디컬 장비 등으로 구분하여 검색결과를 제시한다.

3-3. 코크란 임상연구 등록자료원(CENTRAL)

- 코크란라이브러리에서 접속하여 확인가능하다. 코크란라이브러리는 코크란리뷰를 등록하기 위해 만들어졌으나, 체계적 고찰을 수행하는 연구자에 대한 지원서비스로서 무작위대조군연구 및 준무작위대조군연구를 대상으로 Medline, Embase외에 여러 검색원의 자료를 수집하여 색인화되어 있다. 무작위배정 임상실험연구를 가장 효율적으로 찾을 수 있는 장점이 있는 반면, 분기마다 업로드되는 단점이 있으므로 최신성이 떨어지는 단점이 있다.

3-4. 출간되지 않거나 진행 중 연구

- 출간되지 않거나 진행중인 연구는 출판편향을 최소화하기 위해 중요하다. 그러나 이러한 연구들은 실제로는 일반 연구자가 검색하기에는 여러 어려움이 있다. 최근 이러한 출간되지 않은 연구들을 좀더 손쉽게 찾기 위한 여러 방법들이 소개되고 있다.
- 임상연구등록원: 임상연구등록원은 임상연구의 계획서를 등록하는 곳으로 실제 연구결과가 제시되어 있는 경우도 전체 완료된 연구 중 20%이다. 논문이 출간되는 경향을 확

인할 수 있다. 전체적으로 계획서를 등록하였으나 출간되지 않는 연구는 연구의 주제마다 차이가 있으나 대략 50%전후로 확인되고 있다. 대표적인 사이트는 다음과 같다.

– ClinicalTrials.gov, the WHO International Clinical Trials Registry Platform (ICTRP, pharmaceutical industry(GSK Study Register –https://www.gsk-clinicalstudyregister.com)

• 규제기관과 임상연구보고서(CSRs): 약물이 개발되고 승인되는 과정에서 연구된 모든 결과를 정리한 보고서과 식품의약안전청에 보고되고 있다. 이들 보고서를 확인할 수 있다.

– EU Clinical Trials Resgister, Drugs@FDA, OpenTrialsFDA

3-5. 고려대학교 의학도서관을 이용한 다양한 검색원에 들어가기

고려대학교 의학도서관은 다양한 검색원에 손쉽게 들어갈 수 있도록 잘 구축되어 있다. 다음은 홈페이지의 메인화면이며 이를 통해 여러 정보원에 접속할 수 있다.

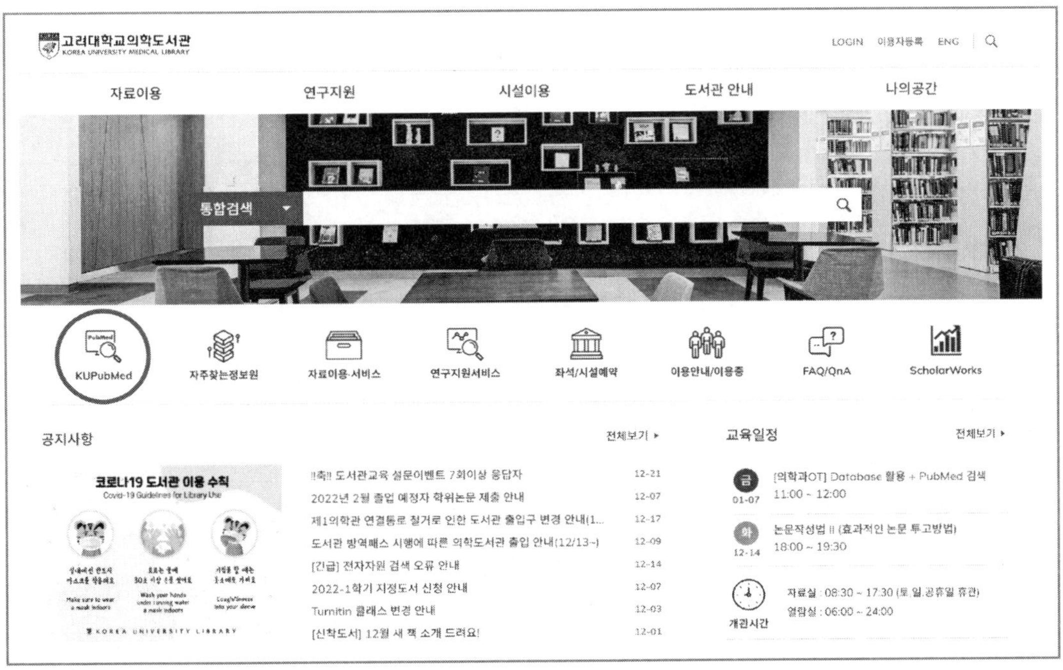

다음은 각 카테고리별로 구분된 검색원 혹은 인터페이스이다.

• 국외주요검색원(인터페이스 포함)

DB 사이트	사이트명 및 바로가기	DB 설명	메뉴얼
CINAHL COMPLETE	CINAHL Complete (EBSCOhost)	◌ 간호/보건/의학 분야 약 1,400여종의 원문 제공 (CINAHL에 색인된 학술지 중 67%는 MEDLINE에 포함되지 않는 유일 학술지)	manual
ClinicalKey	Clinicalkey (Elsevier)	◌ Journal, E-Book, Drugs, Guidelines, Patient Education, Multimedia, Procedures Videos 등 다양한 임상의학정보 포털 검색 사이트 ✓ PDF 다운로드(일부)는 교내에서 개인계정 생성 후 로그인 필요	manual
Embase	Embase (Elsevier)	◌ PubMed와 함께 의학분야의 대표적인 DB로, 특히 유럽 학술지와 질병, 임상 연구 진행, 약물 안정성, 부작용, 치료법 등 약물 정보, 독성학, 신약 연구개발 정보를 상세하게 제공하는 특징을 지님. 2,800여종은 MEDLINE에 포함되지 않는 유일 학술지	manual
PubMed link@KOREA UNIV	KU PubMed (NIH·NLM)	◌ 미국립의학도서관에서 구축한 MEDLINE 무료 검색사이트로 의학, 간호, 치과, 보건학 관련 25,038여종(MEDLINE 등재 5,258종) 3천만건 이상의 학술지 논문 서지정보, 원문 링크 제공 ✓ link@KOREA UNIV 서비스를 통해 구독학술지 원문 이용과 비구독학술지 원문복사 신청 연계	manual
Ovid®	MEDLINE (Ovid Technologies)	◌ Ovid사의 플랫폼을 이용한 MEDLINE (NLM 제공) 검색 사이트. Ovid 플랫폼의 LWW 학술지, 전자책 등의 전자자원과의 통합검색 지원	manual
MEDLINE Complete	MEDLINE Complete (EBSCOhost)	◌ EBSCOhost의 플랫폼을 이용한 MEDLINE (NLM 제공) 검색과 함께 MEDLINE 이용 상위 학술지 약 2,500여 종(MEDLINE의 약 40%)의 원문제공	manual
ProQuest	ProQuest Health & Medical Collection (ProQuest)	◌ MEDLINE 등재 학술지 중 4,100여 종의 서지정보, 3,492여 종의 원문, 162종의 yearbook 등 전자책 제공 (구 ProQuest Medical Library, PML)	manual

• 국내주요검색원

DB 사이트	사이트명 및 바로가기	DB 설명	메뉴얼
DBpia	DBpia (누리미디어)	◌ 학회, 대학 연구소, 국책연구기관 등 2,300여 기관에서 발행하는 국내 학술지의 원문 제공	manual
KISS Koreanstudies Information Service System	KISS (한국학술정보)	◌ 1,300여 기관에서 발행하는 전 주제 분야의 국내 학술지에 대한 서지정보 및 원문 제공	manual
한국의학논문데이터베이스 KOREAN MEDICAL DATABASE	KMbase (의과학연구정보센터)	◌ 한국에서 발간되는 생의학 분야(의학, 치의학, 약학, 간호학, 한의학) 약 1천여종 학술지의 서지, 초록 및 원문 데이터베이스	manual
KoreaMed	KoreaMed (대한의학학술지편집인협의회)	◌ 평가기준을 통과한 국내 의학학술지 논문의 영문 서지 및 초록 제공	manual
MEDLIS User	MEDLIS (한국의학도서관협의회)	◌ 국내 의학/병원도서관, 자료실에 소장된 국내외 학술지의 서지 및 소장사항을 제공하는 국내의학학술지종합목록	manual
RISS 학술연구정보서비스	RISS (한국교육학술정보원)	◌ 전국대학종합목록으로 국내 대학도서관의 도서, 학술지, 학위논문 등의 소장 정보 검색 지원과 미소장 정보원에 대한 원문복사/상호대차서비스 제공	manual
국회도서관	국회전자도서관 (국회도서관)	◌ 국회도서관에 소장된 단행본, 학위논문, 학술지 등 포괄적인 정보검색 및 원문제공	manual

• **근거중심의학** : 체계적 고찰과 임상진료지침에 대한 국내외 대표적인 정보센터, 발간된 논문의 비평과 평가결과를 함께 제시하는 검색원 제공

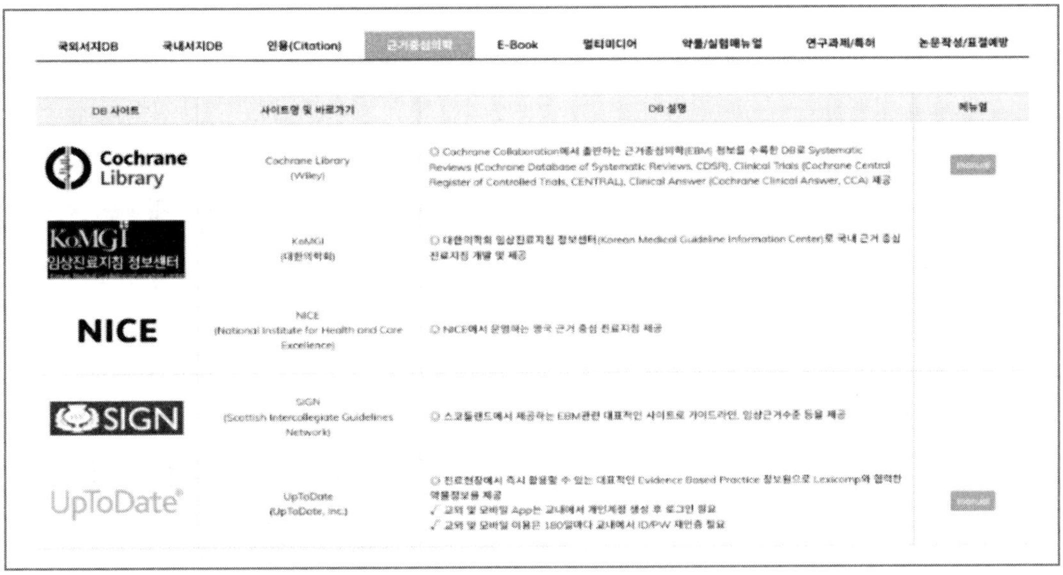

4 검색전략 수립 시 고려사항

검색전략을 수립할 때에는 먼저 관심주제에 대한 유형 및 특성을 파악한다. 관심주제의 복잡성 또는 추가적인 다른 연구설계를 파악할 필요성도 고려해야 한다. 또한 문헌의 지역적인 고려가 필요한 경우도 있는데 예를 들어 한의학과 관련된 연구라면 중국, 일본, 한국의 검색원에 대한 검색이 필요할 것이다. 연구설계에 대한 제한이 필요할 수도 있기 때문에(예: 무작위연구만으로의 제약) 타당한 연구설계에 대한 필터 사용 가능한지를 확인할 필요도 있다. 부작용, 경제성 평가, 질적 연구를 다루는 연구설계에 관한 포함 기준이 필요한지도 생각해 보는 것이 좋다.

5 연구의 구조 확인

검색전략을 수립할 때에는 검색하고자 하는 연구들이 어떤 연구구조를 가지고 있을지를 생각해 보아야 한다. 해당 주제에 대한 답을 얻기 위해 어떻게 연구를 설계해야 하는지를 생각해 보고, 해당 주제에 대한 기존 논문들이 어떻게 연구를 수행하였는지를 확인한다. 또한 해당 주제에 대한 기존 논문들이 Medline에서는 어떻게 통제어휘를 부여하고 있는가를 보

고 검색전략에 활용할 수 있다.

6 검색전략의 구조

연구주제에 적합한 연구질문을 PICO 형식으로 작성하고 이를 기초로 검색전략 수립한다. 2–3개의 중요한 개념으로부터 시작하여 제목과 초록에서 잘 찾아지는 것에 초점을 둔다. 일반적으로 비교군과 연구결과는 초록에 잘 제시되지 않으며, 통제어휘가 부여되지 않는 경우가 많기 때문에 보다 포괄적인 검색 결과를 얻기 위해 먼저 P(participants, patients)와 I(intervention)만 넣고 검색을 시작해 볼 수 있다.

1) 검색전략의 수립 사례

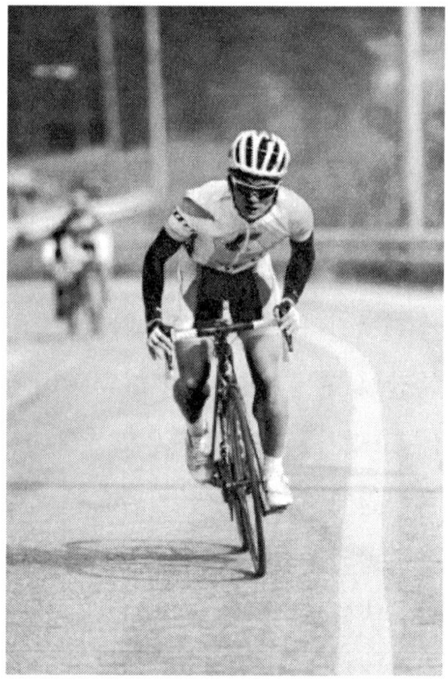

- **핵심질문**: 헬멧은 자전거 타기로 인한 안면, 두부 손상을 예방하는가?
  - P: cyclists
  - I: helmets
  - C: comparison
  - O: outcomes
  - S: RCTS

- **주제어를 검색어로 전환하기**

  논문검색의 목적을 구체화한다. 체계적 고찰을 목적으로 하는 경우 민감도 높은 검색(각 개념을 가능한 많은 방법으로 표현하기)이 필요하며, 확인하고자 하는 연구를 빨리 찾기 위해서라면 정확성이 높은 검색이 중요하다. 검색의 목적에 따라 정확도–민감도와의 균형유지가 필요하다. 다음에서와 같이 색인되어 있는 각 논문의 경우 사용된 용어가 어디에서 찾아지는지를 아는 것이 필요하다. 개별 논문의 정보는 각각 다양한 필드(제목, 저자, 잡지정보, 초록, 색인어 등)로 나뉘어서 저장된다. 따라서 자연어의 경우 일반적으로 제목과 초록에, 통제어휘의 경우 각 논문에 부여된 색인어 목록에서 저장되므로 이를 고려하여 검색의 필드를 지정하는 것이 필요하다.

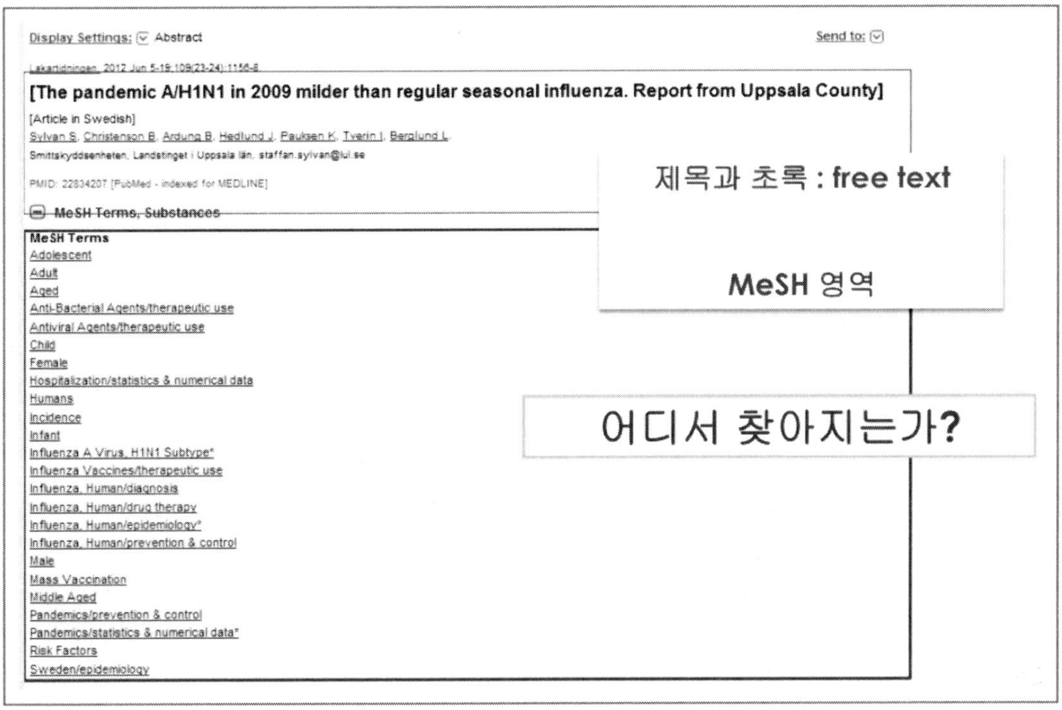

[그림 3-1] 선행 문헌을 통한 통제어휘의 검색

Affiliation [AD]	Grant Number [GR]	Pharmacological Action [PA]
Article Identifier [AID]	Investigator [IR]	Place of Publication [PL]
All Fields [ALL]	ISBN [ISBN]	PMID [PMID]
Author [AU]	Issue [IP]	Publisher [PUBN]
Author Identifier [AUID]	Journal [TA]	Publication Date [DP]
Book [book]	Language [LA]	Publication Type [PT]
Comment Corrections	Last Author [LASTAU]	Secondary Source ID [SI]
Corporate Author [CN]	Location ID [LID]	Subset [SB]
Create Date [CRDT]	MeSH Date [MHDA]	Supplementary Concept[NM]
Completion Date [DCOM]	MeSH Major Topic [MAJR]	Text Words [TW]
Conflict of Interest [COIS]	MeSH Subheadings [SH]	Title [TI]
EC/RN Number [RN]	MeSH Terms [MH]	Title/Abstract [TIAB]
Editor [ED]	Modification Date [LR]	Transliterated Title [TT]
Entrez Date [EDAT]	NLM Unique ID [JID]	UID [PMID]
Filter [FILTER]	Other Term [OT]	Version
First Author Name [1AU]	Owner	Volume [VI]
Full Author Name [FAU]	Pagination [PG]	
Full Investigator Name [FIR]	Personal Name as Subject [PS]	

[그림 3-2] Medline 데이터베이스의 검색필드와 태그 확인 예시

7 검색용어

- **검색원별 통제어휘**

  – MEDLINE & EMBASE

  표준화된 용어(각 검색원에서 일정 용어로 부여되며, 이는 각 검색원의 교육받은 서지정보원에 의해 부여됨)로 다양한 용어를 동일한 개념으로 묶은 것이다. 따라서 다른 용어를 사용하여도 동일한 개념의 연구를 찾을 수 있다. 이 경우 서지 정보원은 해당 분야의 전문가가 아니어서 오류 가능성이 있다는 점에 주의한다.

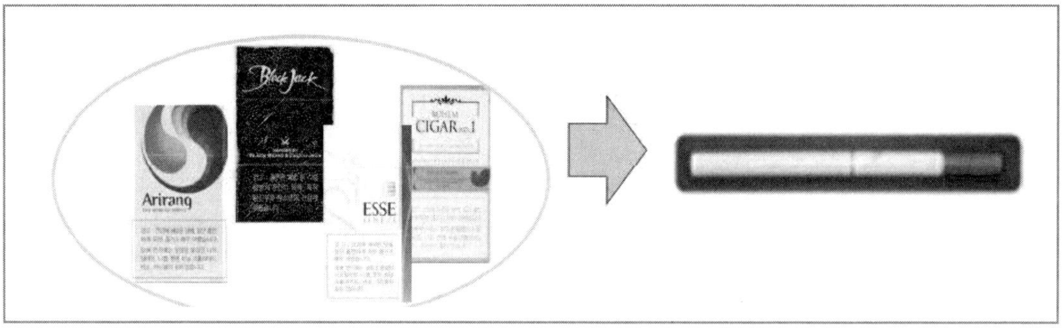

[그림 3-3] 다양하게 쓰인 언어(상품명)에 대한 동일한 개념어(담배)의 사례

  – MeSH/EMTREE

  MeSH 용어는 다음의 16개의 주요 범주로 조직되어 있다:

  □ Anatomy
  □ Organisms
  □ Diseases
  □ Chemical and Drugs
  □ Analytical, Diagnostic and Therapeutic Techniques and Equipment
  □ Psychiatry and Psychology
  □ Biological Sciences
  □ Physical Sciences
  □ Anthropology, Education, Sociology and Social Phenomena
  □ Technology and Food and Beverages
  □ Humanities

- □ Information Science
- □ Persons
- □ Health Care
- □ Publication Characteristics
- □ Geographic Locations

– Medline의 홈페이지의 왼쪽 그림에서 MeSH목록에 접근할 수 있도록 메뉴가 지정되어 있다.

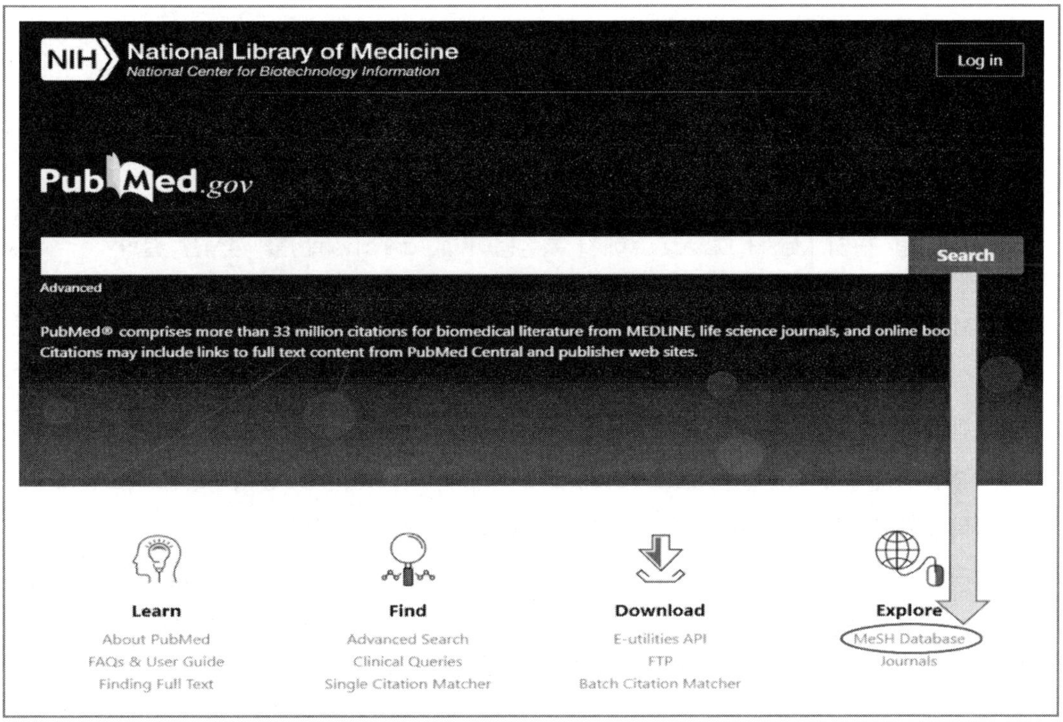

[그림 3-4] Medline의 MeSH database의 위치

– MeSH데이터베이스에 접속한 다음 일정 용어를 검색한 경우 아래의 그림과 같이 관련 용어가 나열되며, 이 중 적절한 해당 용어를 클릭하며 개별 용어에 대한 상세한 설명이 제시되어 있다.

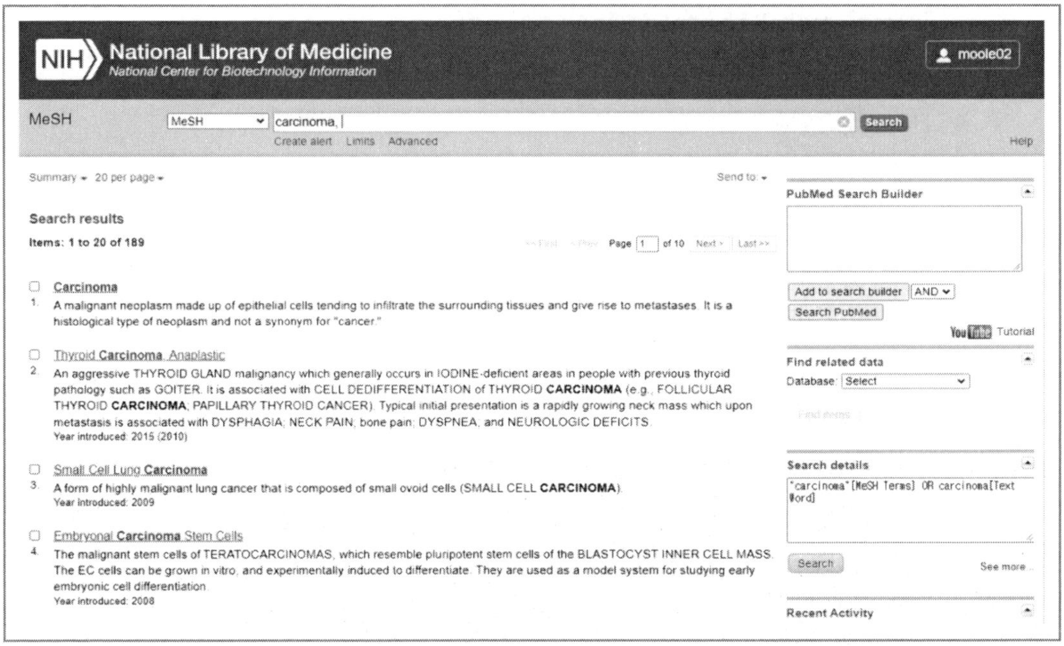

[그림 3-5] MeSH Database에서 특정용어(예, carcinoma)를 검색한 결과

- MeSH 용어에 대한 설명은 해당 용어에 대한 정의, 사용연도, 관련 부표목 목록, 중심주제어로의 제한 및 해당용어로의 제한여부에 대한 선택, 유사용어, 이전 색인어, 관련된 다른 색인어 등의 순으로 제시된다.
- 중심주제어로 제한(Restrict to MeSH Major Topic.) : 해당 용어를 중심주제어로 색인되어 있는 논문의 목록으로만 제한하는 것을 의미한다.
- 해당 용어로 제한(Do not include MeSH terms found below this term in the MeSH hierarchy) : MeSH는 용어의 계층구조로 구성되어 있다. 일반적으로 PubMed로 검색하는 경우 모든 하위계층의 용어를 포함하여 검색하는 구조를 가지고 있다. 그러나 만약 하위 용어 중 대상이 되지 않는 용어가 있다면 해당 용어만으로 제한하여 검색하도록 제한검색을 수행하는 것을 의미한다.

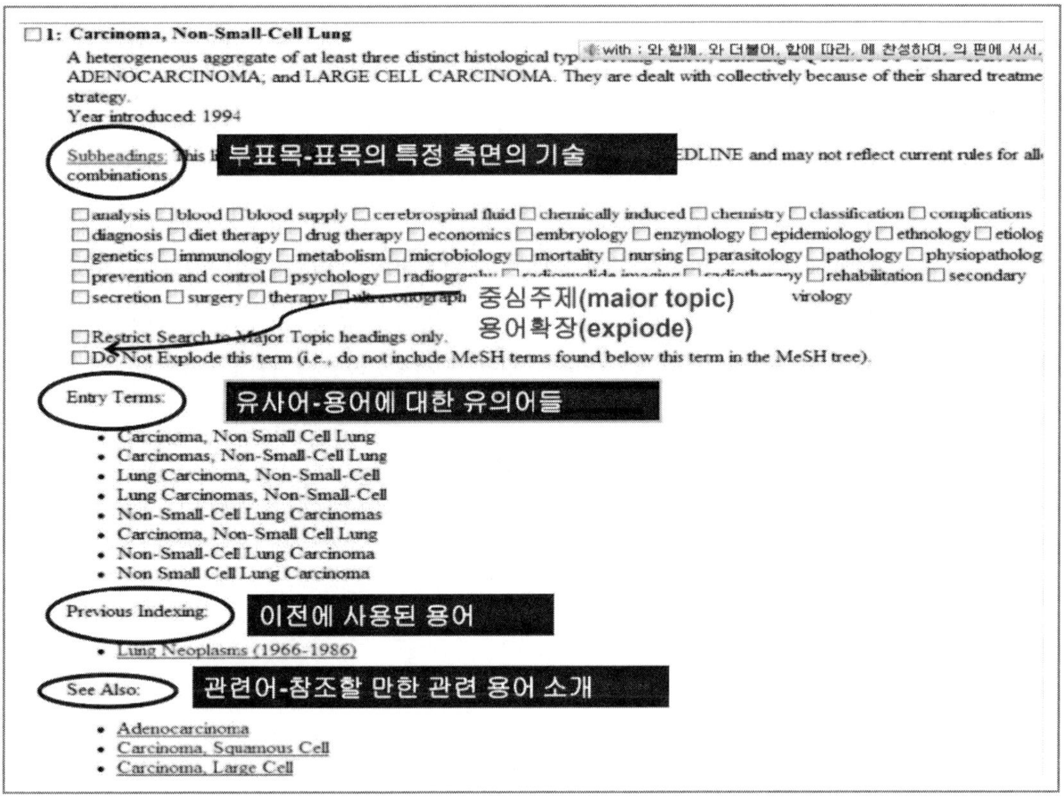

[그림 3-6] MeSH Database의 비소세포성 폐암 검색 화면

– Emtree

Emtree는 14개의 주요 범주로 구성되어 있다.

- □ Anatomical concepts
- □ biological functions
- □ biomedical disciplines, science and art
- □ chemical, physical and mathematical phenomena
- □ chemicals and drugs
- □ disease
- □ geographic names
- □ groups by age and sex
- □ health care concepts
- □ named groups of persons

- □ organisms
- □ procedures, parameters and devices
- □ society and environment
- □ types of article or study

Emtree화면에서 메뉴 중 Emtree를 클릭하면 아래의 창이 나온다. Embase의 경우도 Medline과 동일하게 해당 검색창에 검색이 필요한 용어를 넣으면 해당 관련 Emtree목록이 제시되고 해당 목록을 클릭하면 해당 목록에 대한 간략한 설명과 관련용어가 제시된다.

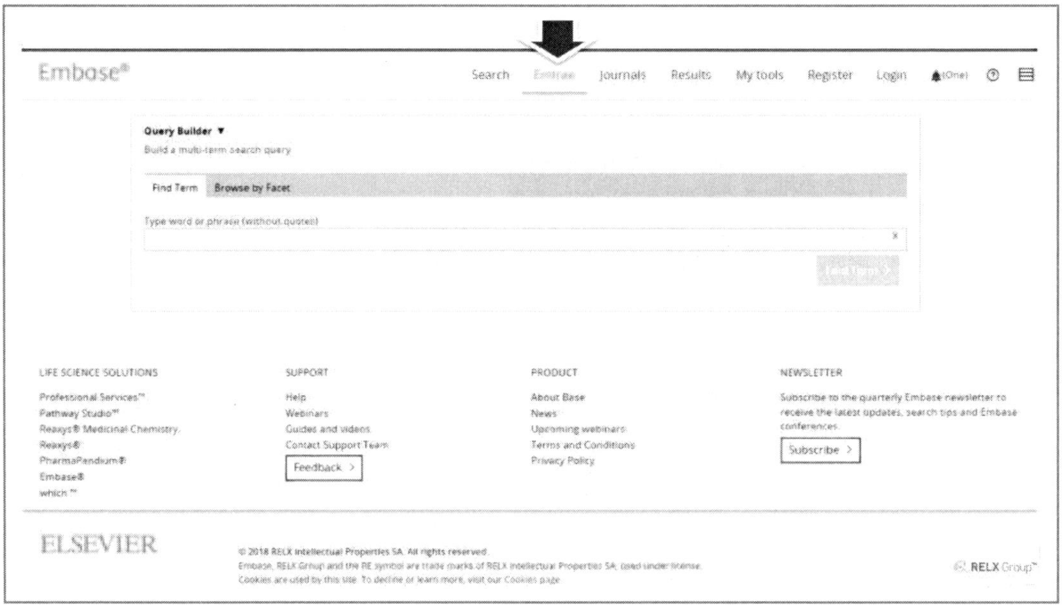

[그림 3-7] Emtree 검색 화면

Embase의 경우 검색범위를 지정할 수 있는 방법이 여러가지로 제시되어 있어 검색을 좀 더 쉽게 하도록 도와주는 기능을 가지고 있다.

- Embase mapping(검색범위 지정) 방법은 다음과 같다:
  ① Map to preferred term in Emtree: 색인어(Emtree목록)에서 자동으로 매칭되는 단어(동의어)를 찾아 검색한다.
  ② Search also as free text: 지정된 필드와 하위용어 뿐만 아니라, 제목, 초록에서도 해당 단어가 포함된 문헌 검색한다.

③ Explode using narrower Emtree terms: 해당 단어의 하위용어, 파생어를 포함하여 검색한다.

④ Limit to terms indexed in article as “major focus”: 입력한 검색용어가 논문의 중심주제인 문헌 검색한다.

⑤ search as broadly as possible: 동의어, 하위어 검색 및 제목, 초록, 동위어 등과 같은 나머지 필드에서도 검색한다.

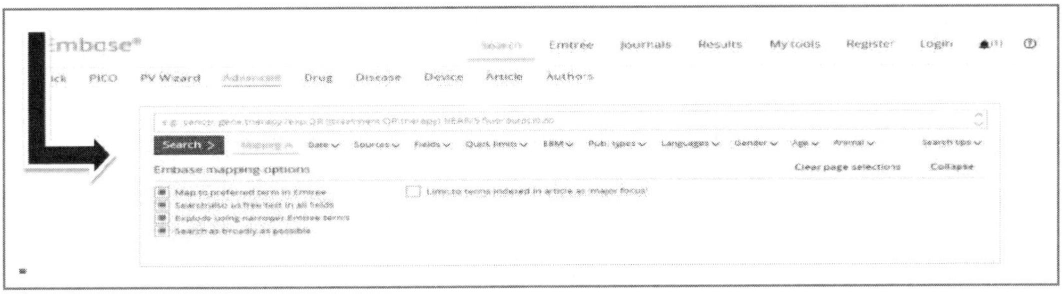

[그림 3-8] Embase의 Emtree 검색 범위 지정 옵션

- **자연어(Text words) 검색**

  자연어 검색은 각 연구에서 초록과 제목에 사용된 언어(검색원에 따라 타당한 추가 필드 가능, 저자의 키워드 등)를 활용하여 검색하는 것이다. 주로 유사어, 관련어, 반대말, 국제적 표현, 철자의 다양성 등을 고려해서 검색용어 결정하도록 한다. 예를 들어 두부 손상의 경우 ‘brain injury, head injury, skull fracture’ 등으로 다양하게 표현이 가능하다. 또한 다음과 같이 단어의 어미 변화와 철자가 유사한 단어를 가려낼 수 있는데 이는 각 interface에 적합하게 조정이 필요하다.

- **절단자와 와이드카드** - * $?

  □ 만약 protective라는 용어를 검색하고자 한다면, 다양한 어미 변화를 고려해야 한다. 이때 어근에 해당되는 Protect까지로 단어를 절단하고 이후 와이드카드(*)를 붙이면 Protect*은 Protect으로 시작한 모든 단어를 불러오게 된다(protects, protective, protection 등).

  □ 그러나 절단자의 경우 어느 부분에서 절단을 할 것인지가 중요하다. 만약 car*를 검색하게 된다면 cars를 검색하기도 하지만 carcinoma를 검색할 수 있다. 즉 전혀 다른 의미의 용어가 검색되며 이경우는 잘못된 절단의 예이다.

- **근접연산자**: NEAR, NEXT, ADJ의 경우 검색하고자 하는 단어와 단어사이의 거리

를 제한하는 용어이다. 각 인터페이스마다 사용이 가능한 경우와 그렇지 않은 경우가 있으며 대표적으로 Pubmed의 경우 사용할 수 없으나 Embase의 경우 사용이 가능하다.

- 예를 들어 liver ADJ3 cancer 이라는 용어는 liver와 cancer사이에 단어가 3개 있는 경우까지는 동일하게 찾아주는 것으로 liver cancer 뿐만 아니라 liver and bowel cancer도 함께 찾아주게 된다. 이전 설명한 구검색의 경우 "liver cancer"로 검색하게 되면 이 두개의 단어가 함께 있는 경우만 검색을 하게 되며, liver and bowel cancer 역시도 의미적으로 liver cancer임에도 찾아지지 못하는 제한점이 있을 수 있으므로 이러한 경우를 놓치지 않게 검색하게 해주는 효율성이 있다.
- 그러나 모든 검색은 각 검색원과 인터페이스에 따라 가능한 기능이 서로 다르므로 반드시 검색 전 해당 검색원과 인터페이스에서 제공하는 기능을 숙지하고 검색을 수행하는 것이 필요하다.

8 검색어의 조합

• 개념의 조합

'헬멧은 자전거타기로 인한 안면, 두부손상을 예방하는가?'의 연구질문에 대한 PICO항목에 대한 조합은 다음과 같이 나타낼 수 있다(그림 3-9).

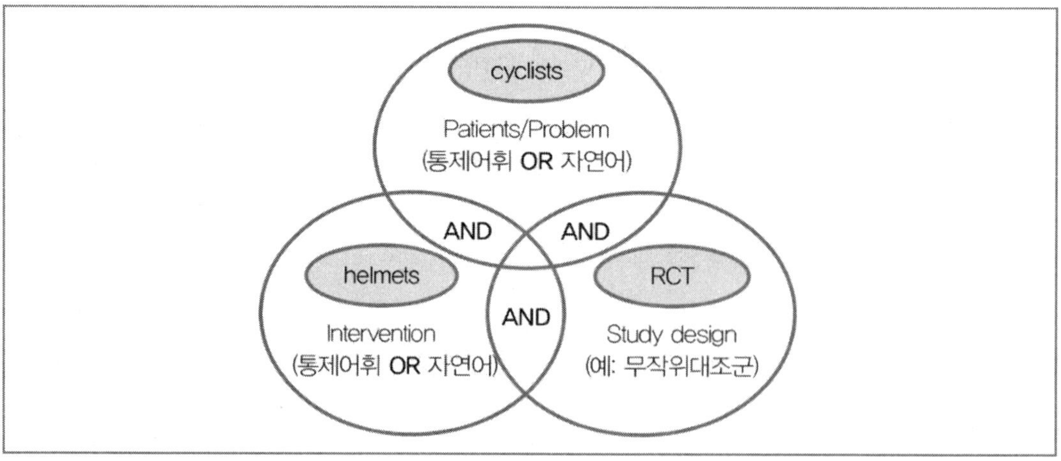

[그림 3-9] 개념의 조합 예시

이는 연산자(AND, OR and NOT)를 통해 다음과 같이 검색식을 만들 수 있다:

- AND = 두 개념을 모두 가지고 있는 경우만 포함("term1 term2")

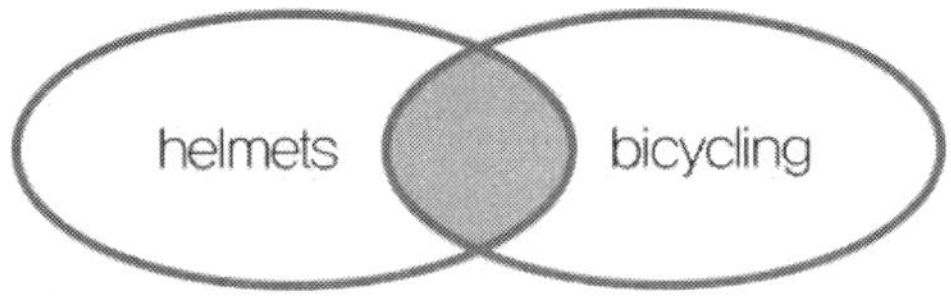

- OR = 둘 중의 하나이상의 개념을 가지고 있는 경우 포함 (동일개념 내에서)

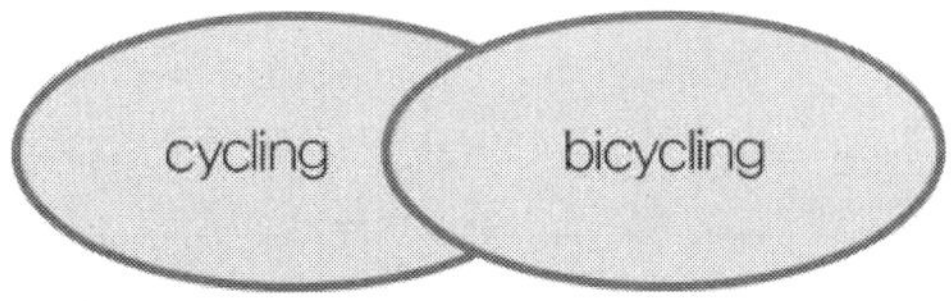

- NOT = 다음 용어는 제외

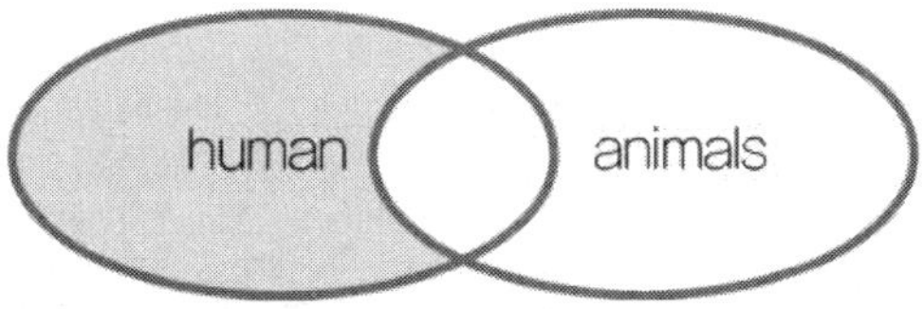

일반적인 검색식 구조는 아래와 같다:
- (Population OR 유사어 1 OR …) AND
- (Intervention OR 유사어 1 OR …) AND
- (Comparator OR 유사어 1 OR …) AND : 일반적으로 검색에서 사용하지 않음
- (Outcome OR 유사어 1 OR …) AND : 대부분 검색에서 사용하지 않음
- FILTER : 가장 좋은 연구설계가 있다면 사용(예: 무작위배정실험연구)

9 검색필터

검색필터는 특정 종류의 연구를 찾아내기 위해 사전에 설계된 검색전략으로 효율적인 검색을 위해 지정하게 된다. 사람을 대상으로 한 Medline, Embase의 무작위배정실험연구는 Cochrane Highly Sensitive Search Strategies라는 검색필터가 개발되어 있으며, 기타 The ISSG Search Filter Resource(https://sites.google.com/a/york.ac.uk/issg-search-filters-resource/home)에서는 다양한 종류의 검색필터를 수집하여 제시하고 있다(그림 3-10).

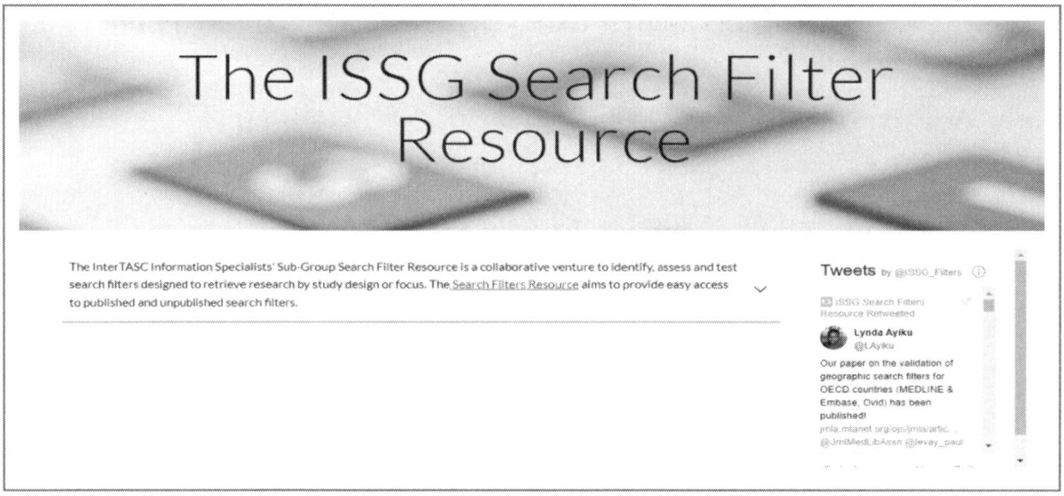
The ISSG Search Filter Resource
The InterTASC Information Specialists' Sub-Group Search Filter Resource is a collaborative venture to identify, assess and test search filters designed to retrieve research by study design or focus. The Search Filters Resource aims to provide easy access to published and unpublished search filters.
Tweets
Lynda Ayiku
Our paper on the validation of geographic search filters for OECD countries (MEDLINE & Embase, Ovid) has been published!

[그림 3-10] The ISSG Search Filter Resource
(https://sites.google.com/a/york.ac.uk/issg-search-filters-resource/home)

여기에서 제공하는 검색필터는 아래와 같다.

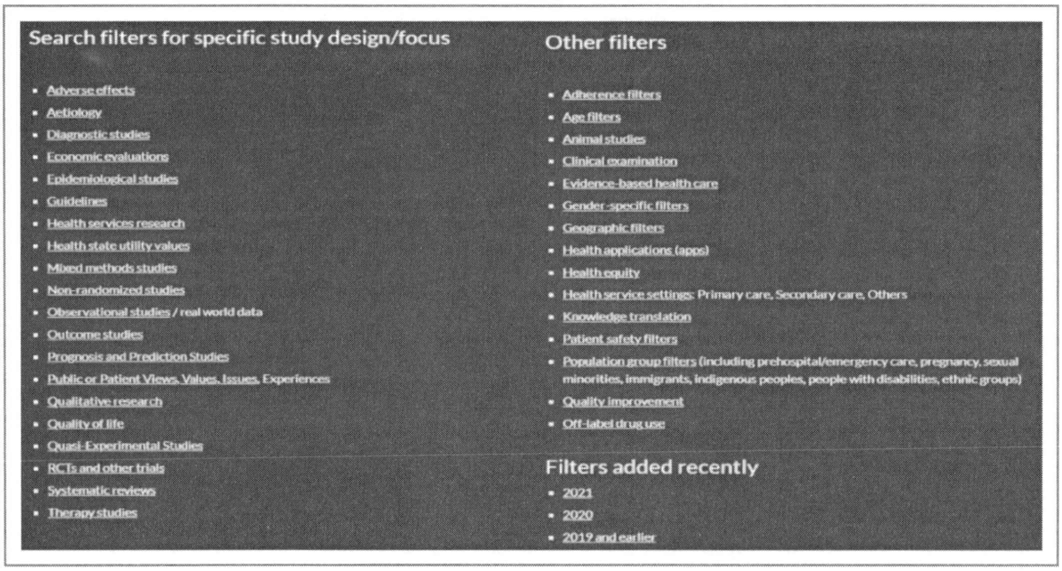

[그림 3-11] 특정 연구 디자인, 초점에 대한 검색필터

예를 들어 부작용 연구에 대한 필터(Adverse Effects Filters)를 클릭해서 해당 홈페이지에 접속하면 아래와 같은 검색 결과를 보여준다. 다양하게 개발된 검색필터와 이를 개발한 해당 논문들의 목록을 함께 제시하고 있다.

Publications that review search filter performance

Golder S, McIntosh HM, Duffy S, Glanville J, Centre for Reviews and Dissemination, UK Cochrane Centre Search Filters Design Group. Developing efficient search strategies to identify reports of adverse effects in MEDLINE and EMBASE. *Health Info Libr J.* 2006;23(1):3-12.

Golder S. Search strategies to identify information on adverse effects: a systematic review. J Med Libr Assoc. 2009; 97(2): 84-92.

Individual search filters

Cochrane Database of Systematic Reviews	Golder S, McIntosh HM, Loke Y. Identifying systematic reviews of the adverse effects of health care interventions . *BMC Medical Research Methodology.* 2006;6:22. • NOTE: this paper was presented earlier: Golder S, McIntosh H, Glanville J. Searching for systematic reviews of adverse effects [abstract]. *XIII Cochrane Colloquium*; 2005 Oct 22-26; Melbourne, Australia: 61.
DARE	Golder S, McIntosh HM, Loke Y. Identifying systematic reviews of the adverse effects of health care interventions . *BMC Medical Research Methodology.* 2006;6:22. • NOTE: this paper was presented earlier: Golder S, McIntosh H, Glanville J. Searching for systematic reviews of adverse effects [abstract]. *XIII Cochrane Colloquium*; 2005 Oct 22-26; Melbourne, Australia: 61.
Embase	Golder S, Wright K, Loke YK. The development of search filters for adverse effects of surgical interventions in Medline and Embase. *Health Info Libr J.* 2018;35 (2):121-129 Golder S, Wright K, Loke YK. The feasibility of a search filter for the adverse effects of nondrug interventions in MEDLINE and Embase. *Res Synth Methods.* 2017;8(4):506-513. doi: 10.1002/jrsm.1267. Epub 2017 Oct 11.

[그림 3-12] 부작용에 대한 연구 필터 검색 결과

또한 여러 검색필터들에 대한 민감도 특이도를 비교한 논문이 함께 소개되기도 하여 검색 목적에 타당한 검색필터를 선택하는데 유용하다.

Table 4 Sensitivity and precision of highly sensitive searches

Database	Search strategy	No. of records retrieved	No. of relevant records	Sensitivity	Precision
Most sensitive search strategies					
MEDLINE (QGS = 67)	Approach 1: specified adverse effects OR Approach 2b: subheadings alone ('floating') (ae.fs. OR co.fs. OR de.fs.) OR Approach 3: text words for term 'adverse effects'	2329	65	97.0%	2.8%
EMBASE (QGS = 73)	Approach 1: specified adverse effects OR Approach 3: text words searches for synonyms of 'adverse effects' and related terms	2557	72	98.6%	2.8%
Most sensitive search strategies excluding use of specified adverse effects					
MEDLINE (QGS = 67)	Approach 2b: subheadings alone ('floating') (ae.fs. OR co.fs. OR de.fs.) *OR* Approach 3: text word searches for synonyms of 'adverse effects' and related terms	2325	64	95.5%	2.8%
EMBASE (QGS = 73)	Approach 2a: subheadings linked to drug name indexing term (DRUG/ae, to) *OR* Approach 3: text words searches for synonyms for 'adverse effects' and related terms	3127	71	97.3%	2.3%

All searches were ANDed with the drug terms.
/, indicates subject heading; .fs., 'floating' subheading.

[그림 3-13] Developing efficient search strategies to identify reports of adverse effects in MEDLINE and EMBASE

또한 이와 유사하게 PubMed는 Medline 대상 논문들에 대한 연구의 종류에 따른 검증된 필터를 Clinical Queries라는 항목내에 제시하고 있다.

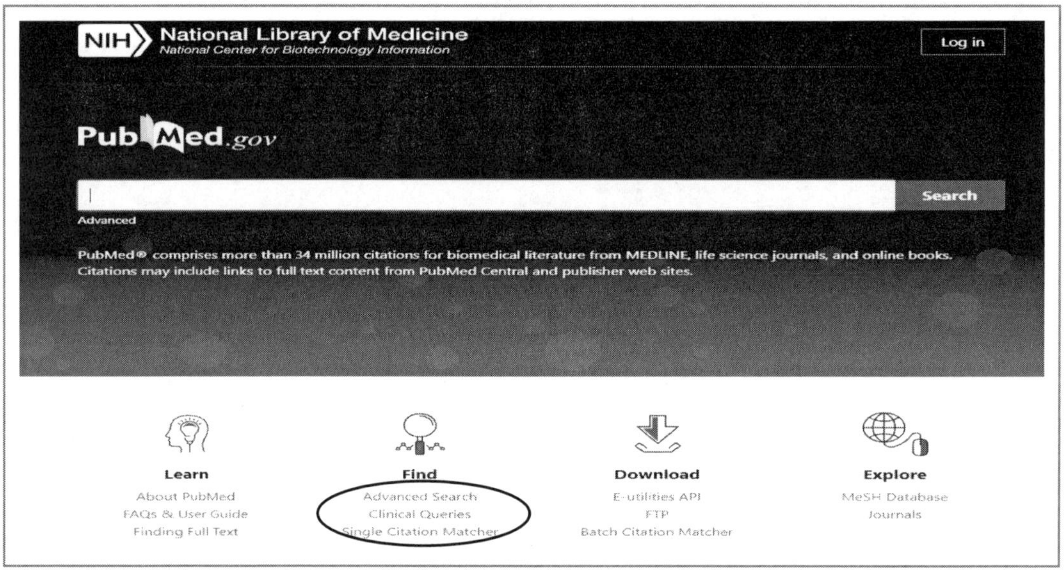

[그림 3-14] PubMed 검색창에서 Clinical Queries 제공

검색필터는 치료, 예후, 진단, 원인 등을 선택하도록 되어 있으며 Scope를 통해 보다 민감도 높게 혹은 보다 특이도 높게 찾는 검색필터를 선택하도록 되어 있으며, 해당 검색필터는 아래 그림과 같이 제시되어 있다.

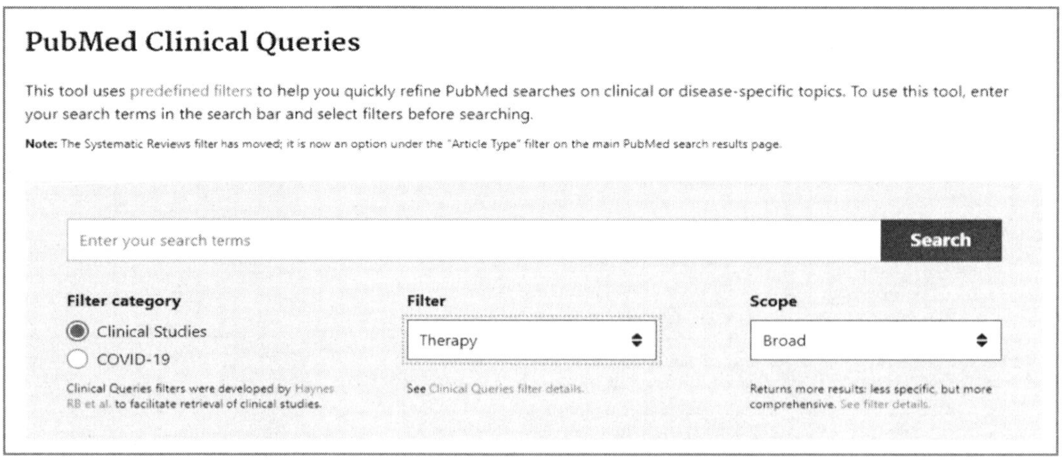

[그림 3-15] PubMed의 Clinical Queries의 선택화면

Clinical Queries using Research Methodology Filters

Category	Optimized For	Sensitive/ Specific	PubMed Equivalent
therapy	sensitive/broad	99%/70%	((clinical[Title/Abstract] AND trial[Title/Abstract]) OR clinical trials[MeSH Terms] OR clinical trial[Publication Type] OR random*[Title/Abstract] OR random allocation[MeSH Terms] OR therapeutic use[MeSH Subheading])
	specific/narrow	93%/97%	(randomized controlled trial[Publication Type] OR (randomized[Title/Abstract] AND controlled[Title/Abstract] AND trial[Title/Abstract]))
diagnosis	sensitive/broad	98%/74%	(sensitiv*[Title/Abstract] OR sensitivity and specificity[MeSH Terms] OR diagnos*[Title/Abstract] OR diagnosis [MeSH:noexp] OR diagnostic * [MeSH:noexp] OR diagnosis,differential[MeSH:noexp] OR diagnosis [Subheading:noexp])
	specific/narrow	64%/98%	(specificity[Title/Abstract])
etiology	sensitive/broad	93%/63%	(risk*[Title/Abstract] OR risk*[MeSH:noexp] OR risk *[MeSH:noexp] OR cohort studies[MeSH Terms] OR group* [Text Word])
	specific/narrow	51%/95%	((relative[Title/Abstract] AND risk*[Title/Abstract]) OR (relative risk[Text Word]) OR risks[Text Word] OR cohort studies[MeSH:noexp] OR (cohort[Title/Abstract] AND stud*[Title/Abstract]))
prognosis	sensitive/broad	90%/80%	(incidence[MeSH:noexp] OR mortality[MeSH Terms] OR follow up studies[MeSH:noexp] OR prognos*[Text Word] OR predict*[Text Word] OR course*[Text Word])
	specific/narrow	52%/94%	(prognos*[Title/Abstract] OR (first[Title/Abstract] AND episode[Title/Abstract]) OR cohort[Title/Abstract])
clinical prediction guides	sensitive/broad	96%/79%	(predict*[tiab] OR predictive value of tests[mh] OR scor*[tiab] OR observ*[tiab] OR observer variation[mh])
	specific/narrow	54%/99%	(validation[tiab] OR validate[tiab])

[그림 3-16] PubMed의 Clinical Queries의 연구영역별 검색필터에서 사용되는 용어

10 검색에 대한 기록 및 저장

1) 검색에 대한 기록

체계적 고찰을 수행하는 경우 검색식의 재현성이 중요한 연구의 과정이므로 검색과정에 대한 기록이 반드시 필요하다. 검색에 대한 기록은 다음의 구성항목을 갖는다.

- 검색원과 인터페이스 : 검색을 수행한 검색원과 이를 접속하기 위해 이용한 인터페이스를 제시한다.
- 검색수행일자 및 검색시기의 범위 : 검색을 수행한 날짜 및 검색을 수행한 대상 시기를 제시한다. 만약 검색시 날짜를 제한하였다면 제한된 날짜의 범위와 이유를 제시한다.
- 검색방법 : 검색에 사용된 용어, 검색식, 제한이 있다면 제한내용과 이유, 수기검색 등을 이용하였다면 해당 내용 등을 제시한다. 일반적으로 검색에 사용된 용어와 검색식은 보조자료로서 제공하는 경우가 대부분이다.

2) 검색결과의 관리

검색을 수행한 다음 검색결과를 관리하기 위해 서지관리소프트웨어를 이용하여 다양한 검색원으로부터 검색된 결과를 통합 관리할 수 있다. 특히 체계적 문헌고찰의 경우 다양한 검색원에서의 검색결과는 많은 부분에서 중복되어 있기 때문에 서지관리소프트웨어를 이용하여 중복을 제거하는 기능을 이용하는 것이 필요하다. 대표적인 서지관리소프트웨어는 다음과 같다.

EndNote, ProCite, Reference Manager, RefWorks

각 검색원으로부터 검색결과를 서지관리소프트웨어에 저장하기 위한 여러 가지 방법이 있으나 가장 일반적으로 사용되는 방법은 대부분의 검색원에서 유사하다.

• PubMed & Embase

PubMed의 경우는 검색을 수행한 이후 검색에 사용된 용어를 확인하고 검색결과의 조합을 통해 최종 문헌을 결정하는 과정이 완료되었다면, save의 기능을 선택하여 저장될 문헌을 선택하고 이를 PubMed 포멧으로 선택한 이후 저장하는 과정을 갖는다. 포멧은 서지관리소프트웨어에 타당하게 불러오기 위한 저장방식이다.

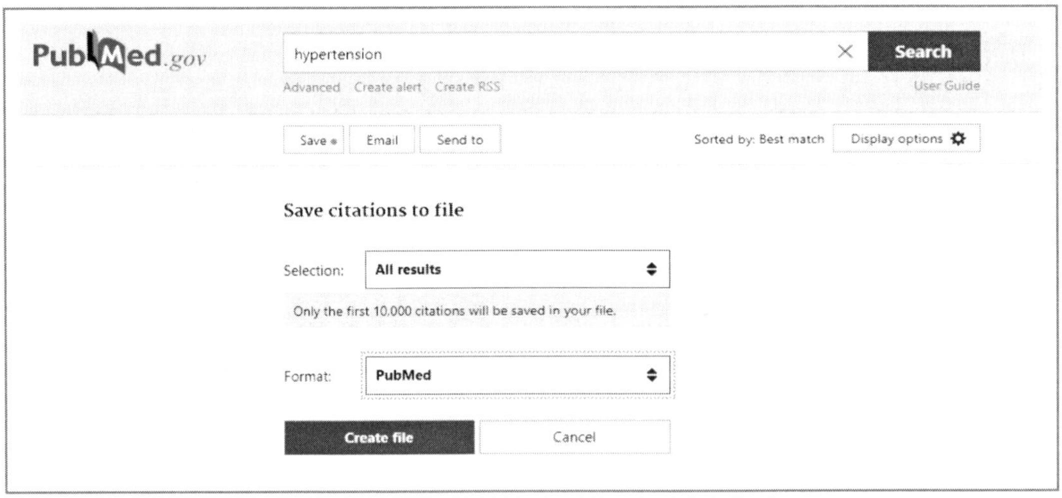

Embase도 동일하게 최종 선택할 문헌이 결정되었다면 결과가 표시되어 있는 하단에 Export 기능을 이용하여 연구결과를 저장하게 된다. 이 경우도 내보기는 형식을 지정하게

되며, 이용할 서지관리소프트웨어에 따라 적절한 방식을 선택하면 된다.

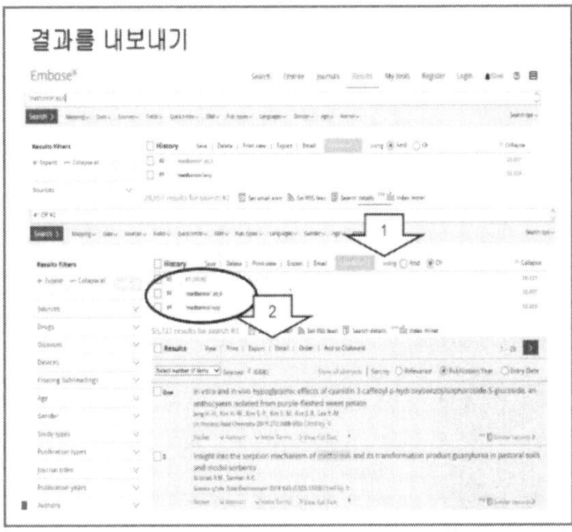

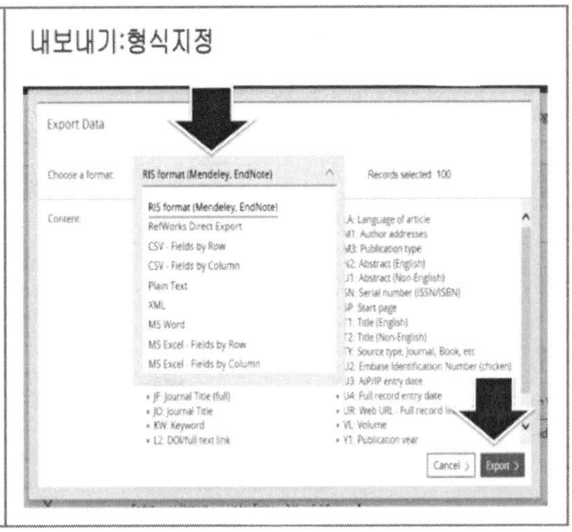

대부분의 검색원은 저장방식이 유사하여, 저장할 논문을 지정하고, 이를 이용할 서지관리소프트웨어에 따라 저장에 필요한 포멧을 결정하여 저장하면 된다.

- **저장된 자료에 대한 서지관리소프트웨어로 불러들이기**

저장이 완료되었다면 아래의 예시와 같이 서지관리소프트웨어에서 import라는 기능을 이용하여 불러들이면 된다. 이때 저장에서 사용되었던, 각 검색원별 포멧을 지정하여 불러들이게 된다. 예를 들어 PubMed의 경우 PubMed(NLM)이라는 포멧을 사용하여 불러들인다.

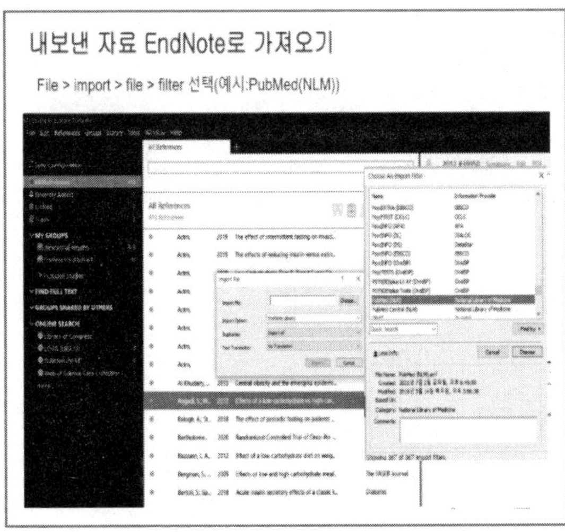

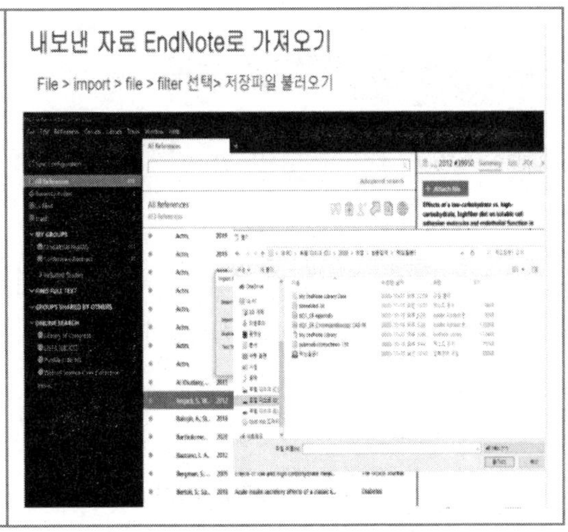

이와 유사하게 연구결과를 작성하다 참고문헌을 정리하고자 한다면 워드파일에서 작성중인 논문 상단의 EndNote 20 스타일과 현재 열어놓은 EndNote의 스타일을 동일하게 맞춘 이후, 해당 논문의 참고문헌을 표시할 곳에 커서를 위치하고, EndNote에 해당 논문을 클릭한 이후 Tools〉CWYW〉Insert selected citations을 클릭하면 된다.

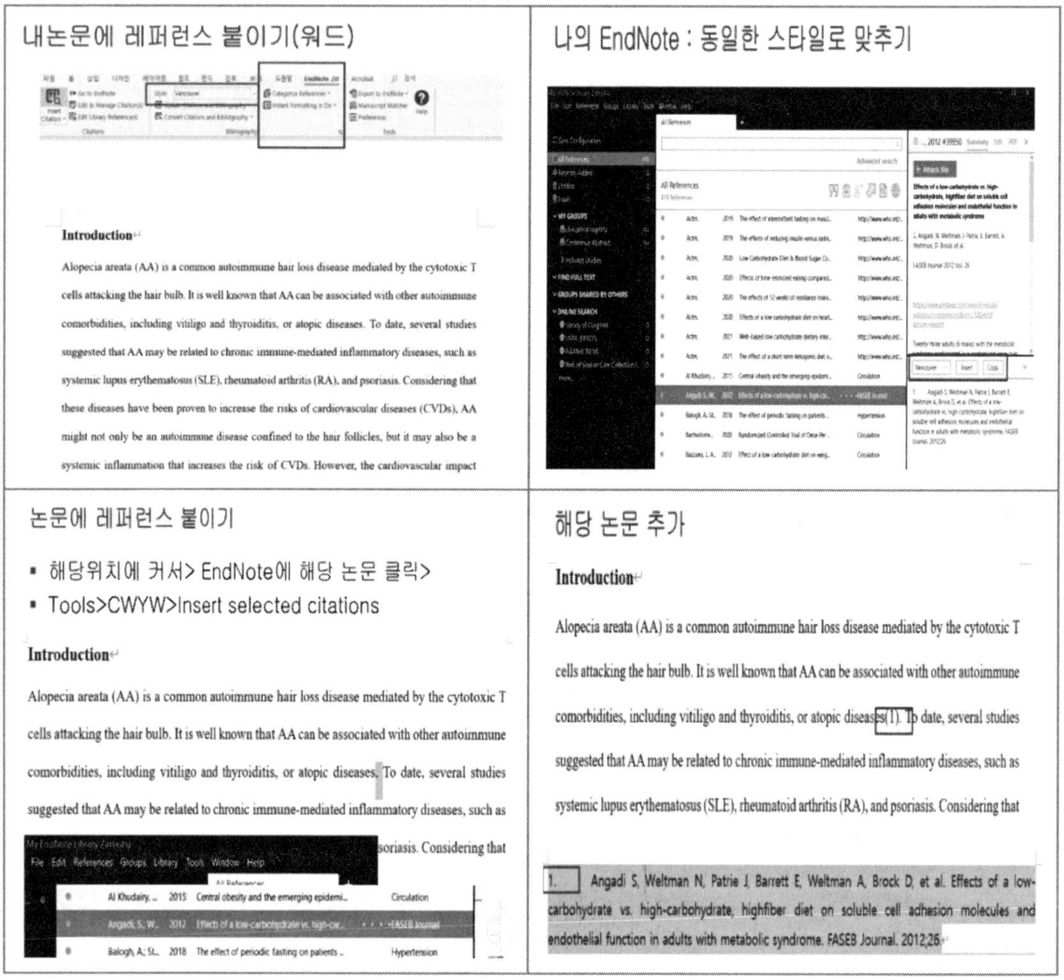

잘못 인용된 연구를 지우는 경우도 단순히 해당 참고문헌의 목록을 지우는 것이 아니라 EndNote의 아래 기능을 이용해야 한다.

잘못 인용된 연구 지우기

- Edit & Manage Citations>해당 논문클릭>Edit reference>Remove citation

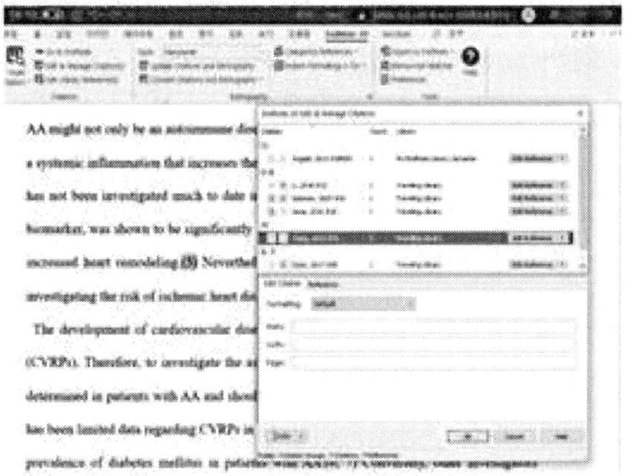

EndNote 사용과 관련된 자세한 내용은 고려대학교 의학도서관 자료실에 상세하게 제시되어 있다.

3) 고려대학교 의학도서관에서 수행하고 있는 교육프로그램 활용: 동영상 보기

EndNote 활용 ▶ 교육 자료 Link 김미영 (의학정보관리부)	가. EndNote 20 설치 및 기본설정 나. 다양한 경로에서 참고문헌 수집 및 관리 (PubMed, KoreaMed, Web of Science, Google학술, RISS ....) 다. Output Style 선택 라. 워드문서에 인용 및 참고문헌 형식 지정 교육교재: 의학도서관 홈페이지(로그인)> 연구지원> 연구지원도구> 정보이용교육> 교육자료/검색매뉴얼 에서 다운로드

11 문헌검색 쉽게하기 : 효율적 검색

문헌검색의 목적에 따라 효율성과 민감도는 서로 다른 중요도를 가질수 있다. 아래의 예시는 인플루엔자 백신의 효과에 대한 연구의 개요이다. 이러한 주제에 대해 여러가지 검색방법을 생각해 볼 수 있으며, 각기의 검색목표에 따라 가장 적절한 방법을 찾는 것이 중요하다. 검색을 위해 예시에 대한 PICO항목에 대한 주요 용어는 다음과 같이 정리될 수 있다.

1) 예제

- Influenza vaccinations are currently recommended in the care of people with COPD, but these recommendations are based largely on evidence from observational studies with very few randomized controlled trials (RCTs) reported. Influenza infection causes excess morbidity and mortality in COPD patients but there is also the potential for influenza vaccination to cause adverse effects or not to be cost effective. To evaluate the evidence from RCTs for a treatment effect of influenza vaccination in COPD subjects. Outcomes of interest were

2) 주요 용어

- Patient: COPD, Obstructive lung diseases, Chronic obstructive pulmonary disease, Emphysema …
- Intervention: Influenza vaccinations
- Comparision: no
- Outcome: exacerbation rates, hospitalisations, mortality, lung function, adverse effects …

주제어로 정리된 용어들은 각 검색원에 맞게 적절한 통제어휘와 자연어 검색을 통해 검색어로서 전환될 수 있다. 연구대상에 해당되는 COPD에 대한 검색어 전환 예시는 다음과 같다.

3) 검색어로 전환

(1) lung diseases obstructive[noexp:MeSH]
(2) pulmonary disease chronic obstructive[MeSH]
(3) Pulmonary Emphysema[Mesh]
(4) 1–3/OR 44950
(5) "Chronic obstructive pulmonary disease"[TW] OR "Emphysema"[TW] OR "Chronic bronchitis"[TW] OR "Chronic obstructive lung disease"[TW] OR "Obstructive lung disease"[TW] OR "Obstructive pulmonary disease"[TW] OR "Obstructive lung diseases"[TW] OR "Obstructive pulmonary diseases"[TW] OR "COPD"[TW] 70759
(6) 4 OR 5 70947

만약 나의 연구목표가 체계적 고찰이 아닌 일반적으로 효율적으로 연구를 찾고 싶다면 PubMed의 다음의 기능을 이용하는 것이 추천된다.

4) Clinical Queries: 해당 연구의 주제에 효율적 검색

이 예의 경우 치료이며, 이경우 연구대상과 중재를 교집합으로 가지고 있는 연구로 제한할 경우 385개의 연구가 찾아진다. 이중 6개의 연구가 대상 주제를 가지고 있는 연구이나, Clinical Queries로 제한한 경우 286개, 혹은 36개의 연구만을 대상이 선택되고 이중 6개의 대상주제를 가진 연구를 찾아낼 수 있다.

(1) obstructive pulmonary disease161,983

(2) Influenza vaccinations 12,813

(3) 1 AND 2 385

(4) **3/(Therapy/Broad[filter]) 286(6)**

(5) **3/(Therapy/Narrow[filter]) 36(6)**

5) Similar articles: 정확한 내 논문에서의 확장

또하나 유용한 기능 중 하나는 유사연구를 찾아주는 기능을 이용하는 것이다. PubMed는 모든 연구마다 유사연구의 목록을 가지고 있으며, 이는 유사한 순서대로 정렬되어 있다. 따라서 정확하게 내가 대상논문을 알고 있는게 있다면 해당 논문의 유사논문을 목록을 확인하면 유사논문을 쉽게 검색할 수 있다.

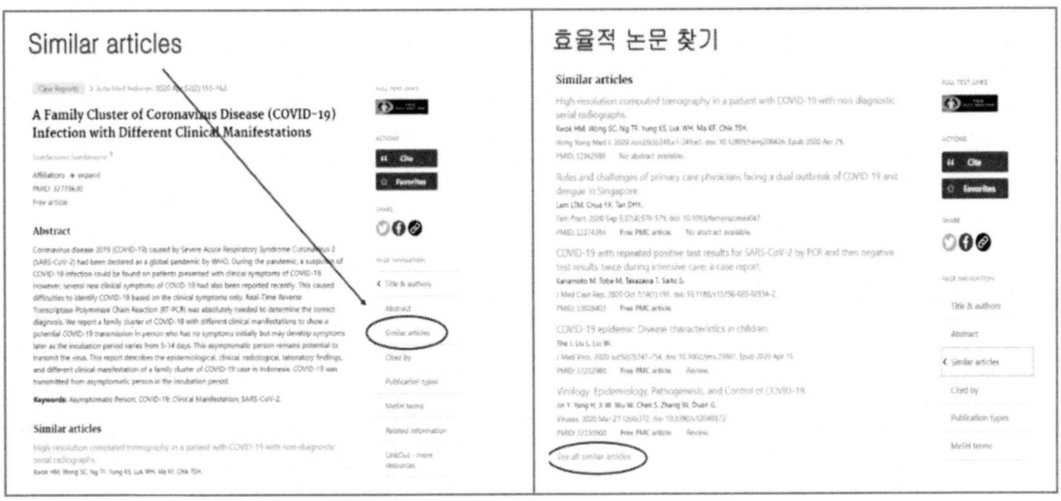

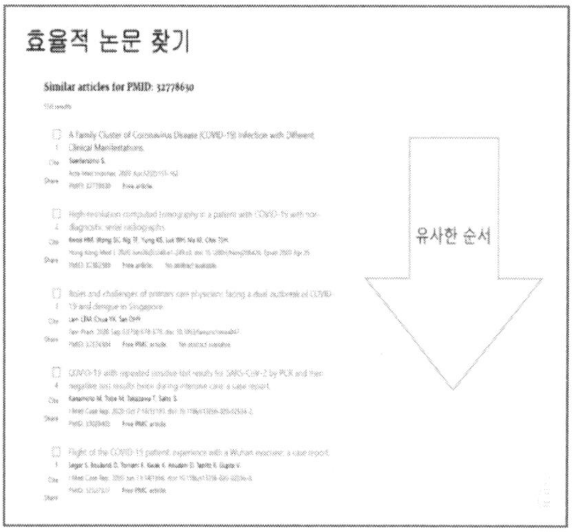

아래의 경우는 해당 논문의 유사논문이 총 253개인데 이중 9개가 대상논문인 경우이다. 각각의 논문마다 유사논문의 목록은 차이가 있다. 여러논문의 유사논문을 확인하면 효율적으로 찾아야 하는 논문을 찾을 수 있다.

- Related citations 9/253
  - Adverse effects associated with influenza vaccination in patients with COPD: a randomized controlled study. Wongsurakiat P, Maranetra KN, Gulprasutdilog P, Aksornint M, Srilum W, Ruengjam C, Sated W. Respirology. 2004 Nov;9(4):550-6.

참고적으로 많이 이용하고 있는 구글학술검색은 이용자들이 많이 찾는 순서로 정렬되어 있다. 따라서 내가 찾고자 하는 연구의 주제어를 넣은 경우 많은 사람들이 이용한 검색결과가 나열되기 때문에 적절한 연구를 찾기 쉽게 하는 기능을 제공한다. 최근 검색결과를 확인하면 일차연구보다는 체계적 고찰이 더 상위에 순서로서 제시되어 있는 것을 확인할 수 있다.

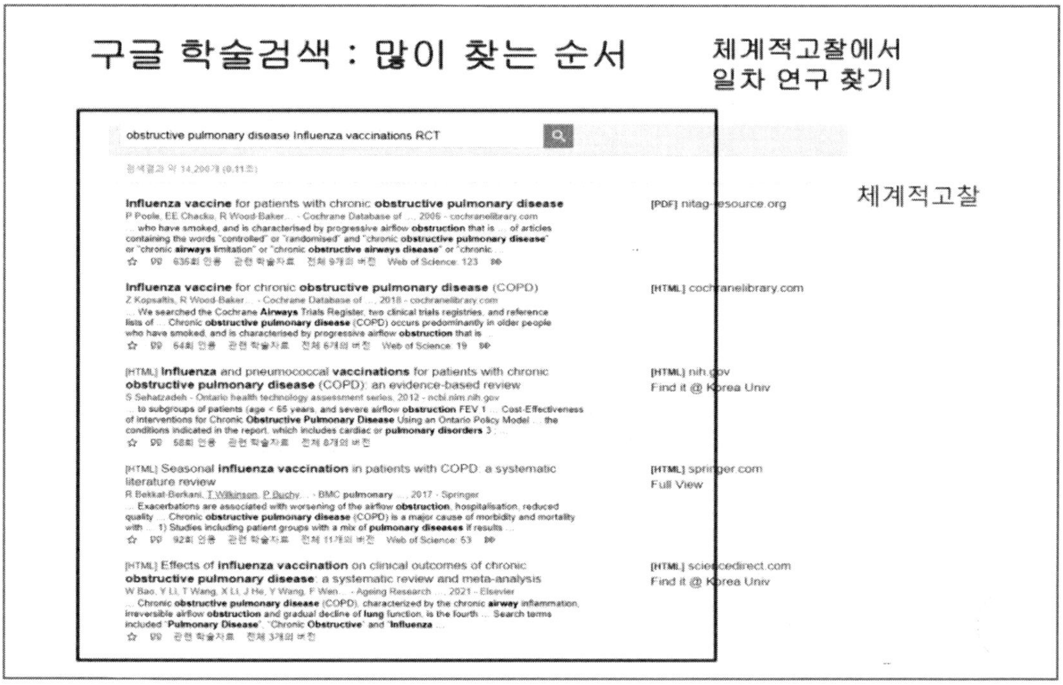
구글 학술검색 : 많이 찾는 순서
체계적고찰에서
일차 연구 찾기
obstructive pulmonary disease Influenza vaccinations RCT
체계적고찰
Influenza vaccine for patients with chronic obstructive pulmonary disease
[PDF] nitag-resource.org
P Poole, EE Chacko, R Wood-Baker... - Cochrane Database of ..., 2006 - cochranelibrary.com
... who have smoked, and is characterised by progressive airflow obstruction that is ... of articles containing the words "controlled" or "randomised" and "chronic obstructive pulmonary disease" or "chronic airways limitation" or "chronic obstructive airways disease" or "chronic ...
Web of Science: 123
Influenza vaccine for chronic obstructive pulmonary disease (COPD)
[HTML] cochranelibrary.com
Z Kopsaftis, R Wood-Baker... - Cochrane Database of ..., 2018 - cochranelibrary.com
... We searched the Cochrane Airways Trials Register, two clinical trials registries, and reference lists of ... Chronic obstructive pulmonary disease (COPD) occurs predominantly in older people who have smoked, and is characterised by progressive airflow obstruction that is ...
Web of Science: 19
[HTML] Influenza and pneumococcal vaccinations for patients with chronic obstructive pulmonary disease (COPD): an evidence-based review
[HTML] nih.gov
Find it @ Korea Univ
S Sehatzadeh - Ontario health technology assessment series, 2012 - ncbi.nlm.nih.gov
... to subgroups of patients (age < 65 years, and severe airflow obstruction FEV 1 ... Cost-Effectiveness of Interventions for Chronic Obstructive Pulmonary Disease Using an Ontario Policy Model ... the conditions indicated in the report, which includes cardiac or pulmonary disorders 3 ; ...
[HTML] Seasonal influenza vaccination in patients with COPD: a systematic literature review
[HTML] springer.com
Full View
R Bekkat-Berkani, T Wilkinson, P Buchy... - BMC pulmonary ..., 2017 - Springer
... Exacerbations are associated with worsening of the airflow obstruction, hospitalisation, reduced quality ... Chronic obstructive pulmonary disease (COPD) is a major cause of morbidity and mortality with ... 1) Studies including patient groups with a mix of pulmonary diseases If results ...
Web of Science: 53
[HTML] Effects of influenza vaccination on clinical outcomes of chronic obstructive pulmonary disease: a systematic review and meta-analysis
[HTML] sciencedirect.com
Find it @ Korea Univ
W Bao, Y Li, T Wang, X Li, J He, Y Wang, F Wen... - Ageing Research ..., 2021 - Elsevier
... Chronic obstructive pulmonary disease (COPD), characterized by the chronic airway inflammation, irreversible airflow obstruction and gradual decline of lung function, is the fourth ... Search terms included "Pulmonary Disease", "Chronic Obstructive" and "Influenza ...

제4장

논문 계획서 쓰기

기 명

논문 계획서 쓰기

제4장

1 연구계획서의 종류

연구계획서의 대표적인 종류에는 학위 논문 계획서(Thesis proposal)와 프로젝트 및 펀딩을 유치하기 위한 연구지원서(Grant proposal)가 있다.

2 연구계획서 작성의 의의

연구계획서는 프로젝트의 일반적인 범위, 기본 연구질문, 연구 방법론 및 연구의 전반적인 중요성을 포함하여 작성하며, 연구계획에 대한 개요를 보여준다. 연구계획서는 이 주제를 연구해야 하는 이유, 이 연구를 하려는 배경, 연구를 통해 연구의 질문을 어떻게 검증할 것인지를 설명한다. 해당 연구가 기존의 지식 체계에 어떻게 기여하는지 보여주고, 연구진이 수용 가능한 기간 내에 가장 적절한 방법으로 해당 연구를 수행하는 방법을 이해하고 있음을 설득해야 한다.

3 연구계획서 작성을 처음 시작할 때

연구계획서의 작성은 전략이 필요한 일이다. 일반적인 원칙은 충분한 시간을 갖고 일찍 시작하며, 쓰기 일정을 정하여 가급적 규칙적으로 시간을 할애하여 점차적으로 완성하는 것이다. 아이디어를 구상하는 단계에서는 자유롭게 생각을 쓰기 시작한다. 이때는 관련 생각을 적기 위해 메모장을 가지고 다니면 좋다. 연구계획서의 세부 목차를 따라 주요한 아이디어들이 짜임새 있게 자리잡았다면 시간을 늘려 기술해가야 한다. 불완전하더라도 초안이라는 것을 생각하면서 전체적 연결, 강조할 지점, 보강한 지점들을 메모하면서 빠르게 진행할 필요가 있다. 서론보다는 내용이 "명확한" 항목부터 시작하는 것도 좋다.

시작 단계에서는 핵심적인 내용에 대한 주제어 단문(bullet point)들로 시작하여 이를 조금씩 늘려가는 것이 좋다. 주제어에 대한 짧은 단문을 먼저 작성하기를 권하는 것은 연구가 성립된다는 리뷰와 근거를 확보하는 것에 집중하는 것이 초기에 중요하기 때문이다. 바로 문장을 작성하여 단숨에 연구계획서를 쓸수 있을 것 같지만, 집을 완성하는 것과 같이 장시간이 소요되며 부분에 치우치지 않도록 균형 있게 작업하는 것이 필요하다. 먼저 전체적인 순서와 흐름을 마련해야 하고, 주제어 단문에서 시작하여 초벌 글쓰기로 시작하여 글쓰기를 거쳐 점차적으로 완성해 가는 것이다. 최초의 가설은 해당 주제에 대한 이론과 방법론적 고찰 과정에서 수정을 거듭하면서 동시에 내용이 명확하게 자리잡게 된다. 전체 구성을 먼저하고, 소목차들의 내용을 연결을 바꿔보면서 배치를 결정하고, 그 각각을 충분한 문헌고찰로 뒷받침하고 있다면 글쓰기를 시작해도 좋다. 중요한 것은 가설(연구질문)이라고 할 수 있다. 연구제안 요청서(Request for Proposal)를 통해 제안된 연구의 의도를 잘 읽어내어야 하고, 연구진의 역량을 고려하여 최상의 가설을 수립해야 한다. 해당 연구 분야에 대한 기여 등 여러 각도에서 검토를 거쳐 확고하게 자리잡아야 한다. 가설이 단단하다면, 이에 상응하는 연구배경, 연구방법, 기대되는 연구성과를 오가며 지속적으로 내용을 추가하고 수정해 간다. 가설이 연구의 전체적인 구성과 일관성을 부여하는 연결고리가 되므로, 연구계획서 작성이 한창 진행되는 도중에 가설이 크게 흔들리지 않도록 초기에 확고함을 충분히 검토해야 할 것이다.

학위 논문 계획서는 학위 논문에 대한 소개로 생각하는 것이 좋다. 챕터의 구성이나, 광범위한 문헌 검토, 해당 분야의 주요한 논쟁 등을 전부 다룰 필요는 없다. 그 연구분야에 기여를 할 수 있다는 것으로 논문 계획서는 대개 충분하다. 논문 계획서는 논문이 무엇을 보여줄지 정확히 기술할 필요는 없으며 논문이 완성되어 가는 범위, 방향을 보여주면 된다. 기관과 검토자에 따라 의견이 다를 수 있지만 논문 계획서는 연구자의 아이디어를 제한하기 위한 것이 아니라 아이디어를 수정하고 구체화하기 위한 기회이며, 논문을 작성하고 완성하는 방법을 실용적으로 돕기 위한 것이다.

학위 논문 계획서의 원칙적인 형식과 내용은 연구자의 전공에 따라 크게 다르기 때문에 일반화하기가 어렵다. 좋은 논문 계획서를 작성하기 위해서는 지도 교수와 상의하고, 지난 논문 계획서 사례를 많이 읽어보는 것은 한 방법이 될 것이다. 논문 계획서를 작성할 때 비슷한 상황에 있는 동료들과 연구 아이디어와 초안을 서로 검토하고 공유할 수 있는 모임을 구성하는 것도 도움이 된다. 동료들과 조언과 평가를 주고 받는 것은 논문 계획서 작성만이 아니라 이후의 연구과정에서도 필요하다.

4 연구계획서의 구조

상황에 따라 다소 차이가 있지만 연구계획서는 일반적으로 제목, 연구주제 소개, 배경과 당면 문제 설명, 연구 목표와 연구주제의 중요성, 문헌 검토, 방법론, 연구의 활용방안과 기대효과, 참고문헌 등의 형식을 갖춰야 한다. 이러한 항목은 분야에 따라 한데 묶일 수 있고 일부 분야에서는 문제 설명, 목표 및 문헌 검토가 모두 서론의 일부가 될 수도 있다. 논문 계획서의 경우도 요청되는 형식들을 상황에 따라 다소 다르지만 가장 일반적인 요소는 연구 배경, 문헌고찰 및 연구방법이다.

- 연구 제목
- 연구의 배경 및 목적(연구개발의 필요성, 문헌고찰)
- 연구질문(Research questions)
- 연구방법(Methods)
  - 연구대상자: 타겟 집단을 정의하는 선정 기준 명시
  - 연구 변수: 예측변수, 교란변수, 결과변수
  - 통계 방법: 가설 검증을 위한 통계적 유의성 검증 방법
- 연구의 활용방안과 기대효과

4-1. 연구의 제목

시작하는 단계에서는 먼저 잠정적인 연구 제목을 정한다. 논문 작성에 가까워지면 제목에 대해 좀 더 정확한 표현을 결정할 수 있다. "OO에 대한 연구"와 같은 표현은 모호하다. 비교, 대조, 평가 등 연구의 종류와 구체적인 방법을 제목에 드러내는 것이 좋다. 좋은 제목은 독자에게 연구주제에 대해 안내하며 수행할 연구의 유형을 드러낸다. 예를 들어 "심혈관질환과 비만도에 대한 연구"라는 제목보다는 "심혈관질환의 발생 위험에 대한 예측인자로써 새로운 비만도 기준치 제안: 국민건강보험공단 표본코호트 연구"라는 제목이 좀 더 구체적이고 논문에 대한 정확한 정보를 준다.

4-2. 연구 배경(서론)

연구 배경(background)의 역할은 해당 연구를 유사한 주제의 선행 연구와 연결 짓는 것이다. 일반적으로 연구 배경은 연구에 필요한 기초 정보를 제공하면서 전체 연구주제에 대한

독자의 흥미를 유발한다. 좋은 연구 배경은 해당 연구의 실재 세계 또는 기존 지식 체계에서의 위치를 설정한다. 연구 배경에서 연구자는 기존 문헌 혹은 경험적으로 관찰 가능한 상황을 통하여 연구의 배경을 설명한다. 연구 배경에서 연구자는 독자가 연구의 기원과 의의를 이해할 수 있도록 충분한 배경 지식을 제공해야 한다. 연구가 속한 영역을 알수 있도록 하되 후 그 범위가 넓거나 너무 자세하면 관련성이 떨어지므로 상세함의 정도를 조절하여야 한다.

연구 소개를 위한 배경을 작성할 때 다음과 같은 질문을 해볼 필요가 있다.

- 연구를 해야 하는 필요성이 있는가?
- 현재까지 이 주제에 대해 알려져 있는 것이 무엇인가?
- 왜 이 연구 과제가 중요한가?
- 이 연구결과로 어떤 해답을 이끌어낼 수 있는가?(선행 연구결과를 언급하면서 아직 남아있는 질문들에 대해 언급)
- 이 연구결과가 보건분야에 가져올 기대효과는 무엇인가?

4-3. 문제의 설명

이 항목은 연구 배경 또는 목적 항목에 통합될 수도 독립적으로 존재할 수 있다(분야에 따라 다름). 일부 계획서에서는 일반적인 연구 배경 보다 문제의 설명으로 시작하기도 한다. 이 항목에서는 해당 연구가 응답하려는 문제 또는 지식들 사이의 공백을 명확하게 해야 한다. 이 항목은 단락 초반에 등장하는 것이 좋고, 문제나 질문을 설명하면서 다루려는 변수를 제안하도록 한다.

4-4. 목적 / 목표 / 가설 / 연구질문

대부분의 계획서에는 연구가 답하고자하는 질문 또는 가설에 대한 설명을 포함하여 연구 목표를 기술한다. 이것은 연구 배경의 일부로 포함될 수도 별도의 항목 일 수도 있다. 상당한 시간을 할애하여 의미 있으면서 실행 가능한 연구질문이 되도록 해야 한다. 연구를 시작하면 목표의 일부분이 강조되거나 숫자가 바뀔수는 있다. 부분적인 변화에도 불구하고, 중요한 것은 독자와 자신을 위해 연구목표는 방향에 대한 지침이 될 수 있도록, 연구의 정확한 초점을 정하고 연구할 핵심 개념을 확고하게 하는 것이다.

명확한 연구 목표 기술은 연구질문 또는 접근 방식이 이전 연구와 어떻게 다른지 설명하여 연구가 기여하는 점을 나타낸다. 또한 연구의 필요성을 포함하며 해당 연구에서 다루지 않는 것이 무엇인지 명확히 하도록 한다. 새로운 용어나 익숙하지 않은 방식을 사용할 경우 주요 용어나 방식에 대한 정의를 추가할 수 있다. 연구의 한계를 알 수 있도록 하고 연구의 특정 주제가 필요한 이유를 제시한다.

4-5. 문헌 검토

문헌 검토는 기존 선행 연구에 대한 비판적 고찰을 담아야 한다. 연구질문과 관련된 모든 문헌을 다 검토하지 못했더라도, 당신이 논문을 쓸 때 인용할 핵심 텍스트는 알고 있어야 한다. 문헌 검토에는 종종 주제에 대한 이론적 접근과 방법론적 접근, 연구결과에 대한 내용이 모두 포함된다. 문헌 검토를 통해 해당 주제에 대해 다른 학자들이 연구한 방법, 주요 데이터, 데이터를 분석하는 데 사용하는 방법, 관련되는 이론들, 연결되어 있는 해당 분야의 더 큰 질문, 내용적 연결지점이나 방법, 연구결과들이 제시되어야 한다.

연구계획서에서 기존 문헌을 고찰하는 목적은 더 넓은 학문 체계에 현재 연구를 배치하며, 해당 연구질문과 접근 방식이 다른 학자의 질문과 어떻게 다른지 설명하고 이 연구의 독창성, 중요성, 필요성을 설명하는 것이다. 또한 주제에 대한 적절한 접근 방식을 보여주면서 해당 연구의 방법론적 선택을 정당화하는 것이다. 효과적으로 기존 문헌을 평가하고 고찰하기 위해서는 해당 주제에 맞는 검색방식을 선별하고, 최상의 문헌을 고찰리스트에 포함해야 한다. 평가하려는 내용을 구체화하여 중요한 연구 동향이나 연구결과에서 관찰되는 맥락화하고, 이에 기반하여 현재 연구의 필요성를 비판적으로 이끌어 내야 한다. 문헌들을 구별되는 주제 묶음으로 분류하고 최근의 추세와 주제를 찾아 관련 정보를 종합한다. 불완전하다고 생각하는 방법론이나 결함이 있다고 생각하는 가정을 기술하여 기존 연구가 부족한 곳을 보여주도록 한다. "Smith 등은 OO라고 했고, Jones 등은 OO라고 보고했다"는 식의 열거하는 문헌 기술은 피하고 검토하는 문헌들이 문제의 특정 측면에 연결해서 정리되도록 기술해야 한다. 논쟁, 칭찬 및 비난 등 선행 문헌에 대한 자신의 의견을 강하게 표현하지 않도록 한다. 비판적 논문 읽기를 위하여 아래와 같이 논문들의 기본적 구성요소별로 파악할 수 있는 문헌고찰 요약 표를 사용하는 것도 도움이 된다.

문헌고찰 요약표

Title / Authors & year	Study design -ex: cohort, case-control	Population -country, size, age	Explanatory variables	Control variables -confouding, stratification, exclusion	Outcome variables	Statistical analysis	Main findings & interpretation	Strengths & limitation

4-6. 방법론

문제를 연구하는 방법은 수집한 결과만큼이나 중요하다. 이 항목에는 방법, 재료, 절차, 작업 절차 등 연구의 목표를 달성하기 위한 방법과 과정에 대한 설명이 포함된다. 해당 연구가 정성적인지, 정량적인지, 중재 연구인지, 사례 연구인지와 같은 주요한 연구방법을 나타내면서 시작할 수 있다. 접근 방식이 전체 연구설계에 어떻게 부합하는지 설명한다. 연구방법은 연구자의 연구질문(혹은 가설)과 명확하게 연결되어야 한다. 연구계획서가 받아들여지지 않는 것은 계획서 상의 연구방법 또는 절차가 연구 목표에 부적합하기 때문인 경우가 많다. 효과적인 연구방법의 기술은 각 연구질문들이 전체적인 연구방법에서 어떻게 해결되는지를 보여주고, 최선의 연구방법을 따르고 있다는 것을 소개하고 있다

연구방법에서는 사용할 특정 데이터 수집 방법을 설명한다. 설문 조사, 인터뷰, 2차 자료 등의 데이터 획득 방법을 기술한다. 결과를 분석하는 방법을 설명하도록 하며 독자에게 익숙하지 않은 연구방법의 경우 구체적인 배경 설명을 추가해야 한다. 데이터 수집과 분석에 영향을 미칠 수있는 실질적인 한계나 잠재적 교란 변수 및 오류를 어떻게 제어했는지도 연구방법에서 기술한다.

4-7. 연구의 의의

일부 계획서에는 연구의 중요성을 설명하는 별도의 항목이 있다. 연구의 중요성은 기존 지식에 대비되는 방법론적, 이론적, 실용적 기여를 말한다. 현재의 지식 수준과 연구의 수행 방식을 고려하여 연구의 가치, 목표의 중요성을 명확하게 설명한다.

4-8. 연구 일정

연구계획서와 학위논문 계획서에는 연구가 완성을 위한 주요 항목들이 완료되어가는 예상 일정을 기술하는 것이 보통이다. 이 연구 일정은 채택한 연구방법을 구체화하면서 제도적 요구 사항(예: 제출 마감일 등)을 수용할 수 있도록 작성되며, 프로젝트가 현실적인지 판단하는 데 도움이 된다. 일정을 설정하면 연구자가 이에 따른 구체적인 세부 목표에 대해 효과적으로 시간을 관리할 수 있다.

연구 일정 초안을 작성하는 동안 유의해야 할 것은 연구를 진행할 때 논문 제출 및 방어를 위해 설정한 중요한 단계들의 날짜를 숙지하는 것이다. 특정 일정을 확인한 후에는 다시 거꾸로 연구의 각 단계에 걸리는 시간을 추정한다. 지나치게 야심적으로 작성하지 않는 것이 좋다. 대부분의 단계는 원래 계획했던 것보다 오래 걸리기 때문이다. 가장 중요한 것은 연구 과정에서 필요한 다양한 활동(IRB 승인, 설계, 테스트 기간, 연구 자료 구득, 필요한 자료 취합, 초안 작성, 재작성 등)에 대한 대략의 기간에 대한 인식을 갖고 있는 것이다.

4-9. 서지 참조 및 부록

논문 계획서에는 연구 내용과 방법론의 출처를 알려주는 주요 참고문헌이 포함되어야 한다. 계획서에 인용된 모든 문헌들을 포함하고 이 후 연구에 인용될 참고문헌을 포함한다.

제5장

논문 제목과 초록의 작성

이원진

논문 제목과 초록의 작성 제5장

1 연구 제목

연구 제목은 논문의 얼굴과 같은 역할을 한다. 일반적으로 독자들은 제목을 가장 먼저 살펴보고 논문을 계속해서 읽을 것인지 아닌지를 결정한다. 즉 제목은 논문에서 가장 많이 읽히는 부분으로 논문의 첫 인상을 결정하기 때문에, 제목을 잘 작성하는 것은 해당 논문의 성격과 핵심 내용을 효과적으로 전달하기 위해 중요하다.

제목을 통해서는 연구가 무엇에 대한 것인지를 이해할 수 있으면서 연구의 내용을 파악할 수 있을 만큼 충분한 정보를 제공(informative and comprehensible)해야 한다. 이상적인 제목은 독자들이 제목만 보고도 전체적인 연구 내용을 파악할 수 있도록 하는 것이다. 이를 위해 연구대상, 주요 노출변수 및 결과변수들이 포함되며 추가적으로 연구디자인과 연구기간 및 장소 등이 포함되기도 한다. 그러나 너무 긴 제목은 내용의 효과적 파악을 어렵게 할 수 있으므로 연구의 성격을 분명히 하면서도 최소한의 단어로 표현(clear, fewest possible words)하는 것이 바람직하다. 반대로 너무 짧은 제목의 경우 연구의 내용이 구체적으로 전달되지 못할 수 있다. 즉 연구 제목은 너무 길거나 짧지 않으면서 핵심적 내용을 포괄하도록 작성한다.

예를 들어 Cancer incidence among pesticide applicators exposed to chlorpyrifos in the Agricultural Health Study이란 제목은 연구대상(농업인), 주요 노출변수(농약), 결과변수(암), 연구 형태가 포함되도록 구성되었다. 이때 제목에 열거한 단어의 순서는 해당 연구에서 무엇에 중점을 두는지를 반영하기 때문에 연구에서 강조하는 영역을 앞에 쓰는 것이 바람직하다. 예를 들어 위 영문제목에서 cancer incidence가 첫 단어로 제시되는 경우와 exposed to chlorpyrifos가 첫 단어로 위치하는 경우는 해당 논문의 투고 영역에 영향을 줄 수 있다. 즉 악성종양을 먼저 제시할 경우 암 관련 학술지에, 농약 노출을 먼저 제시할 경우에는 직업 및 환경 분야 학술지를 우선적인 투고 저널로 설정할 수 있다.

연구 제목에 연구기간을 추가하는 경우도 있다. 특히 코호트 연구의 경우 추적 기간을 명시하는 것은 해당 연구가 기존의 추적 연구와 구별하는데 유용한 정보를 제공해 준다. 그리고 연구방법을 제목에 추가하여 강조할 수 있다. 특히 체계적 문헌고찰 혹은 시험연구 등의 경우 방법론적 장점 및 특성을 부각할 필요가 있다. 그 외 계획서(protocol) 논문의 경우도 계획단계라는 것을 제목에 보여줌으로써 논문의 특성을 제목을 통해 이해시키는 것이 바람직하다. 또한 연구대상자 혹은 장소를 강조할 경우에는 연구가 실시된 나라 혹은 지역을 추가한다. 즉 연구 제목에 어떤 내용들이 포함되어야 하는 것에 대한 일관된 답이 있지는 않으며, 연구에서 중요하다고 판단된 내용을 제목을 통해 강조하는 것이 원칙이다.

연구 제목은 일반적으로 단어들의 모여 있는 문구(phrase)의 형태를 갖지만 의문형 혹은 문장형으로 만들 수도 있다. 의문형 질문은 독자들에게 논란이 되는 연구주제에 대한 열린 질문을 제시하는 데 유용하다. 문장형 제목은 연구결과를 강조하는 장점이 있는 동시에 내용을 단정짓는 듯한 인상을 줄 수 있어 주의가 필요하다. 한편 사설(editorials)에서의 연구 제목은 개별 연구에서의 제목과 달리 해당 주제를 보다 포괄적으로 다루면서 그 동안의 경험과 방향성을 제시하는 용어들이 포함될 수 있다. 즉 제목의 형태는 연구주제와 연구자의 목적을 효과적으로 보여준다는 궁극적 목적에 따라 그 형태가 다양하게 표현될 수 있다.

연구 제목을 만들기 위해서는 기존에 있는 제목들을 분류하고 수정해보는 연습이 필요하다. 이미 보고된 수많은 연구 제목들을 살펴보는 것만으로도 제목 설정에 많은 도움이 된다. 물론 출판된 논문들이 모두 올바르지 않을 수 있다는 것을 고려해야 한다. 또한 제목을 보지 않고 연구내용을 읽고 제목을 붙여보는 연습도 필요하다. 자신의 연구 제목을 만든 후에는 자료 검색을 통해 비교해 보고 수정 보완하는 과정을 반복한다. 자신이 만든 제목을 독자의 입장에서 살펴볼 수 있도록 여러 번 시간 간격을 두고 고치는 과정이 중요하다.

연구주제와 연구 제목은 동일하지 않다. 연구 제목은 특정 연구주제를 구체적으로 진행한 이후 연구에서의 결과를 바탕으로 새로운 가설이나 주장을 반영하도록 한다. 즉 연구가설은 연구시작전에 설정되어야 하지만 연구 제목은 연구가 진행된 이후에 연구결과의 핵심적 내용이 독창적으로 반영되도록 수정 보완한다.

2 초록

초록은 전체 연구 내용을 요약해 놓은 논문의 축소판(miniature of paper)으로 독자들이 제목 다음으로 가장 많이 읽는 부분이다. 따라서 초록은 자체 완결성(stand-alone)이 있어야 하며 본문과 따로 떼어 놓아도 충분히 그 내용을 이해할 수 있도록 작성한다. 이때 초록의 내용이 본문과 일관성(consistent)을 갖는 것이 중요하다. 연구의 모든 내용이 정리되어야 하므로 초록은 비록 논문의 첫 페이지에 위치하지만 연구논문 전체를 작성한 후 마지막에 작성한다.

초록에서는 어떤 인구집단에 대해 무엇을 어떻게 연구하여 어떤 결과를 얻었으며 결과는 어떤 의미를 갖는지를 간결하게 표현한다. 이러한 내용들을 어떻게 담아내느냐에 따라 초록을 구조화된(structured) 형태와 비구조화된(unstructured) 형태로 구분된다. 구조화된 초록은 일반적으로 연구 배경(혹은 목적, Background/Objective), 방법(Methods), 결과(Results), 결론(Conclusions)으로 구성한다. 비구조화된 초록은 이러한 세부 단락을 구별하지 않고 하나의 단락으로 작성하는 것을 말한다. 두가지 모두 학술지에서 통용되고 있으나 비구조화된 형태의 경우 각 단락별 내용들이 균형 있게 기술되지 못할 수 있어 구조화된 초록의 형태로 제시하는 것이 더욱 바람직하다.

영문 초록 작성시 200-300단어 정도로 수를 제한하므로 최소한의 단어로 간결하게 작성하는 것이 필요하다. 따라서 각 연구마다 다르지만 일반적으로 연구 배경 1-2문장, 방법 2-3문장, 결과 3-4문장, 결론 1-2문장 정도로 기술한다. 초록에는 그림이나 표, 참고문헌 주석이 포함되지 않는다. 초록 마지막에는 논문이 잘 검색될 수 있도록 주요 핵심어(Keywords)를 쓰도록 한다. 보건학 및 의학 논문에서는 MeSH terms을 사용한다.

초록에서 연구 배경(목적)은 왜 연구를 해야 하는지 연구가 어떤 중요성을 갖는지 그리고 연구목적을 간결하게 기술한다. 이 부분을 통해 연구의 독창성을 부각하여 독자들이 연구가 필요하다는 것에 공감시키는 것이 중요하다. 논문 초록인 경우 연구 배경을 기술하는 경우에 본문에서 와는 달리 참고문헌을 인용하지 않으나, 일부 학회 발표용 초록의 경우에는 참고문헌을 추가하기도 한다.

연구방법에서는 연구자가 누구를 대상으로 무엇을 어떻게 어디에서 실시하였는지에 대한 내용들이 포함된다. 즉 연구방법에는 연구디자인, 연구대상자/자료원, 대상자 선정 및 표본수, 결과변수 측정, 노출평가, 자료수집 방식, 자료분석 방식, 일시 등의 많은 내용들이 있으나 이들 각각에 대해서는 본문에서 기술하고, 초록에서는 이들 모두를 기술하기 보다는 전반적이면서도 핵심사항만을 간략히 선정하여 기술한다. 이때 선정기준은 연구 목적에 따라 차이가 있어 만약 연구디자인을 강조하는 연구라면 연구디자인을 중심으로, 연구대상자 혹은 분석 방법이 연구에 있어서의 독창성이라면 해당 항목을 중심으로 기술한다.

초록의 결과에서는 연구질문에 대한 주요 결과만을 기술하고, 세세한 정보로 글의 초점이 분산되지 않도록 주의한다. 즉 여러 결과들을 단순하게 모아서 기술하는 것이 아니라 연구가설과 관련된 의미 있는 결과만을 선별하도록 해야 한다. 산출된 많은 결과들이 모두 동일하게 중요한 것은 아니다. 연구목적에 따라 각 결과들이 차별적인 중요성을 갖고 있으며 이를 구별할 수 있어야 하며 초록에서는 가장 중요한 결과를 기술한다. 논문에서의 초록에는 본문과 달리 결과표 혹은 그림을 포함시키지 않는다. 단 일부 학회 발표용 초록의 경우에는 간략한 결과표나 그림을 요구하기도 한다. 이때 결과 자체를 사실적으로 기술하도록 하며 결과가 갖고 있는 의미를 해석하지는 않는다.

초록의 결론에서는 연구결과가 갖는 핵심적 의미를 간단하게 기술한다. 결론의 내용은 연구자가 보여준 자료로 뒷받침될 수 있어야 한다. 이때 연구에 적용된 방법 및 대상자들의 장단점을 충분히 파악하여 합리적인 범위 내에서 의미를 기술한다. 산출된 결과를 과도하게 해석하거나 결과에서 제시되지 않은 내용과 주장은 하지 않는다. 추가적으로 제한점 혹은 향후 연구 방향에 대해서도 기술할 수 있다.

문장 시제의 경우 연구 목적은 현재 혹은 과거형을 사용하고 미래형을 사용하지 않는다. 연구방법과 결과에서는 이미 적용된 내용이므로 과거형을 사용한다. 결론은 일반적으로 현재형 문장으로 구성한다. 문형의 형태는 가능한 능동형을 권장한다. 능동형이 수동형 문장보다 보다 분명한 의미를 전달할 수 있고 단어수를 줄일 수 있기 때문이다. 그러나 필요에 따라 수동형 문장이 사용되어도 무방하다.

초록 작성을 위해서는 연구에 충분한 시간을 몰입(immersion)하는 것이 중요하다. 비록 본문 전체가 준비되었다고 하더라도 내용을 요약하여 제시하기 위해서는 별도의 노력과 시간이 필요하기 때문이다. 일반적으로 같은 내용을 더욱 적은 문장으로 작성하기 위해서는 많은 수정과 보완이 필요하다. 효율적으로 초록을 작성하기 위해서는 연구주제와 관련된 다른 논문들의 초록을 많이 읽고 해당 논문들에서 기술한 문장들을 보관하였다가(reservoir) 자신의 연구에 적용하는 것도 필요하다. 또한 작성원칙으로 제시된 내용들을 기계적으로 적용하기 보다는 논문에서 보여주고자 하는 궁극적 목적에 따라 각 항목별 표현 내용들이 달라질 수 있다.

제6장

서론과 연구방법 쓰기

최승아

서론과 연구방법 쓰기 제6장

1 서론(Introduction, background)

논문을 통해 핵심 연구 내용을 잘 전달하려면 짜임새 있는 구조에 맞추어 작성하는 것이 중요하다. 전통적으로 대부분의 학술저널에서 연구논문을 IMRaD(Introduction 서론, Materials and methods 자료 및 방법, Result결과, and Discussion 토론) 형식으로 작성하도록 하고 있다. 이중 서론은 논문에서 다루는 주제에 대해 독자의 관심을 유도하고 연구 내용으로 안내하는 역할을 한다.

대개 첫 문단은 주제어나 질병의 정의, 해당 건강 상태에 대한 역학 등에 대해 소개하며 서론을 시작하게 된다. 일반적으로 잘 알려진 내용을 기술하면서 연구의 배경이 되는 기존 지식에 대해 폭넓게 기술한 다음, 아직까지 잘 모르거나 분명하지 않은 내용을 제시하며 자연스럽게 연구질문으로 이어지도록 한다. 처음은 깔때기처럼 넓은 논의로 시작하여 점차 본 연구에서 다루는 구체적인 연구질문으로 논의를 좁혀가는 식이다. 이는 연구자가 처음 연구질문을 떠올릴 때의 사고의 흐름과 비슷하다. 서론에서 논의의 일관성이 떨어지거나 논리가 부자연스러우면 독자로서는 연구의 본 내용에 대한 흥미가 떨어지거나 집중하기 어려울 수 있다. 알려진 사실이나 지식의 공백에 대해서는 현재형으로 작성하고 목적과 방법은 과거형으로 쓴다. 연구주제나 질문이 복잡한 경우에는 제시할 내용의 순서를 서론에서 정리하는데 논문 전체에서 이 순서를 일관되게 유지하도록 한다.

연구자의 선행연구가 기반이 되는 경우 서론에서 관련된 문헌의 일부를 인용하고 소개한다. 서론에서 선행연구가 있음에도 불구하고 이 논문이 학술적인 가치를 충분히 가진다는 사실을 잘 기술하는 것이 중요하다.

- 현재 그 주제에 관해 무엇이 알려져 있는가? 왜 그것(연구질문)이 중요한 문제인가?
- 본 연구는 연구질문에 대해 어떻게 답할 것인가?

더하여 이전 연구의 문제점과 함께 여전히 남아있는 불확실성을 짤막하게 논한다. 제안하는 연구의 결과가 어떻게 이러한 불확실성을 해결하는데 기여하고, 새로운 지식을 창출하고, 임상진료와 보건 정책에 영향을 미칠 수 있는지에 대하여 쓴다.

> Introduction
> Hypertensive disorders are common complications of pregnancy, with a wide range of severity, ranging from chronic or gestational hypertension to severe preeclampsia and eclampsia, which can be life–threatening for the mother and fetus and may result in very preterm birth. (Keyword + definition) Birth records provide comprehensive data on the population, but with limited specificity of diagnosis and substantial misclassification as compared to medical record review. Hospital discharge diagnoses are superior to birth certificates for this purpose. A distinct but largely unexploited advantage of discharge diagnoses over birth certificates is the ability to examine specific hypertensive disorders, not well developed in previous studies. (Current situation, problem, or opportunity) We combined the advantages of administrative data for diagnostic accuracy with the wide range of predictors available from linkage to birth certificates to conduct a comprehensive evaluation of the relationship between sociodemographic factors, behaviors, and reproductive history and the full spectrum of specific hypertensive disorders that can occur in pregnancy. (Objectives)
> (출처: Savitz DA, Danilack VA, Engel SM, Elston B, Lipkind HS. Descriptive epidemiology of chronic hypertension, gestational hypertension, and preeclampsia in New York State, 1995–2004. Matern Child Health J. 2014 May;18(4):829–38. doi: 10.1007/s10995–013–1307–9.)

서론의 구성은 1개 문단일수도 있고 많아야 2–3개의 문단이면 충분하다(위의 사례를 보라!). 첫 문단은 연구의 주제어를 제시하면서 독자의 관심을 유도한다. 두번째 문단에서는 주제에 대한 논의를 이어가면서 연구방향을 제시한다.

- 첫번째 문단은 "왜 선택했는가"에 대해서 쓴다. 연구자가 해당 키워드를 선택한 배경과 해당 분야에 대한 소개, 중요성을 서술한다.
- 두번째 문단은 "왜 중요한가"에 대해서 쓴다. 이전 연구와의 차이점과 의문점, 더하여 본 연구의 필요성과 독창성을 기술한다.

세번째(통상 마지막) 문단에서는 이러한 배경에서 해당 논문에서 수행한 연구의 내용을 간단히 소개하면서 정리한다. 서론의 마지막에서는 한두 문장으로 연구의 방법을 개괄하기도 한다.

서론을 작성할 때에 또 한가지 염두에 두어야 할 것은 참고문헌을 인용할 때에 그 내용을 훼손하지 않으면서도 원래 문장을 그대로 베끼지 않도록 해야 한다는 점이다. 원문 인용 표기를 해야 하는 것은 물론, 가능하면 인용하려는 핵심 내용을 간결하고 정확하게 표현할 수 있는 용어로 바꾸어 인용한다.

> (중략) the finding may be more common than previously appreciated and suggests a local inflammatory response to an antigen or infectious agent entering through the upper airway.

이 문장은 아래와 같이 이후 논문에서 인용되었다.[3)]

> Several lines of evidence suggest an upper respiratory tract portal of entry for the environmental trigger of KD including inflammation of the tissues of the oropharynx and upper airway (Kanegaye et al., 2013).

또한 기존 문헌의 결과를 논할 때에는 직접적으로 해당 논문의 저자 이름이나 제목을 언급할 수도 있으나 인용 표기를 하면서 연구 내용만 언급하는 것이 좋다.

> We used the method of Kuklina et al. which is a three-step method which can identify individuals who underwent a live birth in the year from the NHI claim data.

이 문장은 아래와 같이 in-text citation으로 인용 표시를 하면서 자연스럽게 연구 내용만 소개하는 것으로 바꿀 수 있다.

> We identified individuals who underwent a live birth in the year from the NHI claim data following a three-step method used in previous work (Kuklina et al., 2008).

2 방법(Method)

방법에서는 연구의 객관성과 재현 가능성을 증명하는 것이 중요하다. 앞서 제시한 연구목적에 맞게 해당 연구가 잘 디자인되었음을 여기에서 독자에게 확인시키는 것이다. 여기에 기술한 재료와 방법으로 동일한 연구를 수행하면 같은 결과를 얻을 수 있을 만큼 구체적이고 자세하게 기술하는 것이 원칙이나, 같은 방법으로 수행한 선행 연구가 있다면 해당 연구를

3) Rypdal, M., et al., Clustering and climate associations of Kawasaki Disease in San Diego County suggest environmental triggers. Sci Rep 2018:8,16140.

인용하면서 간략하게 기술할 수도 있다.

방법은 크게 연구대상(혹은 재료)과 방법으로 구분하여 쓴다. 연구의 방법은 어떠한 과정의 활동을 했는지 쓴다. 연구가 진행된 순서대로, 다른 연구자가 재현할 수 있을 정도로 상세하게 적는 것이 좋다. 이미 널리 쓰이고 있는 방법은 방법명이나 기존에 발간된 선행 논문을 인용하기도 하지만 간략하게라도 연구방법을 쓰도록 한다. 결과의 분석에 사용한 통계처리 방법도 여기에 쓰면 되는데 모두 과거형으로 기술한다.

2-1. 연구 디자인(Study design)

방법의 첫머리에는 연구설계 방법을 명시한다. 관찰 연구(observational study)로 연구대상 집단에서 발생하는 사건을 관찰한 것인지, 중재 연구(trial, interventional study)로서 개입하여 그 효과를 평가한 것인지를 구분한다. 관찰 연구는 크게 하나의 피험자 집단을 흐르는 시간에 따라 관찰하는 코호트 연구(cohort study)와 한 시점에 노출과 결과 관찰이 이루어지는 단면연구(cross-sectional study), 환자-대조군 연구(case-control study)가 있다. 코호트 연구는 현재 시점에서 시작하여 피험자의 미래 시점을 추적해가는 전향적 연구(prospective study)와 연구 시점 이전에 이미 구축된 노출과 결과 자료를 분석하는 후향적 연구(retrospective study)로 나눌 수 있다. 중재 연구에서는 무작위 눈가림 중재가 가장 이상적이나 보건학에서는 비무작위 또는 비눈가림 설계만이 실현 가능한 경우가 많다. 두 가지 연구방법이 사용되는 경우에는 각각의 설계를 언급하면 된다.

> 관상동맥질환 병력이 있는 50~69세 환자의 식생활의 특징에 대한 단면조사 연구에 이어서, 생선섭취와 향후 관상동맥 질환 발생과의 연관성을 분석하는 전향적 코호트 연구를 실시하였다.

연구자는 연구질문과 가용한 자료에 따라 어떤 설계가 가장 효율적인지를 판단해야 한다. 예를 들어 환자-대조군 연구는 상대적으로 비용이 저렴하고 드문 질환에 대한 것이나 특정 연구질문에 대해서는 더 적절한 설계방법일 수 있다.

2-2. 연구대상(Study population, Data, Materials)

연구결과를 얻기 위해 사용한 대상은 세포, 실험 동물, 사람, 임상 자료나 건강보험공단 자료와 같이 행정적 목적으로 수집된 자료 등 다양한 대상이 사용될 수 있다. 이들 대상을 얻은 출처, 규모, 성격, 대상군의 설정 등을 기술하고 연구에 직접 사용한 기기나 시약이 있으면 그 명칭, 제조사, 도시, 국가를 기재한다. 연구재료와 수행과 관련된 윤리 문제를 여기에 쓸 수도 있다.

연구대상을 기술할 때에는 1) 포함 및 제외 기준(inclusion and exclusion criteria)을 명확하게 밝히고, 2) 해당 모집단에서 실제 연구대상으로 어떻게 좁혀갔는지를 기술한다. 대규모 2차 자료를 이용한 연구의 경우 연구대상자 선정 과정을 그림으로 표현하는 것이 좋다.

2-3. 변수(Variables)

관찰 연구에서 변수를 선택하는 일은 매우 중요하다. 대부분의 분석 연구에서 연구자는 변수들의 관계를 분석해 인과관계를 추론한다. 인과적 혹은 비인과적 연관 관계에 있는 변수를 예측 변수(predictor variable), 그 결과가 되는 것은 결과 변수(outcome variable)이다. 대부분의 관찰 연구는 나이, 인종, 성별, 흡연 이력, 기저 질환 등과 같이 많은 예측 변수와 심장마비, 뇌졸중, 삶의 질 등과 같이 몇 가지의 결과 변수를 다룬다. 또한 인과적 연관성을 보는 연구에서는 관심 노출 변수가 아닌 경우 흡연이나 소득 수준과 같이 노출과 건강 결과에 모두 영향을 주는 교란 변수(confounding variable)를 제시한다. 잘 알려진 변수이더라도 연구에서 사용된 변수를 어떻게 정의했는지 밝혀야 하며 모형에 포함된 교란 변수가 어떤 근거로 선택되었는지도 기술하는 것이 좋다.

2-4. 통계 분석(Statistical analysis)

연구대상 표본 크기의 산정, 연구 자료 수집 및 변수의 코딩, 통계 분석 과정을 기술한다.

참고문헌

Stephen B.Hulley, Steven R.Cummings, Warren S.Browner, Deborah G.Grady, Thomas B. Newman 지음, 임상시험리뷰연구회(CRRG) 옮김. 한 손에 잡히는 임상연구: 설계와 실행의 모든 것 설계와 실행의 모든 것 4판, 서울:군자출판사, 2015년.

Matthews, J., & Matthews, R. (2014). Successful Scientific Writing: A Step-by-Step Guide for the Biological and Medical Sciences (4th ed.). Cambridge: Cambridge University Press.

제7장

통계방법의 기술

안형진

통계방법의 기술 제7장

통계는 연구설계 단계부터 연구결과 보고에 이르기까지 보건학 연구의 필수 구성 요소이며 데이터 수집 및 관리에서 분석 및 해석에 이르는 모든 연구 과정에서 중요하다. 특히 보건학 연구 분야에서 쓰이는 통계 방법은 더욱 다양하고 복잡해지고 있다. 다른 분야의 연구논문에서도 마찬가지이겠지만 중요한 건강 문제에 대한 판단 근거가 된다는 점에서 의학보건학 논문에서 통계 방법을 정확히 기술하고 해석하는 것은 근본적이고 중요한 문제이다. 이 장에서는 보건학 연구논문에서 연구설계에 따라 적절한 통계 분석 방법을 선택하고 사용된 통계 분석 방법을 올바르게 기술하고 결과를 해석하는 방법에 대해 간략하게 설명한다.

1 통계학의 정의

통계학은 연구의 결론을 객관적으로 도출하기 위하여 자료(data)를 수집, 처리, 해석하는 학문으로 그 성격을 규정할 수 있다. 통계학을 통해 연구는 비교할 만하고 일반화할 만한지를 증명할 수 있다. 또한, 연구계획 및 설계가 매우 중요함으로 올바르지 않은 설계와 통계 분석법으로 도출된 결과는 신뢰도와 논문의 질 하락 및 사회적 비용 증가가 발생한다. 예를 들어 신약과 위약(placebo)의 비교 임상시험에서 실제로는 효과가 있으나 유의한 정도의 차이를 발견하지 못했다면 환자들이 새로운 치료의 기회를 박탈당할 것이며, 반대로 실제로는 효과가 없는데도 유의한 정도의 차이를 보고하는 경우 환자들을 잠재적 부작용에 노출시키고 후속 연구 진행에 따른 사회적 비용을 발생시킬 것이다. 통계학은 궁극적으로 연구가 비교할만하고(comparable) 일반화할 만한(generalizable)지 증명하는 역할을 하며 연구계획과 설계 단계에서 중요하다. 연구는 인과관계 추론에서 발생할 수 있는 여러가지 편향(bias)을 최소화하고 잠재적 교란변수(potential confounders)를 미리 수집하여 연구설계를 해야 한다.

2 연구설계에서의 오류와 고려 사항

2-1. 연구대상의 크기

표본수 산정은 연구설계 시 필요하며 좋은 연구계획은 임상적으로 유의성과 통계적 유의성을 동시에 보일 수 있도록 충분히 큰 규모의 연구이어야 하나 임상적 유의성이 없음에도 통계적 유의성을 보일 정도의 너무 큰 연구는 지양하여야 한다. 표본 수 계산에 필요한 요소에는 통계적 분석방법, 유의수준(일반적으로 0.05), 검정력(일반적으로 0.8이상), 연구효과의 크기(예: 군간 비율차이, 군간 평균차이), 다른 관련 모수(예: 표준편차 등)가 있다.

2-2. 분석에서의 오류와 고려 사항

논문의 "통계 분석"을 기술할 때 분석한 방법의 명확하고 정확한 기술이 중요한데 독자가 이 부분을 읽고 원자료가 있다면 논문의 결과를 다시 재생산할 정도로 자세하게 기술하는 것이 일반적 원칙이다. 연구결과의 질은 얼마나 많은 통계 분석 방법을 사용하였느냐 또는 얼마나 어려운 통계 분석 방법을 사용하였느냐에 결정되는 것이 아니라 얼마나 적절한 방법을 사용하였느냐에 결정된다. 예를 들어 반복측정 자료에서 상관을 고려하지 않은 분석(예: independent t-test for paired data)을 하거나 t-test를 이용하여 생존시간을 비교하는 경우(생존시간은 분포가 오른쪽으로 꼬리가 긴 경향이 있으며 중도절단이 있음), P-value를 잘못 해석하거나, 잘못된 분석 단위(units)를 사용하는 경우가 흔하게 발생하는 오류이다.

교란변수(confounders)의 선택과 보정 방법도 중요한데, 연속형 변수를 범주화하는 경우 범주화 기준에 대한 근거가 있어야 한다. 여러 가설을 검증하는 경우 다중비교 방법 사용하지 않거나, 적절하지 않은 사후-부집단 분석을 하는 것은 제1종의 오류의 가능성이 있다. 사용한 분석의 가정을 검토하지 않는 것도 자주 일어나는 오류이다.

분석에 사용한 모든 통계 분석법은 명확하고 정확하게 서술해야 하는데, 모수적 통계 방법을 적용하는 것이 적절한지를 따져보아야 하고 이들 통계분석법의 이름을 올바르게 사용해야 한다(예, multivariate analysis for multiple (or multivariable) regression, impaired t-test for independent t-test). 일반적이지 않거나 독자에게 익숙하지 않은 통계분석법을 사용한 경우에는 명확한 설명이나 참고문헌을 제시하도록 한다. 적절한 통계 방법을 선택하는 기준은 연구의 목적(가설), 연구설계 방법, 분석 변수의 수, 비교하고자 하는 군의 수, 자료의 종류(연속형, 이분형, 범주형, 생존기간 등) 등이다.

분석 방법을 서술할 때에는 먼저 자료의 분포적 특징을 기술한다. 기술통계(그림 또는 요약숫자), 평균과 표준편차 혹은 중앙값과 사분위범위(연속형 자료), 절대빈도 및 상대빈도(%, 범주형 자료), 이상값 및 특이값 검출, 특이값의 제외 시 그 이유를 논문에 기술해야 한다. 방법(method) 부분에는 또한 연구설계와 자료수집 과정을 자세하게 기술해야 하는데, 통계 분석 방법은 방법의 이름만을 나열하는 것이 아니라 어떤 연구가설을 보이기 위하여 어떤 방법을 사용하였는지 자세히 기술하도록 하고 통계적 유의수준을 밝히며 분석에 사용한 통계프로그램을 명시한다.

3 연구결과의 통계 기술

연구결과는 표에 제시된 숫자를 다시 반복하는 것이 아니라 가능하면 표에 제시된 값들의 질적인 표현에 중점을 두도록 한다. 자료의 분포에 대해 기술하는 경우(일반적으로 표1)는 SE보다 SD를 제시하는 것이 좋다. 연구가설의 검정 결과를 제시하는 경우 p-value만 기술하는 것 보다는 추정치와 신뢰구간(confidence interval, CI)을 함께 제시한다. 예를 들어, 군간 비교의 경우 군별 추정치 및 신뢰구간뿐만 아니라 군간 차이(또는 오즈비(OR) 등)의 추정치 및 신뢰구간을 p-value와 함께 제시한다.

연구결과를 표와 그림(Table or Figure) 중 어느 것으로 표현하는 것이 효과적일지에 대해 결정해야 한다. 수행한 분석의 가정 만족 여부와 적합한 모형의 적절성(goodness of fit)을 기술하여야 하는 경우도 있다. 표와 그림에 너무 적거나 또는 많은 소수점이 들어가지 않도록 한다. 특히 P-value를 적절하게 표현하는 것이 필요한데 p-value는 계산된 그대로 기술하고 만일 너무 작은 p-value인 경우 p〈0.001 등으로 기술한다. p=NS, p=0.000, p-value 없는 *, ** 등의 표현은 가능하면 쓰지 않도록 한다. 또한 정확한 숫자 확인(예: 표에서 총합이 맞지 않는 경우 등)은 논문의 신뢰성을 유지하는데에 중요하다.

그림으로 결과를 표현하는 경우에는 x축과 y축의 단위를 포함한 변수 설명을 명확히 제시하고 범례(legend)를 구체적으로 표시하도록 한다. 표에서 약어를 사용하는 경우 주석에 풀어서 설명해야 하며, 본문과 떼어 놓고 표나 그림만으로도 저자가 표현하고자 하는 바를 독자가 이해할 수 있도록 충분히 그 자체로 설명이 되어야 한다.

4 통계 결과 해석의 오류와 고려 사항

통계 검정의 결과가 유의하지 않은 경우 차이가 없음이나 영향이 없음으로 단정적으로 해석해서는 안된다. 이렇게 유의하지 않은 결과가 나온 이유가 실제 차이가 없어서일 수도 있고 실제로는 차이가 있으나 연구의 검정력이 낮아서일 수도 있다. 또한, 적은 표본수로 수행한 연구에서 p-value가 유의하게 나온 경우는 경향성으로 해석한다. 이런 경우 차이 등의 추정치를 그대로 해석하는 것은 바람직하지 않다. 신뢰구간은 연구의 크기와 관련이 있으므로 신뢰구간을 같이 제시하여 해석하여야 한다. 예를 들어, 추정된 오즈비가 30이고 p-value는 0.05보다 작은데 95% 신뢰구간이 (1.01, 100)이라면 추정된 오즈비를 그대로 해석하는 것은 의미가 없고 경향성만 해석하는 것이 바람직하다. 이런 경우는 표본수가 작아서 생기는 현상이다.

무엇보다도 통계적 연관성을 인과성으로 확대 해석하지 않도록 하며(Association vs. Causation), 통계적으로 유의한 결과가 나왔더라도 연구 전반에 걸쳐 편향의 요소를 충분히 고려하였는지를 확인해야 한다. P-값을 잘못 해석하거나 과도하게 의존하지(over-reliance) 않도록 하는 것이 중요하다. 또한 연구 자료 분석결과와 관련 없는 결론을 내리지 않도록 한다. 연구 분석의 제약점은 결론의 시작에 기술하는 것이 아니라 연구의 강점, 논문이 주는 시사점을 먼저 설명한 후 마지막에 기술한다.

변수와 설계 방법에 따라 자주 사용하는 통계 분석 방법은 다음의 표(표 7-1부터 표 7-5까지)를 참고한다:

[표 7-1] 독립된 연속형 결과 변수 분석시 독립 변수의 특성과 연구설계 방법에 따른 통계 분석 방법

Situation	Statistical Methods
One sample	1. Parametric: One sample t-test
	2. Non-parametric: Wilcoxon signed rank test
Independent two-sample comparison	1. Parametric: Independent two-sample t-test
	2. Non-parametric: Wilcoxon rank sum test (A.K.A. Mann-Whiteny U test)
Three or more group Comparison	1. Parametric: analysis of variance(ANOVA) with multiple comparison
	2. Non-parametric: Kruskal-Wallis test
Relationship with continuous predictors	1. One predictor: simple linear regression
	2 .Multiple predictors: multiple linear regression
Continuous and categorical predictors	1. Analysis of covariance (ANCOVA) or
	2. General linear models (GLM)

[표 7-2] 상관된 연속형 결과 변수 분석시 연구설계 방법에 따른 통계 분석 방법

Situation	Statistical Methods
Paired data	1. Parametric: paired t-test
	2. Non-parametric: Wilcoxon signed rank test on differences
Repeated measures	1. Repeated measures ANOVA (RM-ANOVA) or
	2. Linear mixed model (LMM)

[표 7-3] 독립된 범주형 결과 변수 분석시 독립 변수의 특성과 연구설계 방법에 따른 통계 분석 방법

Situation	Statistical Methods
Relationship with one categorical predictor	1. Chi-square test with large sample
	2. Fisher's exact test with small sample
	3. Simple linear logistic regression
Relationship with categorical and continuous predictor	1. Multiple logistic regression for binary response
	2. Multinomial or ordinal logistic regression for categorical response (more than two levels)

[표 7-4] 상관된 범주형 결과 변수 분석시 연구설계 방법에 따른 통계 분석 방법

Situation	Statistical Methods
Paired categorical data analysis	1. McNemar's test
Repeated categorical responses	1. Marginal model using generalized estimating equation (GEE)
	2. Generalized linear mixed model (GLMM)

[표 7-5] 기타 분석 방법들

Situation	Statistical Methods
Correlation between two continuous variables	1. Pearson correlation coefficient or
	2. Spearman's correlation coefficient
Survival data	1. Kaplan-Meier survival curve
	2. Log-rank test
	3. Cox's proportional hazard model
Agreement analysis	1. Sensitivity, Specificity
	2. Kappa measure
	3. Concordant correlation coefficient)
	4. ROC Analysis including AUROC curve
	5. Bland-Altman analysis

5 기타 고려 사항

논문이 저널에서 출판을 거절 당하는 흔한 이유는 주제가 임상적으로 중요하지 않거나, 고유한 연구가 아니거나, 실제로 저자의 가설을 검증한 연구가 아닌 경우, 혹은 연구설계에 문제가 있거나, 연구계획대로 수행하지 못한 연구이거나, 표본의 크기가 충분하지 않은 연구, 대조군이 없거나 선정에 문제가 있는 연구, 부적절하거나 잘못된 통계 분석을 사용한 경우, 자료에 근거하지 않은 결론을 유도하거나, 이해관계의 상충이 의심되는 경우 등이다.

통계분석을 오용하는 경우도 있다. P-값이 0.05보다 작게 나올 때까지 다른 분석을 계속 수행하는 경우, 교란변수를 적절하게 보정하지 않고 분석하여 결론을 내리는 경우, 사용한 통계분석의 가정을 확인하지 않는 경우(가장 흔한 오용), 중도탈락자와 무응답자를 자동적으로 무시하는 경우, 인과관계와 연관관계를 혼용하는 경우, 분석결과가 좋지 않으면 보고하지 않고 몇 몇 값을 자료에서 제외하는 경우(특히, 특이값), 보이고자 하는 결과만 보여주는 경우(6개월을 예상한 연구에서 4개월째 유의한 결과를 보이면 연구를 중단하고 논문작성, 6개월의 결과가 좋지 않으면 임의로 연구를 6개월 더 연장 등), 특정 집단을 계속 나누어 유의한 결과를 보일 때까지 분석하는 경우가 자주 범하는 통계의 오용에 속한다.

6 결론

보건학 및 의학연구를 수행하고 타당한 결과를 도출하여 논문으로 출판하기 위해서는 먼저 명확하고 의미 있는 연구주제를 확립하고 이 연구주제에 맞는 적절한 연구설계를 해야 한다. 연구설계대로 자료를 수집하고 적절한 통계분석법을 이용하여 결과를 내고 논문에 명확하게 통계방법과 결과를 기술하도록 한다. 이 때 기준은 같은 자료가 있다면 독자들이 같은 통계방법을 시행할 수 있을 정도로 명확하게 기술하는 것이다.

참고 통계방법 기술의 좋은 예 1

Prospective Study of Outcomes in Adults with Nonalcoholic Fatty Liver Disease by Sanyal et al. (2021, NEJM)

Abstract

BACKGROUND

The prognoses with respect to mortality and hepatic and nonhepatic outcomes across the histologic spectrum of nonalcoholic fatty liver disease (NAFLD) are not well defined.

METHODS

We prospectively followed a multicenter patient population that included the full histologic spectrum of NAFLD. The incidences of death and other outcomes were compared across baseline histologic characteristics.

RESULTS

A total of 1773 adults with NAFLD were followed for a median of 4 years. All-cause mortality increased with increasing fibrosis stages (0.32 deaths per 100 person-years for stage F0 to F2 [no, mild, or moderate fibrosis], 0.89 deaths per 100 persons-years for stage F3 [bridging fibrosis], and 1.76 deaths per 100 person-years for stage F4 [cirrhosis]). The incidence of liver-related complications per 100 person-years increased with fibrosis stage (F0 to F2 vs. F3 vs. F4) as follows: variceal hemorrhage (0.00 vs. 0.06 vs. 0.70), ascites (0.04 vs. 0.52 vs. 1.20), encephalopathy (0.02 vs. 0.75 vs. 2.39), and hepatocellular cancer (0.04 vs. 0.34 vs. 0.14). As compared with patients with stage F0 to F2 fibrosis, patients with stage F4 fibrosis also had a higher incidence of type 2 diabetes (7.53 vs. 4.45 events per 100 person-years) and a decrease of more than 40% in the estimated glomerular filtration rate (2.98 vs. 0.97 events per 100 person-years). The incidence of cardiac events and nonhepatic cancers were similar across fibrosis stages. After adjustment for age, sex, race, diabetes status, and baseline histologic severity, the incidence of any hepatic decompensation event (variceal hemorrhage, ascites, or encephalopathy) was associated with increased all-cause mortality (adjusted hazard ratio, 6.8; 95% confidence interval, 2.2 to 21.3).

CONCLUSIONS

In this prospective study involving patients with NAFLD, fibrosis stages F3 and F4 were associated with increased risks of liver-related complications and death. (Funded by the National Institute of Diabetes and Digestive and Kidney Diseases and others; NAFLD DB2 ClinicalTrials.gov number, NCT01030484.)

STATISTICAL ANALYSIS

Events that occurred at or before enrollment were included in the patient history. Rates of new-onset events were calculated as the number of events during follow-up divided by the number of person-years at risk among patients who did not have the condition at enrollment and were reported as events per 100 person-years. Only the first decompensating event was used to calculate the incidence of hepatic decompensation; for individual types of events, the

참고 통계방법 기술의 좋은 예 1

first occurrence of that event was used. Estimates of hazard ratios and 95% confidence intervals were derived from regression models that compared mortality and rates of new-onset clinical-event rates according to histologic features; these regression models were stratified according to three age groups (〈40 years, 40 to 59 years, and ≥60 years), race (White or non-White), sex, diabetes status (except in models calculating the incidence of diabetes), and length of biopsy specimen (〈15 mm or ≥15 mm). Data for patients with missing covariate values were imputed by fixed replacement: one race characteristic was imputed as nonwhite, four diabetes statuses were imputed as no diabetes, and nine biopsy lengths were imputed as ≥15 mm. Owing to the small amount of missing data, multiple imputation was not used. Standard Cox regression modeling with time-dependent covariates was used to analyze all-cause mortality. Fine-Gray models were used to account for competing risk of other causes of death in analyses of liver-related mortality and to account for deaths in analyses of nonfatal outcomes.[4] The statistical analysis plan did not include a provision for correcting for multiplicity when tests were conducted to evaluate associations, and results are reported as point estimates with 95% confidence intervals. The widths of the confidence intervals have not been adjusted for multiplicity, so the intervals should not be used to infer definitive associations. Analyses were conducted with the use of SAS software, version 9.4 (SAS Institute), and Stata software, version 15.1 (StataCorp).

4) https://www.nejm.org/doi/10.1056/NEJMoa2029349

참고 통계방법 기술의 좋은 예 2

Associations of overweight and gestational diabetes mellitus with free sugars from solid and liquid sources: cross-sectional and nested case-control analyses by Mussa et al. (2021, BMC Public Health)

Abstract

Background

Sugar-sweetened beverages have obesogenic and diabetogenic effects ascribed to free sugars. These include added sugars and naturally occurring sugars in juices. A meta-analysis indicates that some foods with added sugars are associated with lower type 2 diabetes rates. To expand the evidence relevant to free sugars from solid sources, we examined a young to middle-aged population with respect to overweight and gestational diabetes (GDM) outcomes.

Methods

We studied female participants (12-50 years old) from the 2004-2005 Canadian Community Health Survey 2.2 (CCHS) with data linked to the hospital Discharge Abstract Database (DAD) until 2017, providing 13 years of follow-up. We estimated free sugars by solid and liquid sources from 24-h dietary recalls as percent total energy intake (TE%), and computed body mass index (BMI). We applied ICD-10 diagnostic codes for deliveries and GDM to DAD. We conducted multivariable logistic regression analyses to evaluate associations between free sugars with overweight at baseline (cross-sectional component) and, in those who delivered, with GDM during follow-up (nested case control component). We compared those with consumption above versus below various thresholds of intake for free sugars, considering solid and liquid sources separately (2.TE%, 5TE%, 10TE% and 15TE% thresholds).

Results

Among 6305 participants, 2505 (40%) were overweight, defined as BMI ≥ 85th percentile below 18 years and BMI ≥ 25 kg/m2 for adults. Free sugars from solid sources were associated with lower odds of overweight above versus below the 2.5TE% (adjusted odds ratio [adjOR] 0.80, 95%CI 0.70-0.92), 5TE% (adjOR 0.89, 95%CI 0.79-0.99), and 10TE% (adjOR 0.86, 95%CI 0.75-0.97) thresholds. Free sugars from liquid sources were associated with greater odds of overweight across the 2.5TE% (adjOR 1.20, 95%CI 1.07-1.36), 10TE% (adjOR 1.17, 95%CI 1.02-1.34), and 15TE% (adjOR 1.43, 95%CI 1.23-1.67) thresholds. There were 113 cases of GDM among the 1842 women who delivered (6.1%). Free sugars from solid sources were associated with lower odds of GDM above versus below the 5TE% threshold (adjOR 0.56, 95%CI 0.36-0.85).

Conclusions

Our findings support limiting free sugars from liquid sources, given associations with overweight. We did not identify adverse associations of free sugars from solid sources across any of the thresholds examined.

참고 통계방법 기술의 좋은 예 2

Statistics

We calculated descriptive statistics stratified by weight status at baseline and stratfied by GDM status in the delivery cohort. As previously noted, current guidelines [5,6,7,8] variously recommend limiting added or free sugars to 5TE% or 10TE%. Therefore, in a series of multivariable logistic regression models, we separately evaluated associations of free sugars from solids and from liquids with overweight at baseline across 5TE% and 10TE%, and additionally opted to evaluate 2.5TE% and 15TE% thresholds. We evaluated associations with GDM during the follow-up period in case-control analyses across the 2.5TE%, 5TE% and 10TE% thresholds; associations between GDM and the 15TE% threshold of free sugar intake (stratified by source) were not examined due to the low number of participants who delivered and consumed above this threshold. Odds ratios (OR) with 95% CI were computed.

Models were adjusted for age, ethnocultural background, immigrant status, food insecurity, urban-rural residence, physical activity, smoking, thresholds of %TE from the alternate source (i.e., models assessing free sugars from solid sources at the 5TE% threshold were adjusted for free sugars from liquids at an identical TE% threshold), self-reported food intake compared to usual intake and dietary covariates described above. Associations of free sugars with GDM status were additionally adjusted for overweight in a secondary analysis. McNemar's test (p-value statistic) was conducted to assess the agreement of free sugar categorization (proportion of participants categorized above each free sugar threshold) from the first 24-h recall interview among those with a second 24-h recall interview. In another secondary analysis, we classified free sugars into 4 mutually exclusive categories (<5TE%, 5 to 10TE%, 10 to 15TE%, >15TE%), and examined for dose-response associations with both overweight and with GDM; individuals consuming free sugars <5TE% served as the reference group. Lastly, we conducted a sensitivity analysis which examined associations between solid and liquids sources of free sugars with overweight and with GDM case status without adjustment for TE intake.

Analyses were conducted at the McGill University site of the Canadian Research Data Centre Network using SAS version 9.3 (SAS Institute, Inc., Cary, North Carolina). Consistent with the policy to protect confidentiality of participants, tabulations with cell counts under 30 individuals were not released [39].

제8장

연구결과의 작성과 기술

한승봉

연구결과의 작성과 기술 제8장

서론에서 연구의 배경과 연구의 목적을 밝혔다면 연구결과에서는 서론에서 제시된 연구가설에 대해 적절한 통계방법을 적용하여 도출된 주요 결과를 제시하게 된다. 연구를 통해서 새롭게 밝혀낸 주요 사실들을 정확하게 기술하고 이를 효율적으로 제시하는 것은 전체 연구과정에서 중요한 문제이다. 이 장에서는 보건학 연구논문에서 어떻게 하면 연구결과를 간결하고 효율적으로 제시하는 지를 간략하게 다루도록 한다.

1 연구결과 작성의 원칙

연구결과는 논문에서 주요한 과학적 기여를 담당하는 부분이다. 서론과 통계방법의 기술 그리고 후술한 고찰 및 결론은 연구결과의 이해를 돕기 위해 작성되는 부분으로 연구결과는 연구논문의 가장 중요한 부분에 해당된다. 따라서 연구결과 부분에서는 연구자의 연구가설 관련하여 자료분석에 대한 결과 그리고 이에 대한 해석이 제시되어야 한다. 연구결과 부분의 주요 목적은 자료분석을 통해서 연구주제에 대한 검증 결과를 과학적으로 제시하는데 있다. 보통 보건학 논문에서 연구결과 부분은 서론, 연구방법, 통계방법의 기술 이후 보통 네번째 부분에서 등장하게 되는데 기본적으로 다음 질문 “What have you found in the research?”에 대한 답을 제시하게 된다. 결과 부분의 전체적인 포맷은 크게 다음의 형식을 따르는데 우선 연구주제에 대한 답을 제일 먼저 제시한다. 연구주제와 관련된 주요 발견 사항을 결과 부분의 시작 부분에 제시함으로써 독자의 관심이 분산되는 것을 방지할 수 있다. 이때 연구결과의 중요도에 따라 주요 결과를 제시하거나 또는 순차적인 시간순으로 결과를 제시할 수 있다. 따라서 연구자는 미리 연구결과의 중요도를 정렬할 필요가 있다. 한편 연구자는 연구결과에서 처음 제시된 연구가설에 대한 지지 여부를 자료 분석 결과를 통해 독자에게 해석해 주어야 한다. 서론에서 이미 제시된 주제와 관련된 결과를 제시하여야 하며 연구주제와 관련이 없는 새로운 예비 결과제시는 적절하지 않다. 이때 연구주제와 관련이 없는 결과를 제시하지 않는 것이 연구주제와 모순되는 결과를 제시하지 말라는 뜻은 아니다.

2 연구결과 기술의 유의점

연구결과 부분을 기술할 때 몇 개의 단락으로 제시하게 되는데 보통 처음 단락은 연구의 주요 결과에 대해서 나열함으로써 전체 결과에 대한 개요를 제시하게 된다. 뒤이어 따르는 단락에서는 개개의 연구결과에 대해서 더 자세하게 기술하게 되고 이때 연구의 배경 및 목적 그리고 연구방법에 대해서 적절한 방식으로 간략하게 언급함으로써 단락을 구성하게 된다. 그리고 마지막 단락에서는 연구 배경 및 연구방법에 대해서 다시 언급할 필요는 없다. 일반적으로 다음의 표에 제시된 문구를 이용하여 결과 제시에 대한 신호를 독자에게 주게 된다.

연구목적/가설	방법론	결과	결과해석
.. 을 알아보기 위해 .. 을 달성하기 위해, .. 목적을 갖고, .. 보이기 위해서,	.. 사용하였다. .. 검정되었다. 연구방법 A는 ...을 보여준다.	나타낸다. 결과를 보여준다. 관찰되었다. 발견되었다.	.. 을 나타낸다. .. 과 일치하는 결과를 얻었다. .. 을 보여준다.

한편 연구결과 부분에서는 단순히 자료를 제시하지 않고 자료를 요약해야 하며 이에 대한 의미를 독자에게 해석해 주어야 한다. 해석된 요약 결과만이 독자에게는 의미가 있기 때문이다. 보통 요약된 자료는 테이블이나 그림을 통해서 간결하게 제시되고 이에 대한 해석은 본문에서 문장을 통해서 제시되게 된다. 이때 해석의 근거가 되는 테이블 또는 그림은 괄호를 이용하여 참조된다. 가능하면 결과의 제시보다는 테이블 또는 그림의 번호를 강조하는 식으로 단락을 시작하지 않는다. 예를 들어, 만약 연구자가 디지털 치료제의 유효성을 보이는 연구결과를 제시한다고 할 때 "테이블 1은 디지털 치료제를 통해서 약물에 대한 순응도가 50%가 되었음을 보여준다"는 식의 결과기술은 피하는 것이 좋다. 일반적으로 약물에 대한 순응도가 30%가 된다고 할 때 "디지털 치료제를 통해서 약물에 대한 순응도가 기존 30%에서 50%로 향상되었다(테이블 1)"는 식으로 비교가 되는 값을 같이 제고하여 이를 독자에게 해석해주는 방향으로 제시하고 테이블 번호가 강조되는 것은 피하는 것이 좋다. 다른 예로, 척추 손상 환자에서 비만 진단을 위한 체질량지수 기준을 제시한다고 할 때 "척추 손상을 입은 환자에서는 비만을 진단하는 체질량지수 기준을 22kg/m^{2}로 하는 것이 30kg/m^{2}으로 하는 것 보다 비만 관련 합병증의 위험을 예측하는 데에 더 민감한 기준이다"라는 방식으로 결과를 해석해서 서술할 수 있다. 그리고 결과를 제시할 때 분명하고 알기 쉬운 의미를 갖도록 결과가 제시되어야 한다. 상황에 따라서는 비율보다는 빈도가 더 분명한 메시지를 줄 수 있

다. 예를 들어, "우리 연구에 따르면 노인 환자에게 Covid-19 감염의 가능성은 80%이다. Covid-19 감염 환자에게서 신속항원 검사를 통해서 발견될 확률은 50%이다. 그리고 비 감염환자의 10%는 신속항원 검사결과 위양성결과를 얻었다"는 식으로 기술하게 되면 독자에게 매우 혼동을 주게 된다. 따라서 이 문장을 연구자는 다음과 같이 수정할 수 있다. "우리 연구에 따르면 100명의 노인 환자 중에서 80명이 Covid-19에 감염되었다. 이중에서 40명은 신속항원 검사를 통해서 발견되었다. 그리고 비 감염환자 20명 중 2명에 대해서 신속항원 검사에서 위양성결과를 얻게 되었다." 이와 같이 확률 대신에 숫자를 제시함으로써 혼동의 가능성을 줄일 수 있다. 가능하면 결과 서술시에는 중립적으로 'did not'과 같이 표현하며 'could not'이나 'fail to'처럼 가치 판단이 포함된 표현을 사용하지 않도록 한다. 또한 'clearly', 'obvious'와 같은 표현도 학술 논문에는 적절하지 않으므로 사용하지 않는다. 대개 과거 시제를 사용하지만 기술 연구에서 현재 진행형인 현상이거나 일반적인 규칙을 서술할 때에는 현재 시제를 사용할 수도 있다. '통계방법' 항목에서 기술하지 않은 분석 방법에 대한 결과는 언급하지 않도록 한다. 아래 몇 가지 예시를 보면서 연구결과를 어떻게 기술하는 것이 바람직한 지에 대해서 생각해 보자.

참고 연구결과 기술의 좋은 예 1

Among the 14,039 participants in the per-protocol efficacy population, cases of virologically confirmed, symptomatic mild, moderate, or severe Covid-19 with an onset at least 7 days after the second dose occurred in 10 vaccine recipients (6.53 per 1000 person-years; 95% confidence interval [CI], 3.32 to 12.85) and in 96 placebo recipients (63.43 per 1000 person-years; 95% CI, 45.19 to 89.03), for a vaccine efficacy of 89.7% (95% CI, 80.2 to 94.6) (Figure 3). Of the 10 vaccine breakthrough cases, 8 were caused by the B.1.1.7 variant, 1 was caused by a non-B.1.1.7 variant, and 1 viral strain could not be identified. Ten cases of mild, moderate, or severe Covid-19 (1 in the vaccine group and 9 in the placebo group) were reported in participants who were 65 years of age or older (Figure 4). Severe Covid-19 occurred in 5 participants, all in the placebo group. Among these cases, 1 patient was hospitalized and 3 visited the emergency department; a fifth participant was cared for at home. All 5 patients met additional criteria regarding abnormal vital signs, use of supplemental oxygen, and Covid-19 complications that were used to define severity (Table S1). No hospitalizations or deaths from Covid-19 occurred among the vaccine recipients in the per-protocol efficacy analysis.

Additional efficacy analyses in subgroups (defined according to age, race, and presence or absence of coexisting conditions) are detailed in Figure 4. Among the participants who were 65 years of age or older, overall vaccine efficacy was 88.9% (95% CI, 12.8 to 98.6); efficacy among all the participants starting 14 days after the first dose was 83.4% (95% CI, 73.6 to 89.5). A post hoc analysis of the primary end point identified the B.1.1.7 variant in 66 participants and

참고 연구결과 기술의 좋은 예 1

a non-B.1.1.7 variant in 29 participants; in 11 participants, PCR testing had been performed at a local hospital laboratory in which the variant had not been identified. Vaccine efficacy was 86.3% (95% CI, 71.3 to 93.5) against the B.1.1.7 variant and 96.4% (95% CI, 73.8 to 99.4) against non-B.1.1.7 strains. Too few non-White participants were enrolled in the trial to draw meaningful conclusions about variations in efficacy on the basis of race or ethnic group.
[출처: Heath PT et al. N Engl J Med 2021. DOI: 10.1056/NEJMoa2107659]

참고 연구결과 기술의 좋은 예 2

The observed prevalence of peanut allergy in 2018–2019 was 3.1% ([95% CI, 2.3%–4.1%]; 43 of 1405 infants; Table 2). This estimate was similar after using inverse probability weighting to correct for potential selection bias due to incomplete participation (3.0% [95% CI, 2.1%–4.1%]). After standardizing to the 2007–2011 baseline distribution for the select factors, the adjusted prevalence of peanut allergy in 2018–2019 was 2.6% (95% CI, 1.9–3.4) (Table 2). There was no significant decrease in peanut allergy compared with the observed prevalence in 2007–2011 (158 of 5072 [3.1% (95% CI, 2.7%–3.6%)]; P = .24). Peanut allergy prevalence was then further stratified by the risk factors infant ancestry and early-onset eczema. There was no significant decrease in standardized peanut allergy prevalence among either East Asian infants or among Australian infants (eTable 8 in the Supplement). There was also no significant interaction with infant ancestry (P = .07). Among infants with early-onset eczema, 20 of 165 in 2018–2019 and 73 of 516 in 2007–2011 had peanut allergies. The standardized peanut allergy prevalence among children with early-onset eczema in 2018–2019 was 9.3% (95% CI, 5.2%–13.9%), compared with 14.1% (95% CI, 11.4%–17.4%) in 2007–2011 (difference, −4.9% [95% CI, −10.4% to 0.4%]; P = .08; eTable 9 in the Supplement). There was no significant interaction with early-onset eczema (P = .21). The unadjusted prevalence of peanut allergy in 2018–2019 was 2.7% (95% CI, 1.9%–3.9%) among infants with early peanut introduction and 6.1% (95% CI, 3.6%–10.3%) among infants without early peanut introduction (Table 3). Within strata of age of peanut introduction categories, the standardized prevalences of peanut allergy within every category from 2007–2011 to 2018–2019 were not significantly different (Table 3 and eTable 10 in the Supplement). A sensitivity analysis adding early-onset eczema to the models gave similar results (eTable 11 in the Supplement).
[출처: Victoria XS et al. JAMA 2022. DOI:10.1001/jama.2022.9224]

연구결과는 표 또는 그림과 함께 제시하는 것이 전달에 효과적이다. 연구자는 바람직한 표 또는 그림 스타일을 좋은 연구논문을 많이 보면서 익힐 수 있다. 논문을 투고하기 전에 투고 저널의 표와 그림 작성 가이드라인을 꼭 확인하도록 한다. 표와 그림을 작성할 때에는 절대적이지는 않더라도 기본적으로 고려해야하는 간단한 몇 가지 규칙을 다음 섹션에서 논의하도록 한다.

3 표와 그림을 통한 연구결과의 효율적 제시

연구결과 섹션은 해당 연구의 주요한 과학적 공헌을 기술하는 영역으로 표와 수치를 통해 핵심 골격을 보여줄 수 있어야 한다. 예비 결과나 연구목적과 관련이 없는 결과는 제외하고, 연구의 목적과 가설을 뒷받침하는 결과를 포함하여 작성한다. 이 때 연구목적과 관련 없는 결과와 모순되는 결과를 구분하여, 연구질문과 관련 있지만 모순되는 결과가 있는 경우에도 이를 빼지 않고 작성해야 한다. 기본적으로 표와 그림은 연구결과를 효율적으로 요약하고, 명확하고 쉽게 이해할 수 있도록 도와주는 역할을 한다. 따라서 각 표와 그림은 그 자체로 해석이 가능할 수 있도록 작성하여야 한다. 이를 위해 연구자는 읽는 사람이 필요로 하는 정보가 무엇인지 생각해보며 연구결과를 제시할 표와 그림을 구성해야 한다. 연구결과를 텍스트 및 표 형식으로 보고하는 표준화된 방법은 없다. 먼저 결과를 표, 그림, 본문 중 어디에서 보여줄 지를 결정한다. 되도록 적은 수의 그림과 표를 쓰는 것이 좋다. 그리고 표와 그림은 강력한 시각적 효과를 갖도록 작성한다.

3-1. 표 작성의 일반 원칙

논문이 실릴 저널이나 목적에 따라 형식이 달라질 수는 있으나 연구논문에 삽입하는 표를 작성할 때에는 몇 가지 일반적인 지침이 있다. 표를 통해 독자는 연구를 구성하는데 필수적인 요소들을 알 수 있어야 하며, 너무 복잡한 표는 연구결과를 따라가기 어렵게 할 수 있다. 그리고 정확한 수치를 제시하는 것이 중요할 때는 그래프 보다는 표를 활용한다. 일반적으로 표만 보고도 연구 내용을 알 수 있도록 하는 것이 가장 좋다. 따라서 레이블 및 표의 제목은 표의 내용을 쉽게 설명하고 있어야 하며, 명확한 레이블이 지정되어 있어야 한다. 또한 각주를 통해 명확하게 표를 기술하는 것이 좋다. 연구자들에게 표는 편집하기 가장 쉬운 보조 도구다. 다양한 형식의 표를 통해 자료를 통합하거나 요약하면 논문의 첫 번째 초안을 보다 효율적으로 작성할 수 있다. 표 형식은 본문의 줄글로는 표현하기 어려운 비교도 가능하게 할 수 있다. 또한 표를 통해 새로운 가설을 제시하고 후속 연구의 필요성을 제안할 수도 있다. 본문 중 간결한 표를 통해 연구의 주요 요점을 강조할 수도 있다. 특히 정확한 수치 제공이 필요할 경우 그림보다는 표를 사용한다. 본문의 표에는 순차적으로 표 번호를 매겨서 찾아보기 쉽게 제시하고 각 표에는 간략한 제목을 정한다. 우선 논문의 초안을 작성할 때에는 대략적으로 표를 구성한 후, 논문을 완성하면서 표의 세부적인 디자인과 수치를 조정하면 된다. 일반적인 표의 형태는 아래와 같다.

참고 표 작성의 좋은 예1

Table 1. Demographic and Clinical Characteristics of the Participants at Baseline

Characteristic	NVX-CoV2373 (N=7020)	Placebo (N=7019)	All Participants (N=14,039)
Median age (range) - yr	56 (18-84)	56 (18- 84)	56 (18-84)
Age group - no. (%)			
18-64 yr	5067 (72.2)	5062 (72.1)	10,129 (72.1)
≥ 65yr	1953 (27.8)	1957 (27.9)	3910 (27.9)
Sex - no. (%)			
Male	3609 (51.4)	3629 (51.7)	7238 (51.6)
Female	3411 (48.6)	3390 (48.3)	6801 (48.4)
Race or ethnic group - no. (%)*			
White	6625 (94.4)	6635 (94.5)	13,260 (94.5)
Black	26 (0.4)	26 (0.4)	52 (0.4)
Asian	201 (2.9)	212 (3.0)	413 (2.9)
Hispanic or Latinx	63 (0.9)	51 (0.7)	114 (0.8)
Multiple races	74 (1.1)	65 (0.9)	139 (1.0)
Not reported or missing data	89 (1.3)	81 (1.2)	170 (1.2)
Body-mass index 〉30 - no. (%)†	1784 (25.4)	1863 (26.5)	3647 (26.0)
Coexisting condition - no. (%)‡			
Yes	3117 (44.4)	3143 (44.8)	6260 (44.6)
No	3903 (55.6)	3876 (55.2)	7779 (55.4)

* Race or ethnic group was reported by the participants, who could have listed more than one category

† The body-mass index is the weight in kilograms divided by the square of the height in meters. A value of more than 30 is considered to indicate obesity.

‡ Coexisting conditions that were classified by the Centers for Disease Control and Prevention as risk factors for severe Covid-19 included chronic respiratory, cardiac, renal, neurologic, hepatic and immunocompromising conditions as well as obesity.

[출처: Heath PT et al. N Engl J Med 2021. DOI: 10.1056/NEJMoa2107659]

일반적으로 표 위에 제목을 작성한다. 필요한 경우, 괄호( )에 단위를 포함하여 작성하고 표 아래에 각주를 작성한다. 표의 구조는 단순하게 유지하고, 익숙한 내용을 왼쪽에 새로운 정보는 오른쪽에 배치하도록 한다. 표 제목은 식별이 쉽도록 구체적이고 쉬운 설명을 활용한다.

3-2. 표의 논리 구성

독자는 일반적으로 텍스트를 읽는 것과 같은 방식으로 테이블을 읽기 때문에 열 제목은 왼쪽에서 오른쪽으로, 행의 제목은 위에서 아래로 내려가도록 구성한다. 또한 시간적 순서가 있는 경우 앞선 결과가 왼쪽에, 또 익숙한 항목을 왼쪽에 새로운 항목을 오른쪽에 배치한다. 질병 증상은 가장 경미한 것부터 가장 심각한 것 순서로 배열한다. 다른 설득력 있는 이유가 없는 경우 자료를 숫자의 크기에 따라 행이나 열로 나열하는 것이 좋다. 표는 시각적으로 단순할수록 이해하기 더 쉽다. 저널이 특별히 요구하지 않는 한 표에 격자를 사용하지 않는다. 표 둘레를 감싸는 테두리도 두지 않는다. 논문에 사용하는 표에서는 일반적으로 수직선을 사용하지 않는다. 종속변수 데이터를 수직으로 나열하면 비교를 용이하게 할 뿐만 아니라 표의 너비를 줄일 수 있다. 대개 종속 변수는 열(column)에, 독립변수는 행(row)에 배치한다. 표 제목은 단어 반복을 피하고 약어를 사용하여 되도록이면 한 줄로 압축한다. 그렇지만 약어를 과도하게 사용하면 표를 독립적으로 이해하기 어려울 수 있다.

3-3. 제목과 범례

표와 그림의 제목과 범례에 대한 가장 중요한 원칙은 독립적으로 이해할 수 있을 정도라야 한다는 것이다. 각 표 또는 그림은 독자가 본문을 읽어보지 않고도 이해할 수 있도록 충분한 정보를 포함해야 한다. 표 제목과 그림 범례는 자료가 무엇을 나타내지, 이러한 결과가 논문에서 의미하는 바를 기술한다. 논문의 제목과 범례는 가능한 한 본문 없이 여러분의 연구에 대해 거의 알지 못하거나 전혀 모르는 사람도 이해할 수 있도록 제시한다. 본문에서는 각 표와 그림을 번호 별로 참조하면서 이러한 정보가 필요한 이유를 보여주어야 한다. "표 1에 결과가 나와 있다" 등의 설명은 하지 않도록 한다. "영향을 받은 환자군의 평균 체중이 낮았다(표 1)"에서처럼 결과를 요약하거나 설명한다. 본문에서 "위(혹은 아래) 표에 표시된 대로" 라고 하지 않는다. 인쇄본에서 표의 위치와 페이지 번호가 바뀔 수 있기 때문이다. 가능한 표의 제목은 상세한 정보를 드러내야 한다. 만약 장내 박테리아와 관련된 연구결과를 제시할 때 표 제목을 "장내박테리아의 특성"이라는 표 제목 보다는 "만성 당뇨병 환자(N=21)에게서 발견된 장내박테리아의 특성"으로 구체화하여 제목을 정하는 것이 더 적절하다. 비슷한 예로 표 제목으로 "토양분석" 보다는 "강원도, 평창지역 6개의 목장에서 추출된 토양에 대한 분석"으로 구체화하여 표의 제목을 작성한다.

4 그림 작성의 일반 원칙

연구결과에서 대개 추세와 연관성을 보여줄 때에는 그림을 사용한다. 전문적인 그림을 준비하도록 하며 당연하지만 독자를 호도하지 않도록 주의한다.

참고 독자를 호도하는 그림의 예

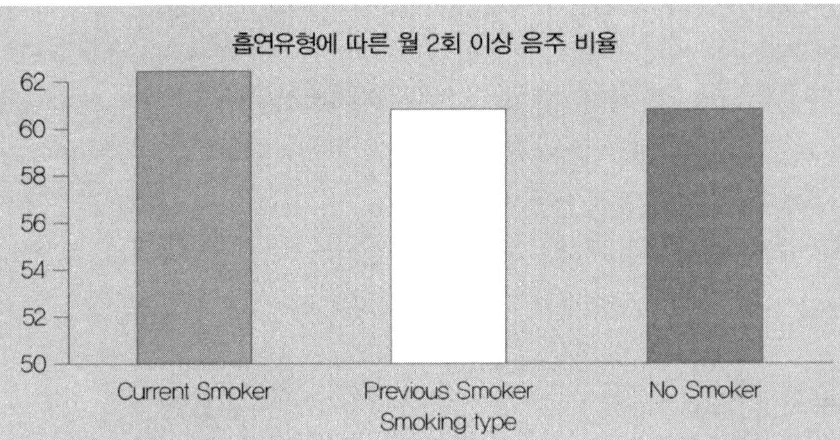

데이터를 표현하는 규칙은 대개 그림에도 적용된다. 연구결과를 그림으로 제시할 때에도 준수해야 하는 몇 가지 원칙이 있다. 그림의 적절한 사용이 중요하며 그림과 그래프를 남용하지 않는다. 즉, 연구결과를 본문에서 한 문장으로 표현할 수 있을 때에는 굳이 그림 형식으로 표시할 필요가 없다. 또한 한 그림에 너무 많은 정보를 넣지 않도록 한다. 시각적으로 강렬하게 사로잡을 수 있도록 디자인하여야 하며, 최소한의 수치를 사용한다. 그리고 그림의 모든 레이블은 적절하게 읽을 수 있어야 한다.

참고 한 번에 너무 많은 정보를 담아서 레이블의 가독성이 떨어지는 그림의 예

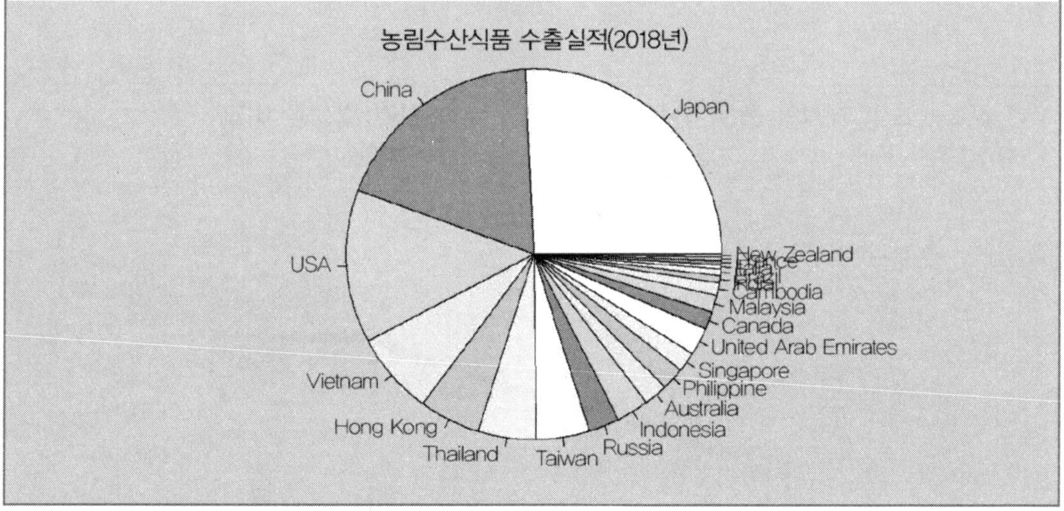

표와 같이 그림의 제목 또한 명확해야 한다. 일반적으로 x축에 독립변수, y축에는 종속변수를 배치하며, 가로와 세로 좌표에 대해 변수와 그 단위가 구체적으로 제시되어야 한다. 그림 혹은 그래프에 여러 선이 포함된 경우 실제 그림에서 해당 범주의 순서 및 위치를 쉽게 확인할 수 있도록 범례를 구성하고 배치하는 것이 필요하다. 세로 좌표의 척도는 표시된 측정 값과 일치해야 한다. 예를 들어, 막대 차트를 사용하여 상대적 연관성 측정 값(예: 위험비 또는 오즈비)을 표시할 때 기준 값은 0이 아니라 1이 된다.

참고 비슷한 그래프의 색 지정 및 범례가 그림의 가독성을 방해하는 경우 및 수정된 그림

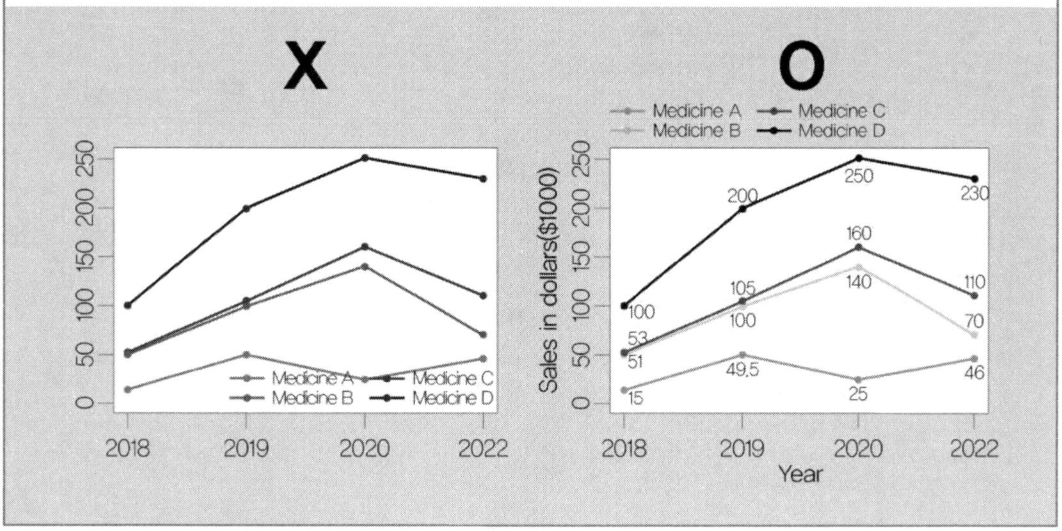

다음은 아래 예시를 보면서 강렬한 시각적 효과를 줄 수 있는 몇 가지 그림에 대해서 생각해 보자.

참고　그림 제시의 좋은 예 1: 성별에 따른 누적 사건 발생률 비교

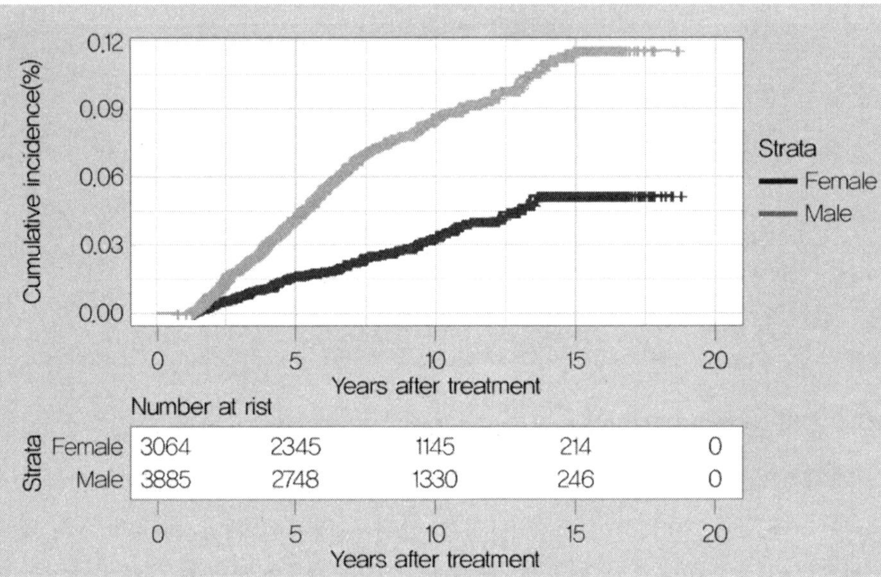

참고　그림 제시의 좋은 예 2: 암재발과 여러 위험 요인에 따른 위험률의 비 비교

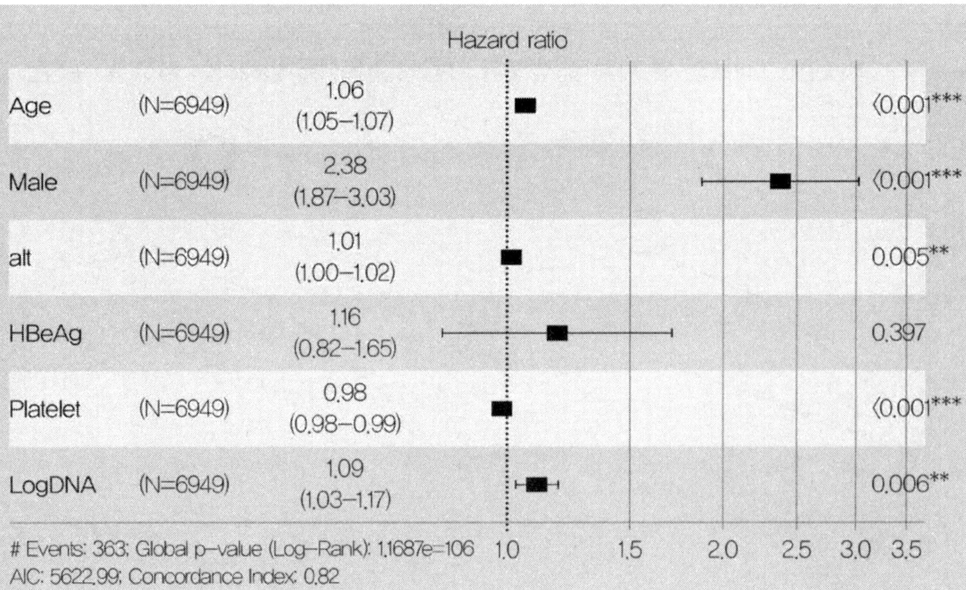

참고 그림 제시의 좋은 예 3: LogDNA 값과 생존률의 비선형적 관계의 제시

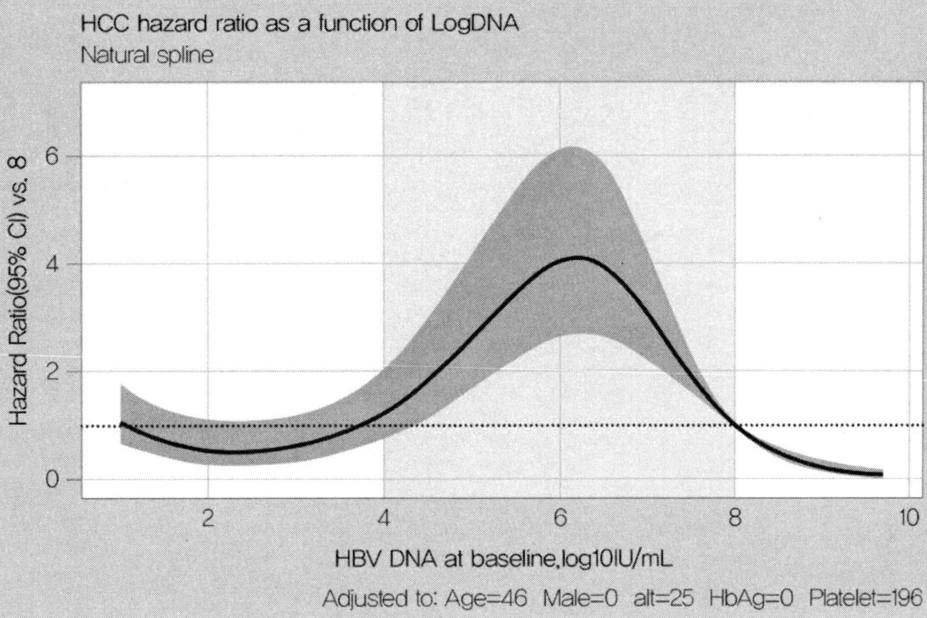

보건학 연구자는 청중에게 연구결과를 명확하게 표현하는데 관심을 가져야 한다. 단순하고 명확한 문장, 바람직한 그림과 표를 사용하는 보건학 논문은 일반 사람들이 더욱 쉽게 이해하고, 추후에 연구결과를 유용하게 활용할 가능성이 높다.

참고문헌

Matthews, J. R., & Matthews, R. W. (2014). Successful scientific writing: a step-by step guide for the biological and medical sciences. Cambridge University Press.

Hofmann, A. H. (2010). Scientific writing and communication: papers, proposals, and presentations. Oxford, UK.

제9장

고찰과 결론 쓰기

기 명

고찰과 결론 쓰기

제9장

1 서론과 고찰(토론)의 글쓰기 비교

고찰 쓰기를 이해하기 위해서는 서론과 고찰의 글쓰기를 구별하는 것이 중요하다. 서론과 고찰은 선행연구들에 대한 내용적 그리고 방법론적 리뷰를 포함한다는 점에서 유사하고 구별하지 않고 기술하고 있는 논문들을 자주 본다. 그렇지만 둘은 논문에서 완전히 다른 기능을 담당하도록 구별되어 있다. 서론이 선행연구를 통해 현재 연구를 정당화(justification)한다면 고찰(토론)은 현재 연구의 결과를 설명(explanation)하기 위해 선행연구를 고찰한다. 서론이 기존 연구를 리뷰하는 것이라면 고찰에서는 연구결과의 차이에 대해 논한다. 서론에서는 기존 연구의 한계를 부각하여 현재 연구를 방법적으로 지지한다면, 고찰에서는 현재 연구의 결과가 기존 연구와 일관성이나 차이 나는데 방법론적 차이가 기여한 부분에 초점을 맞춘다. 토론은 주요 결과(main finding)를 중심으로 기술한다. 주요 결과를 서술할 때에는 서론에서 제시한 연구가설과 일치하는지(혹은 그렇지 않은지)를 분명하게 드러내도록 한다.

2 고찰 기술의 순서

고찰은 저자가 연구결과를 토대로 독자에게 전달하려는 학술적 주장을 기술하는 곳이다. 고찰은 저자가 앞에서 언급한 서론(Introduction), 연구질문(Research questions), 연구방법(Method), 연구결과(Results)와 모두 논리적으로 잘 연결되어야 한다. 아래 그림을 통해 설명하면 서론의 A,B,C의 내용이 연구질문, 결과, 주요결과, 고찰에서 논리적으로 일관되게 연결되어야 한다. 이러한 맥락으로 논문을 구성하면 논문이 논리적으로 구성될 뿐만 아니라 독자들이 더 논문을 쉽게 이해할 수 있게 된다.

〈 논문의 구성논리(Writing Structure) 〉

- Introduction: A,B,C
- Research questions A,B,C (Centre of structure)

- Method
  - Study population
  - Variables
  - Statistical analysis
- Results: A,B,C
- Discussion
  - Main Finding: A,B,C
  - Strength and limitation
  - Comparison with previous studies: A,B,C

고찰은 1) 주요 발견(main findings), 2) 방법의 한계, 3) 기존 연구와의 비교(Comparison with previous studies), 4) 결론 순서로 구성된다. 기존 연구와의 비교는 첫번째 주요 결과가 기존 연구결과와 일치하는지 혹은 일치하지 않는지, 그 이유가 무엇인지를 설명하고, 두 번째 주요 결과가 기존 연구결과와 일치하는지 혹은 일치하지 않는지, 그 이유가 무엇인지를 설명하게 된다.

3 고찰 작성 시 주의할 점

1) 적절한 분량

고찰은 연구결과를 간결하게 반복한다. 누가 읽더라도 해당 내용을 확실하게 이해할 수 있도록 모호한 표현 없이 구체적으로 기술되어야 한다. 고찰에서 단순히 결과를 다시 기술하는 것으로 그치는 경우가 있다. 이미 기술한 결과를 장황하게 반복할 때 불필요하게 길어지는 경우도 있다. 연구자들이 주의해야 할 점이다. 고찰에서 결과와 관련된 모든 이론과 가능한 설명을 다 다룰 필요는 없다. 가장 관련이 깊은 것을 중심으로 기술하면 된다. 또한 앞의 결과와 주요결과에서 소개하지 않은 결과를 고찰에서 처음으로 결과를 소개하고 토론해서는 안된다. 이는 바람직하지 않은 논문의 전개로 체계적인 구성이라는 측면에서 부적절할 뿐만 아니라 논문을 산만하게 하여 설득력을 저하시킨다. 앞서 언급한 주요결론 A, B, C 외의 불필요한 내용과 문장이 존재한다면 과감하게 삭제할 필요가 있다.

2) 논리적인 토론의 구성

토론은 서론에 연구가설로 나타났으며 주요 연구결과로 호응되었던 현재의 지식과 연구 가설, 연구의 목표를 상기하는 내용과 이와 결합된 현재 연구의 결과로 문장을 시작한다. 논리적 순서대로 각 결과에 대해 논하여야 하며, 앞에서 언급되지 않은 문제제기 등은 각 결과의 토론 범위 내에서 미래 연구의 방향 등 논리적 흐름에 맞도록 작성하여야 한다.

3) 연구결과가 처한 상황에 맞는 논의의 배치

고찰에서는 기존의 지식과 연구 배경에 비추어 현재의 연구결과를 해석한다. 고찰은 각 결과가 논문의 핵심인 논문 제목에 어떻게 도달했는지 근거를 제시하는 곳이다. 독자가 논문을 따라가면서 연구자와 같은 결론에 도달할 수 있도록 설득력 있게 논리를 전개해야 한다.

고찰에서는 결과의 한계와 의미를 모두 검토해야 한다. 관찰된 결과를 다른 관련 연구와 연관시키되 다른 연구와의 차이, 다른 연구의 단점을 통해 관찰된 결과를 지지하여야 한다. 연구결과가 기존의 결과와 상충된다면 이를 해결하기 위한 어떤 연구가 필요한지 다음 단계가 무엇인지 제시한다.

논문의 논지와 모순되더라도 유효한 결과라면 생략하지 않도록 한다. 특히 가설에 등장하는 결과라면, 모순되는 결과를 무시하거나 보고하지 않는 것은 비윤리적이다. 이러한 결과가 나타나게 된 가능한 오류 또는 제한 사항에 대해 논해야 한다.

고찰에서는 또한 해당 연구의 새로운 점과 학문적 의미를 설명해야 한다. 새로운 가설이 제기된다면 이를 진술해야 한다.

4) 적절한 표현

결과를 해석하되 객관적으로 나타나도록 주의해야 한다. 연구결과를 확대 해석하거나 과장된 주장을 하지 않도록 한다. 사실과 추측을 주의 깊게 구별하도록 한다. 저자의 주장이 되지 않으려면 여러 선행 문헌과 지식을 들어 독자를 설득해야 한다. 감정이 드러나거나 부정적인 표현은 삼가고, 구어적 표현을 쓰지 말아야 하며, 간결하게 단문으로 표현하기 위해 노력해야 한다.

4 연구의 한계(Limitation)

주로 많은 연구에서 연구의 한계에 대한 부분을 고찰 뒤에 미루는 경향이 있지만 사실 고찰의 앞부분에 오는 것이 더 정직하다. 이는 독자들로 하여금 더 정확하게 연구의 결론이 의미하는 바를 연구의 한계에 대한 이해 속에서 전달될 수 있도록 만든다. 관찰연구에서 보고의 질을 향상하고자 개발된 The Strengthening the Reporting of Observational studies in Epidemiology (Vandenbroucke et al.) 기준에 따르면 연구의 한계는 주요 결과를 설명한 뒤에 오는 것이 적절하다고 안내하고 있는 것을 확인할 수 있다(Vandenbroucke et al., 2007).

Discussion		
Key results	18	Summarise key results with reference to study objectives
Limitations	19	Discuss limitations of the study, taking into account sources of potential bias or imprecision. Discuss both direction and magnitude of any potential bias.
Interpretation	20	Give a cautious overall interpretation of results considering objectives, limitations, multiplicity of analyses, results from similar studies, and other relevant evidence
Generalisability	21	Discuss the generalisability (external validity) of the study results
Other information		
Funding	22	Give the source of funding and the role of the funders for the present study and, if applicable, for the original study on which the present article is based

[그림 9-1] STOBE에서 고찰 작성 시 순서에 대한 가이드라인

또한 연구자는 연구의 한계를 기술할 때, 한계점에 대한 언급과 더불어 이를 현재 연구자들이 해소한 방법(antidote to limitation)을 같이 기술하는 것이 필요하다. 해당 연구에서 비록 한계가 존재하지만 이를 방어(defense)할 수 있는 근거들을 언급하는 것이다. 이를 위해서는 논문의 시작부터 모든 일련의 과정들이 독자 및 저널의 리뷰어들에게 과학적으로 납득될 수 있도록 논문의 설계 및 분석의 과정이 진행되어야 한다. 논문의 과정 속에서 한계가 이해될 수 있는 범위에 있도록 하는 것이 선행되어야 할 것이다.

5 결론(Conclusion)

저널의 형식에 별도의 결론 섹션이 포함되어 있지 않은 경우에도 고찰의 마지막 단락에서는 결과의 영향, 잠정적인 가치를 제시한다. 연구의 의미와 해당 연구결과를 토대로 향후 연구의 방향을 제시할 수도 있다.

6 그 외 참고사항

1) 논문을 기술할 때는 최종 논문을 출판할 저널을 염두에 두고 작성하는 것이 추후 저널 투고의 수고를 줄게 한다.
2) 논문 작성 시에는 한글보다는 엔드노트 등의 연동이 가능한 MS Word가 유용하다.
3) 참고문헌은 Endnote 등의 서지관리 프로그램을 사용하여 많은 양의 참고문헌을 쉽고 빠르게 정리할 수 있도록 한다.
4) 논문을 작성하다보면 파일이 중간에 섞일 수 있으므로, version을 파일명에 잘 담도록 한다.
5) 타 연구내용을 인용할 때는 반드시 paraphrase(문장 요약, 순서 변경, 단어 변경 등)하며, 문구를 그대로 인용할 때는 따옴표를 사용하도록 한다.
6) Writing이 마음에 드는 논문을 몇 개 선정하여 항상 해당 논문을 곁에 두고 지속적으로 참고하면 좋은 글을 작성할 수 있는 밑거름이 될 수 있다.
7) 마지막으로 생각의 힘을 기르는 것은 좋은 연구와 좋은 주장의 바탕이 되므로, 연구자는 책과 논문의 리딩, 메모 등과 같은 새로운 생각을 가까이 하는 환경을 일상에서 마련하여야 한다.

참고문헌

Vandenbroucke, J. P., Von Elm, E., Altman, D. G., Gøtzsche, P. C., Mulrow, C. D., Pocock, S. J., . . . Initiative, S. (2007). Strengthening the Reporting of Observational Studies in Epidemiology (STROBE): explanation and elaboration. *PLoS Medicine, 4*(10), e297.

제10장

연구보고를 위한 가이드라인과 평가 도구

안형식

연구보고를 위한 가이드라인과 평가 도구

제10장

보고 지침(reporting guidelines)은 보건의료 연구자가 연구논문을 작성하는 데에 사용할 수 있는 간단하고 구조화된 도구이다. 보고 지침은 다양한 유형의 연구논문에 대해 제목, 초록, 서론, 방법, 결과, 고찰에 들어가야 하는 내용에 대한 구체적인 권장 사항을 명시하고 있다. 이러한 지침은 연구설계, 역학, 생물통계학 및 연구 방법론 전문가들이 작성한 것이며 일반적인 연구 유형(예: 무작위 시험, 체계적 문헌고찰)과 좀 더 특수한 연구 유형(예: 신경계 질환에서의 혈액 내 바이오마커 조사 연구)을 모두 적용 가능하도록 개발되었다. 이러한 지침은 투고 서류의 일부로 원고에 포함되기도 하는 상세한 체크리스트, 시험의 진행에 따른 모든 대상자의 경과를 보여주는 순서도도 있다. 이러한 보고 지침은 연구의 질이 강조되면서 그 중요성이 더욱 부각되고 있다. 보고 지침은 연구의 장단점을 파악할 수 있게 하고 논문의 질과 적용 가능성을 평가할 수 있는 도구이다. 보고 지침에 따라 보고되지 않은 것은 연구를 하지 않은 것으로 간주한다.

[표 10-1] 연구 종류에 따른 보고 지침

연구 종류	적용 보고 지침
Randomised trials	CONSORT statement
Observational studies	STROBE
Systematic reviews	PRISMA, QUOROM
Study protocols	SPIRIT
Diagnostic/prognostic studies	STARD
Case reports	CARE
Clinical practice guidelines	AGREE
Qualitative research	SRQR
Animal pre-clinical studies	ARRIVE
Quality improvement studies	SQUIRE
Economic evaluations	CHEERS

1 단면연구 STROBE(STrengthening the Reporting of OBservational studies in Epidemiology)

STROBE는 코호트 연구, 환자-대조군 연구, 단면 연구와 같은 관찰연구 보고의 질을 향상시키고자 개발되었다. 현재 2007년 10월에 개정된 것이 쓰이고 있으며 총 22개의 항목으로 구성된 체크리스트로 이루어져 있다. 이중 18개는 공통 항목이고 나머지 4개의 항목(항목 6,12,14,15번)은 연구형태에 따라 차이가 있다. 다음과 같이 관찰 연구와 보고 형태에 따라 체크리스트를 제공하고 있다.

- STROBE checklist for cohort, case-control, and cross-sectional studies (combined)
- STROBE checklist for cohort, case-control, and cross-sectional studies
- Checklist for cohort studies
- Checklist for case-control studies
- Checklist for cross-sectionalstudies
- Draft STROBE checklist for conference abstracts

[표 10-2] STROBE guidelines (In a cross-sectional study)

항목		내용
제목		제목 또는 초록에 연구설계를 쓴다.
초록		이미 알고 있는 것과 추가된 지식의 요약을 균형 있게 쓴다.
서론	기저지식과 이론적 해석	보고하는 조사의 과학적 배경과 근거를 설명한다.
	목적	사전에 정의된 가설과 연구의 목적을 명시한다.
방법	연구설계	연구설계의 핵심요소를 제시한다.
	셋팅	위치, 날짜, 환자의 참여, 노출, 추적, 정보수집 등의 기간을 제시한다.
	포함기준	연구대상 선택방법과 출처, 포함기준을 제시한다.
		연구결과, 노출, 위험요인, 잠재적 교란변수, 효과수정변수를 명백하게 정의한다. 필요한 경우 진단적 기준을 제시한다.
	자료원/측정방법	관심있는 각 변수에 대해 데이터 소스와 평가방법 [측정]의 세부 사항을 제공한다. 둘 이상의 그룹이 있는 경우 평가 방법의 비교 가능성을 설명한다. 해당되는 경우 노출된 그룹과 노출되지 않은 그룹에 대한 정보를 별도로 제공한다.
	비뚤림	잠재적인 비뚤림 가능성과 그로인한 영향을 기술한다.

<table>
<tr><th colspan="2">항목</th><th>내용</th></tr>
<tr><td rowspan="20">결과</td><td>대상자 수</td><td>연구대상자 수의 산출 방법을 설명한다.</td></tr>
<tr><td>정량적 변수</td><td>분석을 위해 정량적 변수의 처리방법을 설명하고 해당되는 경우 범주화를 위한 선택과 이유를 기술한다.</td></tr>
<tr><td rowspan="5">통계방법</td><td>교란변수 통제방법을 포함한 모든 통계방법을 기술한다.</td></tr>
<tr><td>하위그룹과 상호작용을 설명하기 위해 사용된 방법을 기술한다.</td></tr>
<tr><td>결측자료의 처리방법을 기술한다.</td></tr>
<tr><td>해당되는 경우 표본선출을 고려한 분석방법을 기술한다.</td></tr>
<tr><td>민감도 분석을 기술한다.</td></tr>
<tr><td rowspan="3">대상자</td><td>대상자의 수, 각 단계별 (포함기준에 적합한 잠재적인 대상자, 최종 포함된 대상자, 추적이 완료된 대상자, 분석이 완료된 대상자)</td></tr>
<tr><td>각 단계별 미참여의 이유를 제시한다.</td></tr>
<tr><td>흐름도로 제시하는 것을 고려한다.</td></tr>
<tr><td rowspan="2">자료의 설명</td><td>연구대상의 특성(예, 일반적, 임상적, 사회적 특성) 중요한 노출에 대한 정보, 교란변수, 필요하다면 노출군과 비노출군을 구분하여 특성을 제시한다.</td></tr>
<tr><td>관심변수의 결측 된 자료를 가진 환자수를 제시한다.</td></tr>
<tr><td>결과자료</td><td>결과 발생 수, 요약 추정치를 보고한다. 필요한 경우 노출군과 비노출군을 구분하여 제시한다.</td></tr>
<tr><td rowspan="4">주요결과</td><td>보정되지 않은 결과를 제시한다. 필요한 경우 교란변수를 보정한 추정치와 정밀성의 지표(95%CI)를 제시한다.</td></tr>
<tr><td>어떤 교란변수를 보정하였는지 명백히 제시하고 포함이유를 설명한다.</td></tr>
<tr><td>연속형변수를 범주화하였다면 범주의 분류기준을 제시한다.</td></tr>
<tr><td>신뢰할만하다면, 비교위험도를 의미 기간 동안의 절대위험도로 변환하는 것을 고려한다.</td></tr>
<tr><td>기타 분석</td><td>기타 분석을 보고한다(하위그룹분석, 상호작용, 민감도 분석)</td></tr>
<tr><td rowspan="4">논의</td><td>주요결과</td><td>연구목적를 고려하여 연구결과를 요약한다.</td></tr>
<tr><td>제한점/한계</td><td>잠재가능한 비뚤림의 위험의 요소와 부정밀성의 문제 등을 고려하여 연구의 제한점을 기술한다. 잠재적인 비뚤림의 크기와 방향에 대해 논의한다.</td></tr>
<tr><td>해석</td><td>연구의 목적, 한계, 분석의 다양성, 유사한 연구의 결과, 다른 신뢰성 있는 근거를 고려하여 신중한 해석을 기술한다.</td></tr>
<tr><td>일반화</td><td>이 연구결과의 일반화가능성에 대해 기술한다.</td></tr>
<tr><td>다른정보</td><td>자금출처</td><td>현재 연구에 대한 자금 출처, 자금제공자의 역할을 기술하고, 해당이 되는 경우 현재 논문의 기초가 되는 원래의 연구에 대한 정보도 제공한다.</td></tr>
</table>

[표 10-3] Assess the quality of cross-sectional studies (AXIS)

항목	내용
소개	1. 연구의 목적/대상은 명백한가?
	2. 연구의 설계는 연구목적에 적합한가?
	3. 표본크기가 정당성이 있는가?
	4. 목표/모집단에 대한 명백한 정의가 있는가?
	5. 표본추출설계가 목표모집단의 근접한 재현성을 담보할 수 있는 적절한 대상군으로부터 수행되었는가?
	6. 표본의 선택과정이 목표모집단의 재현성을 담보할 수 있는 조사자(표본) 선택인가?
연구방법	7. 무반응자를 분류하고 처리하기 위한 조치가 취해졌는가?
	8. 위험요인과 결과변수는 연구의 목적에 적합하게 측정되었는가?
	9. 위험요인과 결과변수는 이전에 보고되었거나, 시험 또는 실험에 의한 도구로서 올바르게 측정되었는가?
	10. 통계적 유의성과 정밀성에 대한 추정치가 명백한가?
	11. 연구방법이 연구수행이 반복될 수 있을 만큼 충분히 자세히 기술되었는가?
결과	12. 기초자료가 충분하게 기술되었는가?
	13. 응답률이 무응답으로 기인한 비뚤림위험의 우려를 증가시키는가?
	14. 무응답자에 대한 정보가 적절하게 잘 기술되었는가?
	15. 결과는 내적 일관성이 있는가?
	16. 연구방법부분에서 기술된 분석방법에 대한 결과가 기술되었는가?
논의	17. 저자의 토론과 결론이 결과에 의해 정당화되었는가?
	18. 연구의 제한점에 대한 논의가 있었는가?
기타	19. 결과의 해석에 영향을 미칠 수 있는 자금출처 혹은 이해상충이 있었는가?
	20. 연구참가자의 동의 또는 윤리적 승인이 있었는가?

2 환자대조군/코호트연구(STROBE)

[표 10-4] STROBE guidelines (환자대조군연구 VS 코호트연구)

<table>
<tr><th colspan="2">항목</th><th>내용</th></tr>
<tr><td colspan="2">제목</td><td>제목 또는 초록에 연구설계를 쓴다.</td></tr>
<tr><td colspan="2">초록</td><td>이미 알고 있는 것과 추가된 지식의 요약을 균형 있게 쓴다.</td></tr>
<tr><td rowspan="2">서론</td><td>기저지식과
이론적 해석</td><td>보고하는 조사의 과학적 배경과 근거를 설명한다.</td></tr>
<tr><td>목적</td><td>사전에 정의된 가설과 연구의 목적을 명시한다.</td></tr>
<tr><td rowspan="13">방법</td><td>연구설계</td><td>연구설계의 핵심요소를 제시한다.</td></tr>
<tr><td>셋팅</td><td>위치, 날짜, 환자의 참여, 노출, 추적, 정보수집 등의 기간을 제시한다.</td></tr>
<tr><td>포함기준</td><td>자료원, 환자의 확인과 대조군의 선택방법, 포함기준을 제시하고 환자와 대조군 선택의 이론적 근거를 제시한다
매칭설계인 경우 매칭을 한 기준과 각 환자 당 대조군의 수를 제시한다. (코호트: 매칭설계인 경우 매칭을 한 기준과 노출과 비노출의 수를 제시한다.)
모든 결과와 노출, 예측변수, 잠재적 교란변수, 효과수정변수를 명백하게 정의하고, 진단적 기준이 있는 경우 이를 제시한다.</td></tr>
<tr><td>자료원/측정방법</td><td>관심있는 각 변수에 대해 데이터 소스와 평가방법 [측정]의 세부 사항을 제공한다. 둘 이상의 그룹이 있는 경우 평가 방법의 비교 가능성을 설명한다. 해당되는 경우 노출된 그룹과 노출되지 않은 그룹에 대한 정보를 별도로 제공한다.</td></tr>
<tr><td>비뚤림</td><td>잠재적인 비뚤림 가능성과 그로인한 영향을 기술한다.</td></tr>
<tr><td>대상자 수</td><td>연구대상자 수의 산출 방법을 설명한다.</td></tr>
<tr><td>정량적 변수</td><td>분석을 위해 정량적 변수의 처리방법을 설명하고 해당되는 경우 범주화를 위한 선택과 이유를 기술한다.</td></tr>
<tr><td rowspan="5">통계방법</td><td>교란변수 통제방법을 포함한 모든 통계방법을 기술한다.</td></tr>
<tr><td>하위그룹과 상호작용을 설명하기 위해 사용된 방법을 기술한다.</td></tr>
<tr><td>결측자료의 처리방법을 기술한다.</td></tr>
<tr><td>해당되는 경우 표본선출을 고려한 분석방법을 기술한다.</td></tr>
<tr><td>민감도 분석을 기술한다.</td></tr>
<tr><td colspan="2" style="display:none"></td></tr>
<tr><td rowspan="3">결과</td><td rowspan="3">대상자</td><td>대상자의 수, 각 단계별 (포함기준에 적합한 잠재적인 대상자, 최종 포함된 대상자, 추적이 완료된 대상자, 분석이 완료된 대상자)</td></tr>
<tr><td>각 단계별 미참여의 이유를 제시한다.</td></tr>
<tr><td>흐름도로 제시하는 것을 고려한다.</td></tr>
</table>

항목		내용
결과	자료의 설명	연구대상의 특성(예, 일반적, 임상적, 사회적 특성) 중요한 노출에 대한 정보, 교란변수, 필요하다면 노출군과 비노출군을 구분하여 특성을 제시한다.
		관심변수의 결측 된 자료를 가진 환자수를 제시한다.
	결과자료	결과 발생 수, 요약 추정치를 보고한다. 필요한 경우 노출군과 비노출군을 구분하여 제시한다.
	주요결과	보정되지 않은 결과를 제시한다. 필요한 경우 교란변수를 보정한 추정치와 정밀성의 지표(95%CI)를 제시한다.
		어떤 교란변수를 보정하였는지 명백히 제시하고 포함이유를 설명한다.
		연속형변수를 범주화하였다면 범주의 분류기준을 제시한다.
		신뢰할만하다면, 비교위험도를 의미 기간 동안의 절대위험도로 변환하는 것을 고려한다.
	기타 분석	기타 분석을 보고한다. (하위그룹분석, 상호작용, 민감도 분석)
논의	주요결과	연구목적를 고려하여 연구결과를 요약한다.
	제한점/한계	잠재가능한 비뚤림의 위험의 요소와 부정밀성의 문제 등을 고려하여 연구의 제한점을 기술한다. 잠재적인 비뚤림의 크기와 방향에 대해 논의한다.
	해석	연구의 목적, 한계, 분석의 다양성, 유사한 연구의 결과, 다른 신뢰성 있는 근거를 고려하여 신중한 해석을 기술한다.
	일반화	이 연구 결과의 일반화가능성에 대해 기술한다.
다른 정보	자금출처	현재 연구에 대한 자금 출처, 자금제공자의 역할을 기술하고, 해당이 되는 경우 현재 논문의 기초가 되는 원래의 연구에 대한 정보도 제공한다.

3 무작위 임상시험 CONSORT(Consolidated Standards of Reporting Trials)

CONSORT는 RCT에 포함되어야 할 연구방법과 결과를 체크리스트와 순서도로 정리한 양식이다. 2010년 개정된 CONSORT는 25개 항목의 체크리스트(표 10-5)와 순서도로 정리되어 있다.

[표 10-5] 무작위 임상시험을 보고할 때 포함해야 할 CONSORT 2010 점검표*

대주제/소주제	항목번호	점검항목	관련 페이지
제목과 초록			
	1a	제목에 무작위 임상시험임을 밝힘	
	1b	시험설계, 방법, 결과, 결론을 구조적으로 요약 (구체적인 지침을 위해, 초록을 위한 CONSORT 참고[21,31])	
서론			
배경과 목적	2a	과학적 배경과 근거에 대한 설명	
	2b	구체적 목적 또는 가설	
방법			
시험설계	3a	배정비율을 포함한 시험설계 서술 (예: 평행설계, 요인설계)	
	3b	시험 개시 이후의 방법의 중대한 변화를 원인과 함께 기술 (예: 적격기준)	
참가자	4a	참가자의 적격기준	
	4b	자료가 수집된 조건과 장소	
게임	5	각 군에 대한 개입에 대한 재현이 가능하도록 세부사항을 기술, 언제 그리고 어떻게 개입이 실제적으로 시행되었는지를 포함	
결과	6a	미리 지정되고 완전히 정의된 일차결과와 이차결과, 어떻게 그리고 언제 평가되는지를 포함	
	6b	시험이 개시된 후의 시험 결과의 변경을 원인과 함께 기술	
대상수	7a	어떻게 대상수가 결정되었는지	
	7b	필요하다면, 중간평가나 중단기준에 대한 설명	
무작위배정			
서열생성	8a	무작위배정서열을 생성하기 위해 쓴 방법	
	8b	무작위배정방법의 종류: 제한사항을 구체적으로 기술 (예를 들어 블록 여부와 블록 크기)	
은폐방법	9	무작위배정서열을 시행하기 위해 쓴 방법(예를 들어 연속적으로 숫자가 기입된 봉투), 게임에 배정되기까지 서열을 은폐하기 위해 시도한 조치를 기술함	
시행	10	무작위배정서열을 생성하는 주체, 참가자를 등록하는 주체, 그리고 참가자를 개입에 배정하는 주체	
눈가림	11a	만약 눈가림이 행해졌다면, 개입에 배정 후 누구에게 눈가림이 유지되었으며(예: 참가자, 의료관계자, 결과 분석자) 그리고 어떻게	
	11b	필요하다면, 개입의 유사성을 기술	
통계적 방법	12a	일차 결과와 이차 결과를 위해 군들을 비교하기 위한 통계적 방법	
	12b	하위군 분석, 보정 분석과 같이 추가적 분석을 위한 방법	

대주제/소주제	항목번호	점검항목	관련 페이지
연구결과			
참가흐름도 (그림을 그릴 것을 강하게 권고)	13a	각 군당, 무작위배정된 참가자 수, 의도한 치료를 받은 참가자 수, 일차 결과를 위해 분석된 참가자 수	
	13b	각 군당, 무작위배정 후 탈락과 제외를 원인과 함께 기술	
모집	14a	모집기간과 추적관찰 기간의 시작날짜와 종료 날짜	
	14b	시험이 종료되거나 중단된 이유	
시작시점 자료	15	각 군의 시작시점에서의 인구학적, 임상적 특성을 보여주는 표	
분석된 수	16	각 군당, 각 분석에 포함된 참가자 수를 기술하고 처음 배정된 군에 따라 분석되었는지 여부를 기술	
결과와 추정	17a	각 일차 결과와 이차 결과에 대해, 군당 연구결과와 추정된 유효크기와 정밀도(예를 들어 95% 신뢰구간)를 기술	
	17b	이분형 결과변수의 경우, 절대적인 유효크기와 상대적인 유효크기를 표현할 것을 권고	
부차적 분석	18	하위군 분석과 보정 분석을 포함한 추가적 분석에 대한 연구결과를 기술하고 사전에 미리 지정된 분석인지 탐색적 분석인지 구분할 것	
위해	19	군별로 모든 중대한 위해나 의도치 않은 부작용을 기술(구체적인 지침을 위해, 위해를 위한 CONSORT 참고[28])	
고찰			
한계	20	시험의 한계, 잠재적인 바이어스나, 비밀정도, 필요하다면 다중분석의 문제	
일반화	21	시험의 발견이 일반화 가능한지(외적타당성, 응용가능성)	
해석	22	결과와 일치하고, 편익과 위해가 균형을 유지하며, 관련 있는 다른 증거들을 고려하고 있는 해석인지	
다른 정보			
등록	23	등록번호와 시험등록명	
연구계획서	24	필요하다면, 어디서 연구계획서 전문을 확인할 수 있는지	
연구비	25	연구비의 출처와 다른 지원(예를 들어 약제의 조달) 및 재정지원자의 역할	

• CONSORT, Consolidated Standards of Reporting Trials.
최신 참고문헌은 http://www.consort-statement.org를 참고한다.

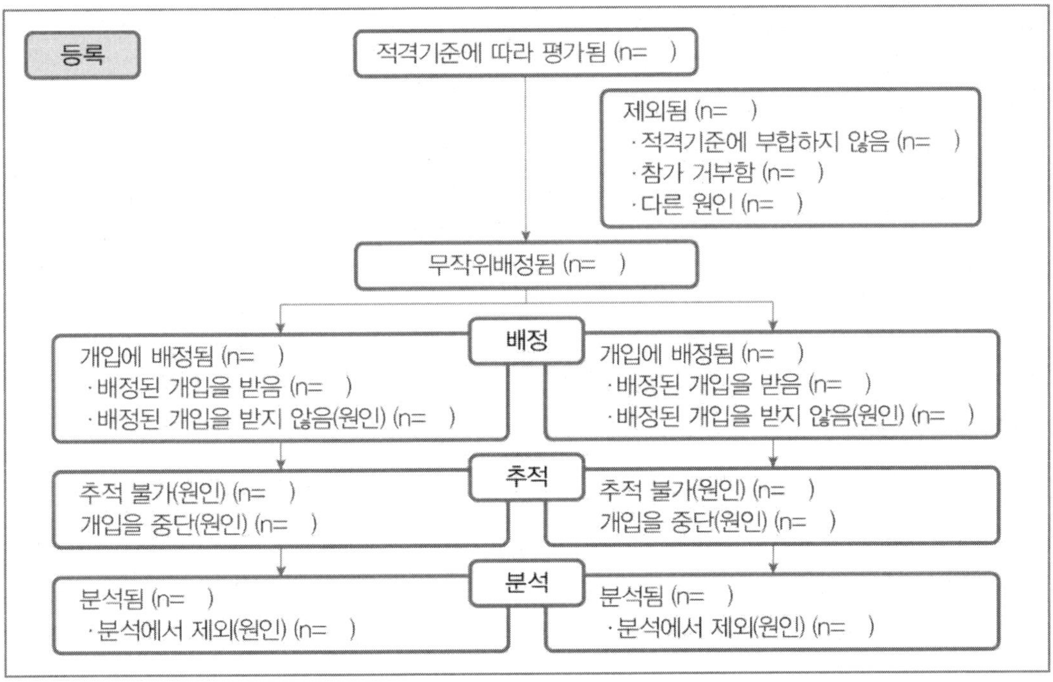

[그림 10-1] 두 그룹 평행설계 무작위 임상시험 흐름도 (등록, 배정, 추적, 분석 과정)

4 의료이용자료에 대한 보고지침(REporting of studies Conducted using Observational Routinely-collected health Data, RECORD)

주기적으로 수집되는 자료를 이용한 논문의 보고지침(The REporting of studies Conducted using Observational Routinely-collected health Data (RECORD) Statement, RECORD Working Committee)[5]이다. 특정 사전의 연구 목표없이 행정 및 임상목적으로 획득한 일상적으로 수집된 건강데이터를 이용한 연구는 기존의 관찰연구의 보고지침과 구별되는 특성이 있다. RECORD는 기존의 관찰연구의 보고지침인 STROBE (STrengthening the Reporting of OBservational studies in Epidemiology)에 추가적인 항목으로 구성되어 있다.

5) Benchimol EI, Smeeth L, Guttmann A, Harron K, Moher D, et al. (2015) The REporting of studies Conducted using Observational Routinely-collected health Data (RECORD) Statement. PLOS Medicine 12(10): e1001885.

[표 10-6] 의료이용자료에 대한 보고지침(REporting of studies Conducted using Observational Routinely-collected health Data, RECORD)

제목 및 초록(Title & Abstract)	
제목과 초록에 일반적으로 사용되는 용어로서 연구설계가 제시되어야 한다. 초록에 기존에 알려져 있는 내용과 새로 발견한 내용에 대한 요약이 균형있게 제시되어야 한다.	
RECORD1.1: 사용된 자료의 유형은 제목 또는 초록에 명시되어야 한다. 가능한 경우, 사용된 데이터베이스의 이름이 포함되어야 한다.	
RECORD1.2: 해당되는 경우 연구가 진행된 지역 및 시간대는 제목 또는 초록에 보고해야 한다.	
RECORD1.3: 연구를 위해 데이터베이스 간의 연계가 수행된 경우, 이는 제목이나 초록에 명확하게 기술되어야 한다.	
서론(Introduction)	
배경(Background rationale)	연구를 수행하게 된 과학적 배경과 근거가 설명되어야 한다.
목적(Objectives)	연구의 가설과 연구목적을 제시한다.
연구방법	
연구설계 (Study Design)	연구설계와 관련된 중요한 구성요소를 제시한다.
세팅(Setting)	연구의 세팅, 지역, 연구기간, 추적기간, 노출, 자료수집과 관련된 신뢰성 있는 일자를 제시한다.
대상자 (Participants)	• 코호트연구: 환자의 선택과 관련된 방법, 자료원, 선택기준, 추적방법을 제시한다. • 환자대조군연구: 환자의 확인방법과 대조군의 선택 방법, 자료원, 선택기준을 제시한다. 환자와 대조군의 선택의 근거를 제시한다. • 단면연구: 대상자 선택방법과 자료원, 선택기준을 제시한다. • 코호트연구: 매칭한 연구의 경우 매칭기준, 노출과 비노출 대상자의 수를 제시한다. • 환자대조군연구: 매칭연구라면 환자 당 대조군의 수와 매칭기준을 제시한다.
	RECORD6.1: 연구 집단 선택 방법(예: 대상자 정의에 사용되는 코드 또는 알고리즘)은 자세히 나열되어야 한다. 이것이 가능하지 않은 경우 설명을 제공해야 한다.
	RECORD6.2: 모집단 정의에 사용된 코드 또는 알고리즘에 대한 검정 연구가 인용되어야 한다. 본 연구를 위해 검정이 수행되었고 다른 곳에서는 발표되지 않았다면 상세한 방법과 결과가 제시되어야 한다.
	RECORD6.3: 연구가 데이터베이스의 연계를 포함하는 경우, 각 단계에서 연결된 데이터를 가진 개인의 수를 포함하여 데이터 연결 과정을 설명하기 위해 흐름도 또는 다른그림의 사용을 고려해야 한다.
변수(Variables)	모든 결과변수, 노출변수, 예측변수, 잠재 가능한 교란변수, 효과보정변수 등을 제외하고 적용이 필요한 경우 진단기준을 제시한다.
	RECORD7.1: 노출, 결과, 교란 변수 및 효과보정변수를 분류하는 데 사용되는 코드 및 알고리즘의 전체 목록을 제공해야 한다. 이것들이 보고될 수 없다면, 설명이 있어야 한다.

자료원/측정 (Data sources/ measurement)	대상변수를 정의하기 위해 사용된 자료원, 확인방법, 측정방법을 자세히 제시한다. 두 개 이상의 그룹이 있는 경우 양군의 비교가능성을 확인하기 위한 방법을 제시한다.
비뚤림(Bias)	잠재 가능한 비뚤림의 존재여부를 확인하기 위한 방법을 기술한다.
연구대상자의 수 (Study size)	연구대상자의 수를 어떻게 결정되었는지 설명한다.
양적변수(Quantitative variable)	양적변수를 분석을 위해 어떻게 다뤘는지 설명하고 적용이 필요한 경우 범주화를 한 방법과 이유를 설명한다.
통계분석방법 (Statistical methods)	교란변수를 보정하기 위해 사용된 것을 포함한 모든 통계방법을 기술한다. 하위그룹과 상호관계를 설명하고 사용된 방법을 기술한다. 결측자료를 어떻게 처리하였는지 설명한다. • 코호트연구: 만약 적용이 필요한 경우 추적에서 탈락한 자료의 처리방법을 설명한다. • 환자대조군 연구: 만약 적용이 필요한 경우 환자군과 대조군을 어떻게 매칭하였는지 설명한다. • 단면연구: 만약 적용이 필요한 경우 표본자료분석과 관련된 방법을 기술한다. 민감도분석을 기술한다.
데이터 접근 및 정리 (Data access & cleaning methods)	RECORD 12.1: 저자는 연구대상을 만들기 위해 사용된 데이터베이스 대상의 크기를 제시해야 한다.
	RECORD 12.2: 저자는 연구에 사용된 데이터의 정리방법에 대한 정보를 제공해야 한다.
결과	
대상자 (Participants)	연구의 각 단계에서의 대상자 수를 제시한다. (예: 가능한 대상자 수, 선택기준에 대한 설명, 최종 확정된 대상자의 수, 추적 완료된 대상자의 수 등) 각 단계에서 제외사유를 제시한다. 연구흐름도를 제시할 수도 있다.
	RECORD 13.1: 연구대상 선정과정을 자세히 기술하고(연구자료의 질, 데이터 가용성 및 연결성에 기반한 필터링을 포함) 이들 과정을 텍스트 또는 연구 흐름도를 통해 설명될 수 있다.
설명데이터 (Descriptive data)	연구대상의 특성, 노출과 잠재 가능한 교란변수를 기술한다. 각 변수의 결측자료를 가지고 있는 대상자의 수를 기술한다. • 코호트 연구: 추적기간을 요약한다.
결과데이터 (Outcome data)	• 코호트연구: 결과 발생 수 또는 시간에 따른 요약추정치를 제시한다. • 환자대조군 연구: 각 노출범주에 따른 대상자의 수 또는 노출에 대한 요약 추정치를 제시한다. • 단면연구: 결과 발생 수 또는 요약된 추정치를 보고한다.
주요결과 (Main results)	보정되지 않은 추정치를 제시하고 필요한 경우 교란변수를 보정한 추정치와 신뢰구간을 제시한다. 교란변수를 보정했다면 이를 포함한 이유를 제시한다. 연속형 변수인 경우 범주화의 기준을 제시한다.

추가분석 (Other analyses)	다른 분석을 하였다면 보고한다. (예: 하위그룹분석, 민감도 분석 등)
토의 및 기타정보	
토의(Discussion)	
핵심결과 (Key results)	연구의 핵심결과를 연구목적에 따라 요약한다.
한계(Limitations)	연구의 잠재 가능한 비뚤림과 부정확성 등의 원인과 정도, 방향에 따른 제한점을 토의한다.
	RECORD 19.1: 특정 연구 문제(들)에 답하기 위해 생성되거나 수집되지 않은 데이터 사용의 의미에 대해 토의한다. 연구와 관련되는 오분류 비뚤림, 측정되지 않은 교란 변수, 누락된 데이터 및 시간 경과에 따른 적격성의 변화에 대한 토의를 포함한다.
해석(Interpretation)	유사한 연구 혹은 다른 타당한 근거의 결과와 비교하여 연구목적, 제한점, 분석의 다양성을 고려하여 결과를 주의깊게 해석한다.
일반화가능성 (Generalisability)	연구결과의 일반화가능성(타당도)에 대해 토의한다.
이외 정보(Other information)	
자금조달(Funding)	해당 연구 혹은 기존의 연구가 있는 경우라면 이를 위한 자금조달자의 역할, 자금조달원을 제시한다.
프로토콜, 데이터 및 프로그래밍 코드의 접근방법(Accessibility of protocol, raw data, & programming code)	RECORD 22.1: 작성자는 연구 프로토콜, 미가공 데이터 또는 프로그래밍 코드와 같은 보충 정보에 접근하는 방법에 대한 정보를 제공해야 한다.

5 EQUATOR network

보고 지침의 폭넓은 활용과 정확하고 투명한 보고 체계를 통해 보건학 연구 문헌의 재현성과 가치를 제고하기 위한 국제 행동(international initiative)으로 EQUATOR (Enhancing the QUAlity and Transparency Of health Research) network가 만들어졌다. 이는 부적절한 연구결과 보고 체계 문제를 해결하기 위해 국제적인 규모로는 최초로 이루어진 시도이다. 여기서는 여러 국가의 연구자, 의학저널 편집자, 동료 평가를 하는 리뷰어들, 보고 지침의 개발자들과 연구비 지원 기관 담당자 등이 모여 좋은 연구 보고 지침에 대한 인지도를 높이고 옹호하는 역할을 하도록 하고 있다. 보건학 연구 보고에서 널리 사용되고 있는 가이드라인이 한글로도 번역되어 있다(https://www.equator-network.org/library/transla

tions-of-reporting-guidelines/#Korean). 이 중 systematic review의 보고 지침인 PRISMA 체크리스트와 흐름도를 예시로 들면 다음과 같다(표 10-7).

[표 10-7] 체계적 고찰 논문 작성 및 보고 지침인 PRISMA의 한국어판(Korean version of PRISMA checklist)

섹션/주제	항목번호	항목 체크리스트	보고된 페이지
제목			
제목	1	체계적 문헌고찰 또는 메타분석(또는 양쪽 모두) 임을 알 수 있다.	
초록			
구조화된 요약	2	적용 가능한 경우, 다음의 내용을 포함하는 구조화된 요약을 제공한다: 배경, 목적, 자료원, 선정기준, 연구대상, 중재, 연구의 질, 자료 합성 방법, 결과, 제한점, 결론, 연구결과의 의의, 체계적 문헌고찰 등록 번호	
서론			
필요성	3	현재까지 알려진 것에 비추어 연구의 필요성에 대해 기술한다.	
연구목적	4	PICOS(연구대상, 중재, 비교중재, (중재)결과, 연구설계) 형식으로 핵심질문을 명확하게 기술한다.	
방법			
프로토콜과 등록	5	프로토콜이 있다면 이를 명시하고, 이에 대한 접근방법(예: 웹 주소)과 등록 번호와 같은 등록 정보를 제시한다.	
선정기준	6	선정기준으로 명시된 연구 특성(예: PICOS, 추적관찰기간)과 보고 특성(예: 연도 제한, 언어, 출판상태)을 기술하고 그 이유를 제시한다.	
정보원	7	검색에 사용한 모든 정보원(예: 데이터베이스와 해당 데이터베이스의 자료제공 연도, 저자 접촉)과 최종검색일을 명시한다.	
검색	8	적어도 하나의 데이터베이스에 대하여 검색제한을 포함한 검색전략 전체를 제시하여 검색을 재현할 수 있게 한다.	
문헌선택	9	문헌선택 과정, 예를 들어, 체계적 문헌고찰의 경우 선별, 선정, 포함과정 그리고 적용 가능한 경우 메타분석의 포함과정에 대해 명시한다.	
자료수집 과정	10	자료추출 방법(예: 시범 평가 후 확정된 추출양식, 독립적 중복 수행)과 연구자로부터 자료를 구득하고 확인하는 과정에 대해 기술한다.	
자료추출 항목	11	자료추출 대상의 목록과 정의를 제시하고(예: PICOS, 연구비 출처) 가정한 내용과 단순화한 내용을 제시한다.	
개별 연구의 비뚤림 위험	12	개별 연구의 비뚤림 위험을 평가한 방법(각 연구 단위 또는 결과변수 단위로 수행되었는지 여부 포함)이 무엇인지, 평가 결과를 자료합성에 어떻게 반영하였는지 기술한다.	

섹션/주제	항목번호	항목 체크리스트	보고된 페이지
요약 측정치	13	주요 요약 측정치(예: 위험비, 평균 차이)를 명시한다.	
자료합성	14	자료가공 방법 및 결과합성 방법을 제시하고 메타분석을 수행하였다면 개별 분석에서의 일관성 측정 2 방법(예: I2)을 기술한다.	
전체적 비뚤림 위험	15	근거의 누적에 영향을 미칠 수 있는 비뚤림 위험 평가방법을 명시한다. (예: 출판 비뚤림, 개별 연구의 선택적 보고)	
추가 분석	16	추가 분석 방법(예: 민감도 분석, 하위그룹 분석, 메타 회귀분석)을 기술하고, 추가분석이 사전에 계획되었다면 사전에 계획된 방법이 무엇인지 서술한다.	
결과			
연구선택	17	선별, 선정 및 최종 포함의 각 단계에서 평가된 연구 수와 배제된 연구 수 및 이유를 흐름도와 함께 제시한다.	
연구특성	18	개별연구마다 추출된 자료의 특성(예: 연구의 규모, PICOS, 추적관찰기간)과 서지정보를 제시한다.	
개별 연구의 비뚤림 위험	19	개별 연구의 비뚤림 위험에 대한 평가 결과를 제시하고, 개별(중재)결과 수준의 평가가 있다면 기술한다(12번 항목 참조).	
개별 연구의 결과	20	개별 연구에서 고려한 모든 (중재)결과(편익 또는 위해)에 대해 다음을 제시한다: 개별 중재군의 단순 요약자료, 효과 추정치 및 신뢰 구간, 그리고 가능하면 forest plot 이용	
결과합성	21	메타분석이 시행되었다면 메타분석 각각에 대한 결과를 신뢰구간 및 일관성 측정치와 함께 제시한다.	
전체적 비뚤림 위험	22	전체적 비뚤림 위험 평가 결과를 제시한다(15번 항목 참조).	
추가 분석	23	추가 분석(예: 민감도 분석, 하위그룹 분석, 메타회귀분석)을 시행한 경우, 그 결과를 제시한다.	
고찰			
근거요약	24	개별 주요 (중재)결과에 대한 근거의 강도 등의 주된 결과를 요약하고, 이러한 내용이 핵심 집단(보건의료제공자, 사용자, 정책결정자)과 어떠한 관련성이 있는지 고려한다.	
제한점	25	개별 연구 수준과 (중재)결과 수준 (예: 비뚤림 위험), 그리고 현 체계적 문헌고찰 수준(예: 선정된 문헌확보의 불완전성, 보고 비뚤림)에서의 제한점을 고찰한다.	
결론	26	다른 근거에 비추어 본 결과에 대한 해석과 향후 연구에 대해 제시한다.	
연구비 출처			
연구비 출처	27	현 체계적 문헌고찰의 연구비 출처와 기타 지원(예: 자료 제공)에 대해 기술하고 체계적 문헌고찰에서의 연구비 지원자의 역할을 설명한다.	

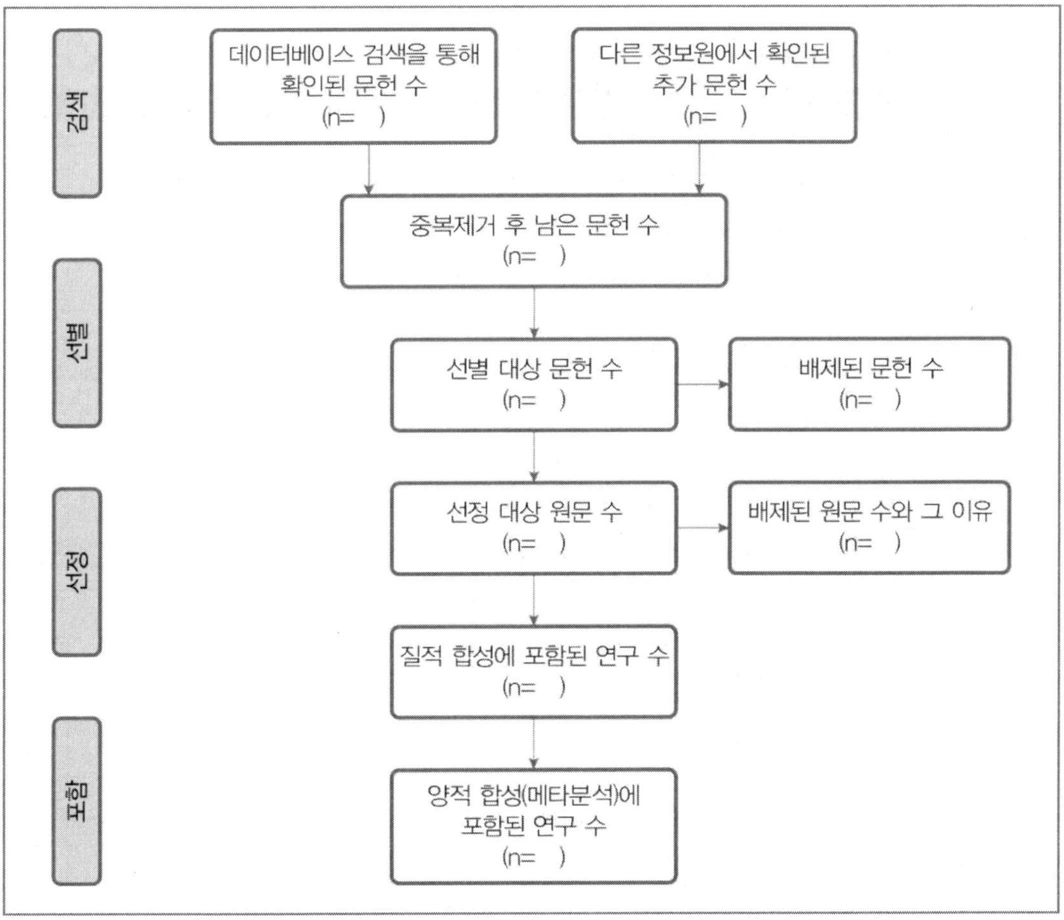

[그림 10-2] PRISMA 2009 흐름도

6 사례연구

1) 사례연구의 보고 기준(Reporting standards)

- The CARE guidelines: consensus-based clinical case reporting guideline development, BMJ Case Reports 2013; doi:10.1136/bcr-2013-201554

CARE Checklist (2013) of information to include when writing a case report

Topic	Item	Checklist item description	Reported on Page
Title	1	The words "case report" should be in the title along with the area of focus	
Key Words	2	2 to 5 key words that identify areas covered in this case report.	
Abstract	3a	Introduction—What is unique about this case? What does it add to the medical literature?	
	3b	The main symptoms of the patient and the important clinical findings	
	3c	The main diagnoses, therapeutics interventions, and outcomes	
	3d	Conclusion—What are the main "take-away" lessons from this case?	
Introduction	4	One or two paragraphs summarizing why this case is unique with references	
Patient Information	5a	De-identified demographic information and other patient specific information	
	5b	Main concerns and symptoms of the patient	
	5c	Medical, family, and psychosocial history including relevant genetic information (also see timeline).	
	5d	Relevant past interventions and their outcomes	
Clinical Findings	6	Describe the relevant physical examination (PE) and other significant clinical findings.	
Timeline	7	Important information from the patient's history organized as a timeline	
Diagnostic Assessment	8a	Diagnostic methods (such as PE, laboratory testing, imaging, surveys).	
	8b	Diagnostic challenges (such as access, financial, or cultural)	
	8c	Diagnostic reasoning including other diagnoses considered	
	8d	Prognostic characteristics (such as staging in oncology) where applicable	
Therapeutic Intervention	9a	Types of intervention (such as pharmacologic, surgical, preventive, self-care)	
	9b	Administration of intervention (such as dosage, strength, duration)	
	9c	Changes in intervention (with rationale)	
Follow-up and Outcomes	10a	Clinician and patient-assessed outcomes (when appropriate)	
	10b	Important follow-up diagnostic and other test results	
	10c	Intervention adherence and tolerability (How was this assessed?)	
	10d	Adverse and unanticipated events	
Discussion	11a	Discussion of the strengths and limitations in your approach to this case	
	11b	Discussion of the relevant medical literature.	
	11c	The rationale for conclusions (including assessment of possible causes)	
	11d	The primary "take-away" lessons of this case report	
Patient Perspective	12	When appropriate the patient should share their perspective on the treatments they received	
Informed Consent	13	Did the patient give informed consent? Please provide if requested	Yes ☐ No ☐

2) 2013 CARE Checklist

	항목
1. 제목	사례보고라고 쓴다
2. 키워드	진단/치료에 대한 2~5개의 주요용어를 쓴다(사례보고포함)
3. 초록	소개: 이사례의 고유한 점이 무엇이며 현재의 과학적 근거에 추가되는 점은 무엇인가? 환자의 주요 임상결과와 고려점 1차 진단, 치료, 결과 결론: 이사례보고서에서 얻은 요약된 교훈은 무엇인가?
4. 소개	이 사례가 가진 고유한 점에 대한 요약, 의학문헌 추가
5. 환자정보	식별되지 않는 환자 특정 정보 환자의 주요 증상, 고려점 관련유전정보를 포함한 의료, 가족, 사회심리적인 정보 관련된 개입과 결과
6. 임상결과	중요한 신체검사 및 중요한 임상결과 설명
7. 시간적 경과	시간적 경과에 따른 현재 에피소드의 과거 및 현재 정보

항목	
8. 진단적 사정	진단방법(신체사정, 진단검사, 영상검사 등) 진단문제: 고려되는 다른 진단, 가능한 경우 예후특성
9. 치료적 중재	치료적 중재의 유형(약물, 외과적, 예방적) 치료적 중재의 방법(용량, 강도, 기간) 치료적 중재의 변화
10. 추적과 결과	가능한 경우 환자와 임상의에 의한 평가결과 중요한 후속 진단 및 기타 테스트 결과 중재의 준수 및 내약성(평가방법) 예상치 못한 부작용
11. 논의	이 사례에 대한 접근의 강점과 한계 관련 의학문헌에 대한 토론 결론에 대한 근거 이 사례보고가 주는 교훈
12. 환자의 관점	환자가 받은 치료에 대한 환자의 관점의 공유
13. 사전동의	환자에 대한 사전 동의

3) 사례보고연구의 질평가

EBM Implementation

OPEN ACCESS

Methodological quality and synthesis of case series and case reports

Mohammad Hassan Murad,[1] Shahnaz Sultan,[2] Samir Haffar,[3] Fateh Bazerbachi[4]

Table 1 Tool for evaluating the methodological quality of case reports and case series

Domains	Leading explanatory questions
Selection	1. Does the patient(s) represent(s) the whole experience of the investigator (centre) or is the selection method unclear to the extent that other patients with similar presentation may not have been reported?
Ascertainment	2. Was the exposure adequately ascertained? 3. Was the outcome adequately ascertained?
Causality	4. Were other alternative causes that may explain the observation ruled out? 5. Was there a challenge/rechallenge phenomenon? 6. Was there a dose-response effect? 7. Was follow-up long enough for outcomes to occur?
Reporting	8. Is the case(s) described with sufficient details to allow other investigators to replicate the research or to allow practitioners make inferences related to their own practice?

Questions 4, 5 and 6 are mostly relevant to cases of adverse drug events.

4) 사례보고의 질평가를 위한 항목

항목	설명
선택	1. 환자가 조사자(조사기관)의 전체 경험을 대표합니까? 유사한 증상을 보이는 다른 환자는 보고되지 않을 선택방법의 불분명함이 있습니까?
확인	2. 노출은 적절한 방법으로 확인되었습니까? 3. 결과는 적절한 방법으로 확인되었습니까?
인과관계	4. 관찰을 설명할 수 있는 다른 원인은 배제되었습니까? 5. 도전/재도전 현상이 있는가? 6. 용량반응효과가 있습니까? 7. 결과가 일어날 만큼 충분한 관찰기간이었습니까?
보고	8. 다른 연구자가 연구를 반복하거나, 실무에 적용시킬수 있을만큼 충분한 설명이 있었습니까?

5) 사례연구의 역할

- 질병의 새로운 표현형 또는 유전형에 대한 설명
- 희귀질환의 알려진 혹은 일반적인 증상에 대한 확인
- 알려지거나 흔한 질병의 드문 증상에 대한 확인
- 새로운 병원체(미생물, 바이러스, 환경노출)에 대한 설명
- 이미 존재하고 있는 약의 알려지지 않은 부작용에 대한 설명
- 알려진 상태를 위한 새로운 치료법 설명
- 질병의 발생기전에 대한 설명
- 교육(대학원생을 위한 임상병리학 컨퍼런스에서의 사례발표)

참고문헌

MURAD, Mohammad Hassan, et al. Methodological quality and synthesis of case series and case reports. BMJ evidence-based medicine, 2018, 23.2: 60-63.

GAGNIER, Joel J., et al. The CARE guidelines: consensus-based clinical case reporting guideline development. Headache: The Journal of Head and Face Pain, 2013, 53.10: 1541-1547.

SHEA, Beverley J., et al. AMSTAR 2: a critical appraisal tool for systematic reviews that include randomised or non-randomised studies of healthcare interventions, or both. bmj, 2017, 358.

STROUP, Donna F., et al. Meta-analysis of observational studies in epidemiology: a proposal for reporting. Jama, 2000, 283.15: 2008-2012.

MOHER, David, et al. Preferred reporting items for systematic reviews and meta-analyses: the PRISMA statement. PLoS medicine, 2009, 6.7: e1000097.

BENCHIMOL, Eric I., et al. The REporting of studies Conducted using Observational Routinely-collected health Data (RECORD) statement. PLoS medicine, 2015, 12.10: e1001885.

VON ELM, Erik, et al. The Strengthening the Reporting of Observational Studies in Epidemiology (STROBE) statement: guidelines for reporting observational studies. Bulletin of the World Health Organization, 2007, 85: 867-872.

SCHULZ, Kenneth F.; ALTMAN, Douglas G.; MOHER, David. CONSORT 2010 statement: updated guidelines for reporting parallel group randomised trials. Trials, 2010, 11.1: 1-8.

제11장

학술지 투고와 출판

천병철

학술지 투고와 출판 제11장

논문을 쓰기전에 고려할 사항

우리가 논문을 쓰게 되면 그 논문이 학술지, 특히 권위있는 학술지에 게재될 때 비로소 그 의미가 생기게 된다. 그러면 어떻게 권위있는 학술지로부터 게재 승낙을 받겠는가? 여러 조건들이 있겠지만 가장 중요한 것은 논문 내용에 크든 작든 새로운 사실(new conclusion)이 들어있는가 하는 점이다. 그리고 논문의 연구결과가 응용가치가 높으면 더욱 게재될 가능성이 높다.

따라서 과학논문을 쓰거나 쓸 계획을 세울 때에 우선 다음의 질문들에 답해보면 구체적인 진행을 하는데 방향이 잡힐 것이다.

- 이미 그런 논문이 출판되지 않았는가?
- 그 논문의 올바른 형식이 무엇인가?
- 그 논문을 읽을 사람이 누구인가?
- 그 논문을 실을 적합한 학술지는 어느 것인가?

이러한 질문들에 스스로 대답할 수도 있지만, 좀 더 경험이 많은 선배, 동료에게 자문을 구하는 것이 더 확실할 경우도 있다.

1 원고의 유형

출판을 위한 원고의 종류는 원저, 종설, 사례보고, 사설, 레터(letter) 등 다양한 형식이 있는데, 학술지마다 받는 원고의 종류도 다르고 각 원고유형에 대한 정의도 학술지간 완전히 일치하는 것도 아닌 것에 유의할 필요가 있다(표 11-1). 같은 유형에 대해서 사용하는 용어도 다를 수 있는데 예를 들어 letter의 경우, 편집인에게 보고하는 형식의 전형적인 양식이라도 일부 학술지는 correspondence라고 부르는 경우도 있고, 일부 학술지는 리서치 레터(research letter)를 구분하고 있는데 이는 단편보고(brief report 또는 brief communication)와 유사한 원고유형을 가져 일반적인 레터와 다르다. 또한 같은 유형의 원고라고 하더라도 각 학술지의 정의와 요구하는 양식과 형식 등이 조금씩 다르므로 반드시 투고하는 학술지에서 요구하는 양식을 잘 확인해서 준비할 필요가 있다.

[표 11-1] 학술지별 원고의 유형 예

International Journal of Epidemiology	New England Journal of Medicine	Emerging infectious Diseases
• Original Articles • Cohort Profiles • Cohort Profile Updates • Data Resource Profiles • Software Application Profiles • Education Corner • Opinion • Letters to the Editor • Editorials • Commentaries • Photo Essays • Book Reviews • Obituaries • Poetry	• Research: Original article, Special article • Review articles: Clinical Practice Review, Other Review • Clinical Cases: Brief Report, Clinical Problem Solving • Commentary: Editorial, Perspective • Visual article: Images in Clinical Medicine, Videos in Clinical Medicine • Others: Special Report, Health Law, Ethics, and Human Rights or Health Policy Report	• Research • Research letter • Dispatch • Commentary(by invitation only) • Perspective • Letter • Book or other media review (by invitation only) • Commentary • Conference Summary • Etymologia • In Memoriam • Policy or Historical Review • Synopis • Photo Quiz • About the Cover

1) 원저, 연구논문(research article, original article)

흔히 연구논문은 원저라고도 불리며, 주로 저자가 새로운 사실을 보여줄 수 있는 연구결과를 연구논문 또는 원저의 형태로 게재하여 높은 평가를 받을 수 있는 형식이다. 따라서 원저로 쓰이는 내용은 아직까지 알려지지 않았던 새로운 진리의 발견, 새로운 연구방법의 개발, 또는 새로운 현상의 관찰 등이다.

논의하고자 하는 요점이 뚜렷한 좋은 논문은 '그 논문이 어떻게 기술되었는가' 보다는 '처음부터 그 연구가 어떻게 계획되고 수행되었는가'에 더 많이 좌우된다. 여기서 새로운 사실의 발견, 즉 독창성이 가장 중요하다고 할 수 있다. 그러므로 연구가 계획되기 전에 명확한 연구질문이 제기되어야 하고, 연구설계가 적합해야 하고, 그리고 마지막으로 데이터가 잘 모아지고 분석되어 새로운 결론이나 지식을 창출해야 한다.

연구결과를 보고하는 논문은 발표되기 오래 전부터 이미 쓰여졌다고 흔히 이야기를 한다. 이 이상한 파라독스는 원저로 발표될 만큼 중요한 내용을 가지고 있는 논문은, 분석 가능한 가설로 짜 맞출 수 있는 중요한 질문에 대한 답을 적절히 가지고 있다는 것을 의미한다. 연구가 적합한 연구방법과 통계학적 분석방법을 가지고 행해질 때 연구자는 유의한 데이터와 결론을 가지고 있다.

초고를 쓰기 전에 도표화된 데이터가 완벽해야 하고 잘 정리되어야 한다. 도해는 논문의 결론을 위한 증거로서 통계학적 분석을 거쳐야 한다. 초고를 쓸 때까지 통계학적 분석이 되지 않으면 나중에 결론이 바뀌어 초고의 대부분을 다시 써야 되는 경우도 있다. 심한 경우에는 초고를 다 쓰고 난 후 연구하기 전에 가졌던 질문에 대한 답을 하나도 얻지 못하는 경우도 있을 수 있다.

만약 어떤 연구가 기금을 받았거나 또는 연구위원회에 의해 문서화된 프로토콜로 기술되어야 한다면, 그 기금을 지원받기 위한 연구계획서나 프로토콜에는 연구계획이나 방법들이 논문작성시 바뀔 수 있게 작성되어야 한다. 다음에 기술한 내용들은 대부분의 연구논문에 필요한 준비사항들이다.

① 인용될 논문(복사본이나 별책): 연구계획서를 쓰기 전이나 쓸 때 읽어 본 논문, 연구 중 관심을 갖게 된 논문, 연구결과를 쓰려고 계획하기 직전에 마지막으로 찾아본 논문 등

② 연구설계(study design)와 연구방법들의 기술: 연구방법을 위해 기술되어 있는 논문, 연구소의 심사위원회에 의해 승인된 연구계획서나 프로토콜

③ 서명된 동의서의 사본

④ 데이터의 도표: 통계학적 방법을 거친 분석된 데이터

⑤ 예비그래프(필요한 경우 통계학적 분석이 끝난 그래프)

⑥ 사례요약

⑦ 여러 종류의 도해: 사전현장 사진, 현미경 사진 또는 이와 비슷한 자료

예비 도해들은 초안을 만들 때 필요하다. 마지막에 원고에 실을 도해는 초고나 두번째 원고를 쓴 다음에 모든 것이 확실해졌을 때 직접 작성하든지 아니면 도안사에게 부탁하여 준비하는 것이 좋다. 시료 사진이나 현미경 사진, 특수실험사진 등도 마찬가지이다.

원저는 과학학술지의 대들보이다. 편집인은 어느 분야의 연구 원고를 우대하는 방침을 세워 학술지의 성격을 바꿀 수 있고(예를 들면, 실험연구와 이론연구의 비율을 바꾸는 것), 또 세분화된 특정분야의 원고를 투고하도록 장려하면서 그 대신 일반적인 논문을 적게 게재할 수도 있다.

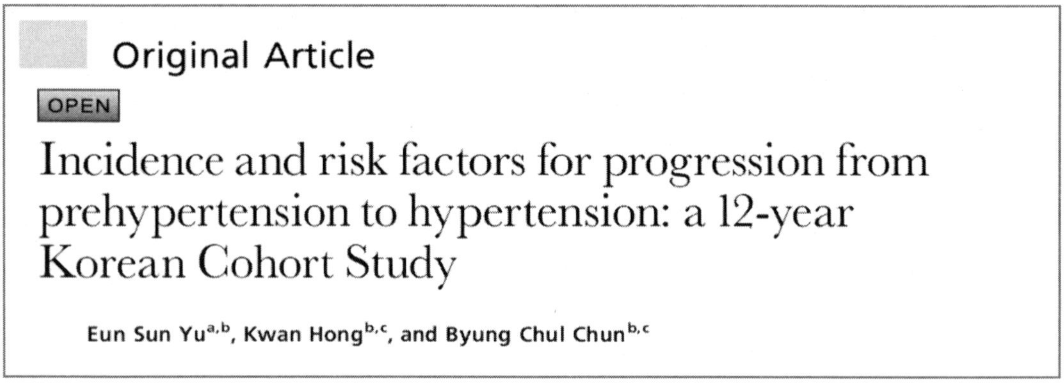
Original Article

OPEN

Incidence and risk factors for progression from prehypertension to hypertension: a 12-year Korean Cohort Study

Eun Sun Yu[a,b], Kwan Hong[b,c], and Byung Chul Chun[b,c]

[그림 11-1] 원저(original article)의 사례 1.
원저는 가장 대표적인 학술논문 유형으로 이 학술지에서는 원저인 경우 논문의 제목에 원저임을 명시하고 있다. (Yu ES, Hong K, Chun BC. Incidence and risk factors for progression from prehypertension to hypertension: a 12-year Korean Cohort Study. J Hypertens. 2020 Sep;38(9):1755-1762.)

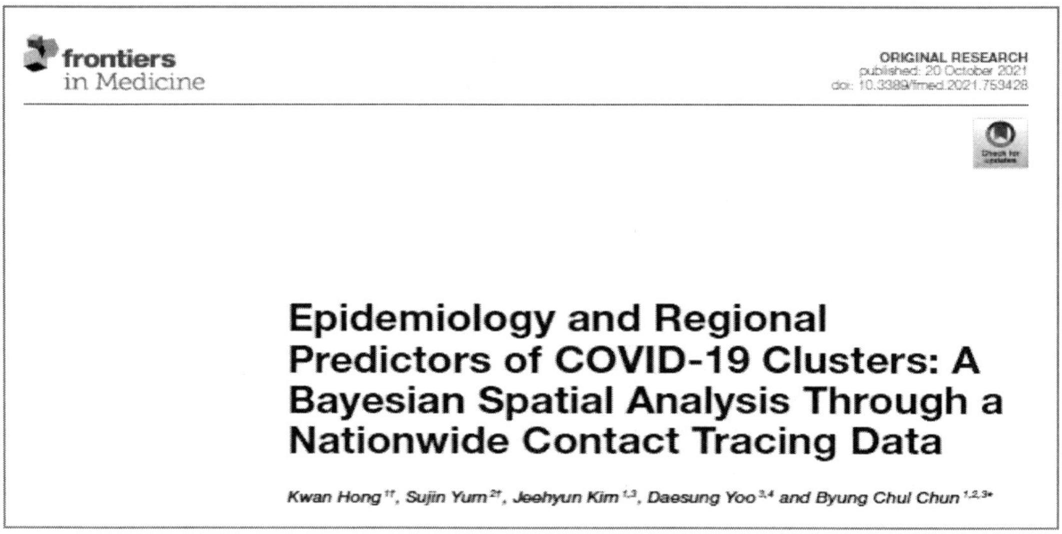
frontiers in Medicine

ORIGINAL RESEARCH
published: 20 October 2021
doi: 10.3389/fmed.2021.753428

Epidemiology and Regional Predictors of COVID-19 Clusters: A Bayesian Spatial Analysis Through a Nationwide Contact Tracing Data

Kwan Hong[1†], Sujin Yum[2†], Jeehyun Kim[1,3], Daesung Yoo[3,4] and Byung Chul Chun[1,2,3*]

[그림 11-2] 원저의 사례 2.
이 학술지의 경우는 원저를 Original Research라는 이름으로 부르며 역시 논문 표지에 명시하고 있다 (Hong K, Yum S, Kim J, Yoo D, Chun BC. Epidemiology and Regional Predictors of COVID-19 Clusters: A Bayesian Spatial Analysis Through a Nationwide Contact Tracing Data. Front Med (Lausanne). 2021 Oct 20;8:753428.)

2) 종설

연구논문은 그 연구결과가 주어진 질문에 대해 대답을 주고 있다고 판단될 때 그 논문을 쓰게 되지만, 종설은 대개 학술지의 편집인으로부터 종설 의뢰를 받은 후에 쓰게 된다. 관련

문헌을 완전히 소화시키기 전까지 종설의 메시지에 대한 확실한 결론을 내릴 필요는 없지만, 무엇에 대해 답할 것인지 어느 정도 잠정적인 결론을 내리고 문헌조사를 하여야 한다. 사례보고에서와 마찬가지로 문헌검색을 통해 비슷한 종설이 없다는 것을 확인한 후에 종설을 쓰게 된다. 종설도 장황하게 많은 문헌을 반복 기술하는 것이 아니며, 답하려고 하는 한 두 가지의 중요한 질문을 잘 구성하지 못하면 그 가치가 상실된다. 종설에서도 편집인은 편집위원회가 정한 범위 내에서 종설의 숫자와 내용을 결정하는데 상당한 권한을 행사한다. 편집인은 투고한 종설원고를 전문가 심사 후 게재할 수도 있고 편집인 자신이 게재여부를 결정할 수도 있다.

Methods

J Prev Med Public Health 2019;52:14-20 • https://doi.org/10.3961/jpmph.18.250

pISSN 1975-8375 eISSN 2233-4521

Journal of Preventive Medicine & Public Health

Check for updates

Health Indicators Related to Disease, Death, and Reproduction

Jeoungbin Choi[1,2,3], Moran Ki[4], Ho Jang Kwon[5], Boyoung Park[6], Sanghyuk Bae[7], Chang-Mo Oh[8], Byung Chul Chun[9], Gyung-Jae Oh[10], Young Hoon Lee[10], Tae-Yong Lee[11], Hae Kwan Cheong[12], Bo Youl Choi[6], Jung Han Park[13], Sue K. Park[1,2,3]

[그림 11-3] 종설논문의 예.

여기서는 보건학에서 다루는 질병발생, 사망 그리고 생식과 관련된 지표들을 정리하였다. 잘 쓴 종설의 경우 인용횟수가 높아서 학술지들이 선호하는 양식이다. (Choi J, Ki M, Kwon HJ, Park B, Bae S, Oh CM, Chun BC, Oh GJ, Lee YH, Lee TY, Cheong HK, Choi BY, Park JH, Park SK. Health Indicators Related to Disease, Death, and Reproduction. J Prev Med Public Health. 2019 Jan;52(1):14-20)

3) 사례보고(case report)

과학연구자들은 어떤 사례가 독특하고 드물다고 생각했을 때 그 사례를 알고 싶어한다. 그러나 사례가 단지 드물다는 점에 사례보고의 의미가 있는 것이 아니라, 그 사례보고에 의해 어떤 물리적, 화학적 현상에 대한 개념이 바뀌고 대치법의 범위가 넓어질 수 있을 때 그것이 참된 사례보고가 된다. 사례보고도 정확한 메시지를 가져야 하므로, 철저하게 관련문헌을 찾아봄으로써 그것을 확인해야 한다.

사례보고는 편집인에게 상당히 부담이 된다. 투고원고의 전체 게재승낙률(overall acceptance rate)이 낮은 월간 학술지일수록 사례보고에 대하여는 특히 더 엄격한 기준을 설정하는 경우가 많다. 예를 들어서 *British Journal of Anesthesiology*에 사례보고를 게재하려면 특별히 독특한 사례이거나 마취 사망률과 같이 대단히 중요한 문제에 대하여 반론을 제기한 것이어야 한다.

4) 사설(editorial)

사설은 학술지에 게재하기로 결정한 원저 논문들에 대한 논평이나 해설이며, 전문가에게 의뢰하여 게재한다. 정식 종설로 쓰기에는 적은 내용을 짧게 게재하려고 할 때, 또는 최근에 이룬 학술적인 성과를 독자가 주목하도록 하는데 사설이 적합하다. 저자가 게재한 원저 논문에서 균형 감각을 잃고 쓴 부분이 있거나 일반 독자를 위하여 논문 내용을 해설할 필요가 있는 경우 이를 보완하는데 특히 사설이 적합하다.

종설과 사설은 중요한 의문점을 분석적이고 과학적으로 다루어 합당한 답을 주려고 한다는 점에서 비슷하다. 따라서 초고를 쓰려고 할 때 수집해야 할 사항도 비슷하다. 대부분의 사설이 편집인에 의해 의뢰된다. 저자는 사설을 쓰기전에 독자적으로 써야되는지 아니면 공동저자와 같이 써도 되는지 편집인과 협의해야 한다.

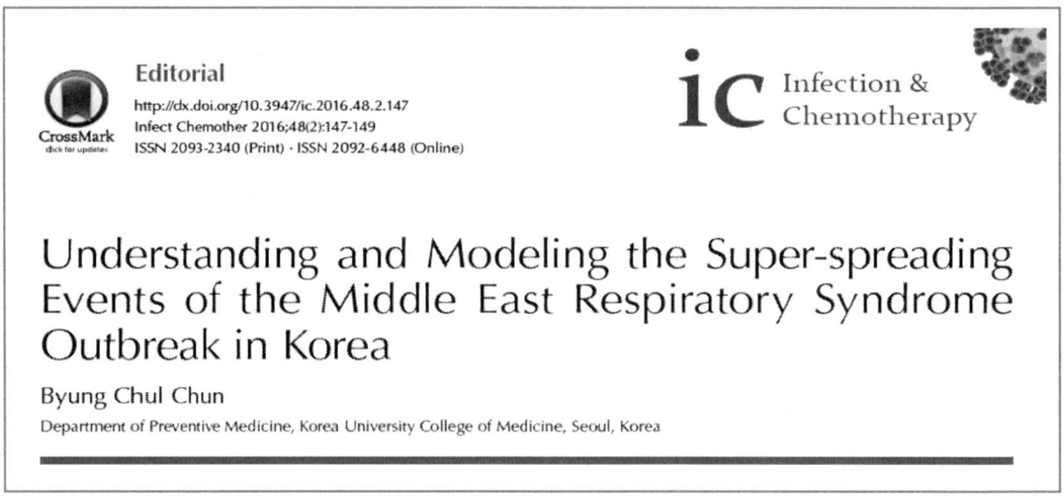

Editorial
http://dx.doi.org/10.3947/ic.2016.48.2.147
Infect Chemother 2016;48(2):147-149
ISSN 2093-2340 (Print) · ISSN 2092-6448 (Online)

ic Infection & Chemotherapy

Understanding and Modeling the Super-spreading Events of the Middle East Respiratory Syndrome Outbreak in Korea

Byung Chul Chun

Department of Preventive Medicine, Korea University College of Medicine, Seoul, Korea

[그림 11-4] 사설(Editorial) 논문의 예.

분명하게 논문 표지에 Editorial로 명시되어 있으며, 이 사설의 경우 이 학술지의 편집장으로부터 의뢰되어 작성된 것이다. 그림 1개와 11개의 참고문헌이 사용되었다. (Chun BC. Understanding and Modeling the Super-spreading Events of the Middle East Respiratory Syndrome Outbreak in Korea. Infect Chemother. 2016 Jun;48(2):147-9)

5) 레터(letter-to-the editor)

레터(독자교신)은 과학학술지에서 대단히 중요하다. 편집인은 독자들이 내용이 있는 토론을 활발히 하도록 장려한다. 레터는 보통 이미 출판된 논문과 관련된 것이 대부분이다. 레터는 그 이외에도 새로운 가설을 내세운다든지 중요한 문제에 대하여 독자의 주의를 집중시키는데 특히 유용하다. 학술지 어느 부분보다도 투고 후 게재되는데 소요되는 시간이 짧고 기동성이 있는 부분이기 때문이다. 레터도 동료심사를 거치는 것이 보통이며, 일반적인 형식보다 더 길고 표나 그래프를 포함시켜서 연구레터로 받는 학술지도 있다. 레터에 적합하지 않은 사례보고나 연구논문을 레터 형식으로 짧게 쓰는 것도 바람직하지 않고, 레터에 적합한 내용을 늘려서 연구논문으로 하는 것도 바람직하지 않다. 단신이나 기타 형식으로 투고한 것을 에디터가 레터형식으로 바꾸어서 재투고하는 것을 권하는 경우도 있는데, 이 경우 레터로 바꾸어서 재투고를 할 것인지, 계속 단신이나 원저로 다른 저널에 투고할 것인지를 내용에 따라서 잘 결정해야 한다.

전문 학술지에 쓰는 레터는 사람들이 단숨에 쓰는 일반 편지와는 다르다. 누구나 다 전문 학술지에 실리는 레터를 쓸 수는 없다. 이는 전문적인 내용을 짧은 단어 수를 이용해서 필요성과 방법, 결과까지 작성해야 하는 일이다.

드문 사례를 간략히 보고하는 레터는 저자가 같은 문제에 관심있는 전세계의 다른 사람들과 성과있는 교신을 시작하도록 해줄 수 있다.

레터를 쓰기 전에 학술지의 요구사항을 세밀하게 읽어야 한다. 그것은 학술지에서 레터 부분이 시작부에 편집될 수도 있고, 저자를 위한 정보 페이지, 혹은 양쪽 모두에 편집될 수도 있다. 거의 모든 학술지는 레터에 대해서 단어 수를 제한하고 있으며, 대부분의 학술지는 레터에 도해나 표를 포함하지 않지만, 일부 학술지는 한 개 정도의 그림이나 표를 포함시키기도 한다. 또한 이용할 수 있는 참고문헌의 수도 제한되어 있다.

대부분의 레터는 연구논문, 사례보고, 종설, 사설의 축소형에 해당된다. 학술지에 출판된 논문에 대해 견해(comments)를 쓸 때, 왜 이 것을 쓰게 되었는지 명백히 하기 위해 원고의 시작부 근처에 그 논문을 인용하여야 한다.

레터 작성자는 너무 길게 문장을 쓰지 않도록 많은 주의를 기울여야 한다. 같은 메시지를 가진 두 원고 중에서 길고 비비 꼬고 흐리멍텅한 것은 거부되기(reject)쉽고, 짧고 간결하고 명백한 것이 채택되기(accept)쉽다. 레터의 논조를 과학학술지에 적합하도록 유지하는데 특히 주의해야 한다.

마지막으로 원고에 허용된 길이를 초과하지 않도록 본문의 단어 수를 세어보아야 한다. 전형적인 과학논문의 원고처럼 독자교신도 2줄간격(double space)으로 작성해야 한다. 레터에 모든 저자가 포함되어 있는지 확인하여야 하며 저작권 이전 동의서(transfer of copyright agreement)가 원고에 포함되어야 한다.

Travel Medicine and Infectious Disease 41 (2021) 102057

Contents lists available at ScienceDirect

Travel Medicine and Infectious Disease

journal homepage: www.elsevier.com/locate/tmaid

ELSEVIER

Correspondence

Decreased seasonal influenza during the COVID-19 pandemic in temperate countries

Dear editor,

In 2019–2020 season, the coronavirus disease (COVID-19) has prevailed in many different countries. Public health authorities have taken measures to control spread of the disease, which ranged from educating the public regarding personal hygiene to suspending social gatherings and closing

– 중 략 –

Sangho Sohn
Department of Preventive Medicine, Korea University College of Medicine, Seoul, Republic of Korea

Kwan Hong, Byung Chul Chun*
Department of Preventive Medicine, Korea University College of Medicine, Seoul, Republic of Korea
Program in Public Health, Korea University Graduate School, Seoul, Republic of Korea

* Corresponding author. Department of Preventive Medicine, Korea University College of Medicine, 73 Goryeodae-ro, Seongbuk-gu, Seoul, Republic of Korea.
E-mail addresses: chun@korea.ac.kr, epinfo@naver.com (B.C. Chun).

[그림 11–5] 레터형식의 논문 (correspondence) 예.
이 논문은 원래 Brief Report로 작성되었으나 에디터의 권유로 레터형식으로 바꾸어서 재투고한 사례이다. 논문 처음에 편집자에게 보내는 Dear Editor로 시작하고 편지처럼 마지막에 저자들을 표기하는 것이 보통이나 학술지 마다 약간 형식은 다르다. 이 학술지의 경우 Letter를 Correspondence라고 표기한다. 여기서는 표 1개, 참고문헌 6개가 사용되었다. (Sohn S, Hong K, Chun BC., Decreased seasonal influenza during the COVID-19 pandemic in temperate countries. Travel Med Infect Dis. 2021 May-Jun;41:102057)

6) 간단보고(Brief Report), 간단교신(Brief Communication)

이 형식은 학술지마다 요구하는 내용과 형식이 많이 다르나, 보통 새로운 사실을 빠르게 알리거나 복잡한 원저형식보다는 간단하게 결과를 보고할 때 많이 사용한다. 비록 형식은 간단하고, 글자수나 그림 수의 제한 등이 있기는 하지만 통상적으로 연구목표, 가설, 연구방법과 결과 등 기본적인 원저의 내용을 거의 요구하는 경우가 많다. 학술지마다 부르는 이름이 다른데, 미국 질병관리본부에서 발간하는 학술지인 Emerging Infectious Disease의 경우는 Dispatch가 여기에 해당한다.

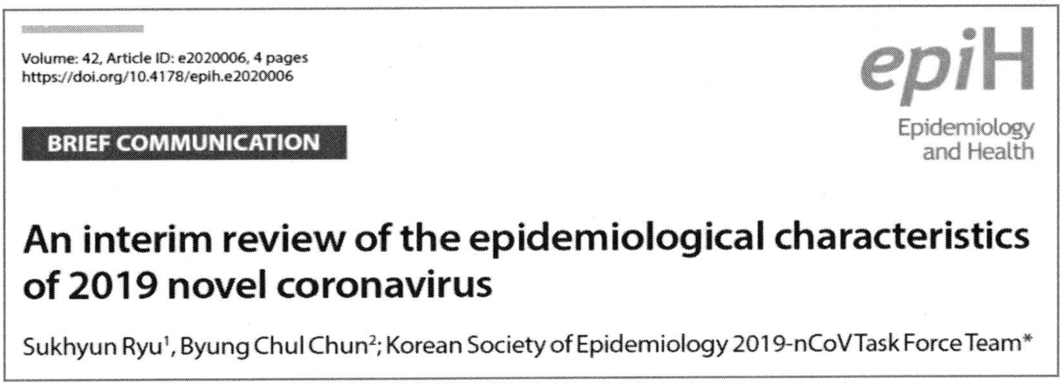

Volume: 42, Article ID: e2020006, 4 pages
https://doi.org/10.4178/epih.e2020006

epiH Epidemiology and Health

BRIEF COMMUNICATION

An interim review of the epidemiological characteristics of 2019 novel coronavirus

Sukhyun Ryu[1], Byung Chul Chun[2]; Korean Society of Epidemiology 2019-nCoV Task Force Team*

[그림 11-6] 간단교신(Brief Communication) 사례.
이 경우 아직 COVID-19이라고 정식 이름이 붙여지기 전에 이 새로운 질병에 대해서 알려진 내용을 빠르게 정리해서 독자들에게 알리려는 목적으로 빠르게 작성되었다. 이 간단교신의 경우 COVID-19 유행 초기에 특성을 빠르게 정리하여 1년만에 90회가 넘는 인용을 기록하였다(Ryu S, Chun BC; Korean Society of Epidemiology 2019-nCoV Task Force Team. An interim review of the epidemiological characteristics of 2019 novel coronavirus. Epidemiol Health. 2020;42:e2020006).

7) 원고유형에 따른 형식적 차이

원고유형이 원저인지 연구단신인지 레터인지 등에 따라서 요구되는 원고의 형식은 매우 다르다. 표 11-2는 미국 CDC에서 발행하는 Emerging Infectious Disease 학술지에서 제공하는 요약표인데, 원저는 3500단어, 참고문헌은 50개로 제한되어 있지만 그림과 표의 수는 제한이 없는 것을 알 수 있다. 반면 연구레터는 원고의 단어수도 800개로 작고 그림과 표도 1개씩만 포함하도록 제한이 되어 있다. 초록이 요구되는 원고 유형이 있고 초록을 작성하지 않는 원고도 있는 것을 알 수 있다. 또한 이 학술지의 경우 레터와 커멘터리(commentary)의 경우에는 아예 그림과 표를 하나도 포함시킬 수 없도록 되어 있다. 이와 같이 원고종류에 따라 학술지에서 요구되는 양식과 형식이 각자 다 다르고, 이는 학술지마다 다르므로 목표로 하는 학술지의 저자 가이드라인(author guideline, author instruction)을 잘 확인해야 한다.

[표 11-2] 원고유형에 따른 형식적 차이(Emerging Infectious Disease 학술지의 예)

Article Type	Text Word Limit	Abstract Word Limit	Reference Limit	Figures & Tables
Synopsis	3500	150	50	As needed; photographs and illustrations are encouraged
Research Letter	800	50	10	1 figure and 1 table
Research	3500	150	50	As needed
Policy or Historical Review	3500	150	50	As needed
Photo Quiz	1200	NA	15	1 image or photo of the subject
Perspective	3500	150	50	As needed; photographs and illustrations are encouraged
Online Report	3500	100	As needed	As needed
Letter	300	NA	5	0
In Memoriam	1200	NA	As needed	1 high resolution photo of the person memorialized
Etymologia	100	NA	5	1
Dispatch	1200	50	15	2 figures and 2 tables
Conference Summary	1000	NA	As needed	As needed
Commentary (by invitation only)	1000	NA	15	0
Book or Other Media Review (by invitation only)	500	NA	0	1 image of book or other media cover
Another Dimension	3500	NA (50 word abstracts for essays only)	50	As needed
About the Cover	900	NA	As needed	1 high resolution image, ≤2 secondary images might be permitted

2 논문 원고작성준비

논문의 초고를 쓰기 전에 우선 다음에 네가지 사항이 준비되어야 시행착오 없이 논문을 쓸 수 있다.

- 저자의 결정(authorship): 단독논문이 아니라면 공동저자가 될 가능성이 있는 사람들이 누구 누구인지 미리 생각하고 공동저자들과 논문내용에 대해 논의해야 한다. 나중에

제기될 수 있는 논문내용에 관한 반박에 대해 누가 해결할 것인지, 즉 누가 교신저자(책임저자, corresponding author)가 될 것인지, 누가 논문을 개정(revision)할 것인지에 대해서도 합의하는 것이 좋다.

- 학술지의 결정: 논문을 투고할 학술지를 결정하고 그 학술지의 "원고 투고 결정(instructions for authors)"을 확실히 알아야 한다.
- 자료의 확보: 초고를 작성하기 전에 연구자료, 사례기록, 사진, 참고문헌 등 필요한 자료가 갖추어져야 한다. 참고문헌의 사진이나 표를 인용할 수 있는 허가서 등도 확보해 놓아야 한다.
- 적절한 원고 작성방법 결정: 요즈음은 대부분의 학술지에서 원고를 마이크로소프트워드(Microsofe Word) 컴퓨터 파일로 받고 있으므로 이 프로그램으로 원고를 작성해야 한다.

1) 저작권(authorship)과 저자의 결정

논문초고가 완성될 때까지 기다리지 말고 논문준비 단계에서 미리 저자를 결정하는 것이 좋다. 논문출판 후 저자에 대해서 미리 합의하지 못해서 나중에 불쾌한 결과를 초래하는 일이 생기기도 하고 연구자의 경력에 나쁜 영향을 끼치는 일이 생기기도 한다. 논문을 준비할 때 미리 저자를 확실히 결정하고 시작하고, 논문의 작성과정이나 투고 전 논문을 같이 상의하며, 투고 후에는 그 경과를 같이 나누어야 한다. 많은 저널에서 투고 직후 전체 공저자에게 메일을 보내서 논문에 대한 공저자 여부를 확인하는데 이는 출판이후 저자 자격 분쟁이나 원치 않은데 공저자로 실리는 사례 등을 예방할 수 있어서 바람직하다.

(1) 저자로서의 자격(criteria for authorship)

저자에 대한 결정은 출판윤리 원칙에 의해 저자들 자신이 내려야 한다. 독자들은 저자들이 논문의 내용에 대해 공적으로 책임질 수 있는 사람들이라고 생각한다. 이러한 전제로부터 논문내용에 대해 논박을 받았을 때 방어할 수 없는 사람이 저자가 되어서는 안 된다. 논문은 단지 연구자료를 열거하는 것이 아니라 지적인 과정 즉, 연구 개념의 도출과 연구자료의 해석을 내용으로 하기 때문이다. 논문을 쓰거나 내용을 고칠 때 참여하지 않고서는 어느 누구도 논문내용에 대해 책임질 수 없고 저자가 될 수 없다. 구체적으로 공동저자들을 결정하는 조건은 다음과 같다.

① 저자는 최소한 논문내용 중 지적인 과정의 일부분을 도출해야 한다.

㉠ 연구결과를 보고하는 경우는 연구 아이디어를 착상하거나 설계했을 때, 사례보고의

경우라면 사례의 특징들을 확인하였을 때, 종설이나 사설의 경우는 대답해야 할 예상질문들을 확인하고 그에 대해 계획을 세우는데 참여한 사람이 저자가 될 수 있다.

㉡ 논문을 쓰는 일은 실험관찰을 포함하여 연구자료를 모아 결론을 위해 그것을 해석하는 것이다. 자료의 해석이 저자가 되는데 중요하며 단순히 자료를 모으는 것만으로 저자가 되기에는 부족하다. 즉, 단지 자료를 제공하거나 단순히 통계를 대신 분석해 주는 것만으로는 공저자로서의 자격이 부족하다.

② 저자는 논문을 쓰고, 단순한 원고 교정이 아닌 지적인 내용 즉, 개념도출, 자료해석을 창출하는 일에 참여했어야 한다.

③ 저자는 그 논문의 모든 지적인 내용에 대해 공적으로 방어(defense)할 수 있어야 한다.

저자의 표기순서에 모든 사람이 만족하는 규칙이나 통일된 방법은 없다. 해당 연구에 가장 많이 기여하고 직접 논문을 작성하는데 가장 많이 기여한 사람이 제1저자의 자격이 있다. 만약 이런 우열이 어려운 경우는 제1저자가 2명이 되기도 한다. 연구실의 실장이나 연구그룹의 대표자가 무조건 제1저자가 되어서는 안 된다. 연구과정에서 공헌한 순서대로 저자를 표기하는 것이 상례이며, 교신저자라도 무조건 맨 뒤에 위치하기 보다는 공헌 순서대로 표기하는 것이 바람직하다.

(2) 여러 연구기관이 관련된 경우의 저자 결정

여러 연구소, 여러 팀에 의한 연구보고일 때 저자의 범위를 결정하기 어려운 경우가 있다. 최근 다기관 연구(multicenter study)가 흔해지고 있는데, 대부분 학술지의 편집인들은 이런 경우 열명, 스무명 등의 많은 "저자들"을 나열하기 보다는 '한국역학회 코로나-19대응팀' 같은 집단 이름으로 저자들이 표기되기를 원한다.

대부분 이런 연구논문의 저자들은 아주 작은 기여로부터 매우 중요한 공헌을 한 경우까지 다양하다. 따라서 이런 연구에서는 저자를 "집단명(group title)"으로 하고 그 집단의 구성원을 "제목 페이지"의 각주에 나열함으로써 해결할 수 있다. 또한 논문 후미에 있는 "감사의 글(acknowledgments)"부분에 명시될 사람들도 따로 구별하며 미리 결정되어야 한다.

그림 11-6의 경우가 이런 경우에 해당되는데, 개인 이름은 제1저자와 교신저자만 표기하고 나머지는 집단이 저자로 들어간 사례이다. 이 경우 집단저자의 이름과 소속은 Acknowledgement에 기술하는 것이 보통이며, 이 논문도 Acknowledgement에 전체 저자명과 소속이 나열되어 있다.

• **저자들의 역할분담**

저자들을 일찍 정하는 것은 또 다른 실질적 효과가 있다. 결정된 예비 저자들은 논문 쓰는 일을 분담할 수 있다. 짧은 논문의 초안은 한 사람의 저자가 쓰는 것이 가장 좋겠지만, 길고 복잡한 논문에서는 일을 나누어야 할 경우도 있다. 예를 들어, 통계분석 부분은 저자들 중 통계학자에 의해 가장 잘 쓰여질 수 있다. 초기 원고부터 이처럼 일을 분담할 때에는 초안 완성일과 그것들을 모아서 하나의 통합된 원고초안으로 만들 사람에 대해서도 미리 합의가 이루어져야 한다.

많은 학술지들은 논문투고시 저자들의 역할분담내용을 구체적으로 명시하도록 하고 있는데, 이는 같은 공저자라도 기여하는 바가 다르기 때문에 바람직하다고 할 수 있다. 다만 현재는 이러한 내용이 해당 저자를 평가할 때 공식적으로 사용되고 있지는 못하고 모두 똑 같은 한 명의 공저자로 처리가 되고 있다.

1. **Scientific Reports에서 저자 역할의 표기법**

   Contributions

   J.K. and B.C.C. designed the study. J.K., S.Y., H.K. and R.G. collected data. J.K. analyzed the data and wrote the first draft of the manuscript. B.C.C., K.H., S.Y., R.G., J.J., S.H.P., Y.J.C., S.R., D.W.P., Y.S.L., H.L., D.H.K., and D.-H.K. critically reviewed the manuscript and interpreted the results of analysis. J.K. and B.C.C. revised final manuscript. All authors reviewed and approved the final manuscript.

   (Source: Kim J, Hong K, Yum S, Gómez Gómez RE, Jang J, Park SH, Choe YJ, Ryu S, Park DW, Lee YS, Lee H, Kim DH, Kim DH, Chun BC. Factors associated with the difference between the incidence and case-fatality ratio of coronavirus disease 2019 by country. Sci Rep. 2021 Sep 23;11(1):18938. doi: 10.1038/s41598-021-98378-x.)

2. **Journal of Korean Medical Science의 저자역할 표기법**

   Author Contributions:

   - **Conceptualization:** Hong K, Chun BC.
   - **Data curation:** Hong K.
   - **Formal analysis:** Hong K.
   - **Funding acquisition:** Chun BC.
   - **Investigation:** Yum S, Kim J.
   - **Methodology:** Yum S, Kim J.
   - **Visualization:** Hong K.
   - **Writing – original draft:** Hong K.
   - **Writing – review & editing:** Hong K, Yum S, Kim J, Chun BC

   (Hong K, Yum S, Kim J, Chun BC. The Serial Interval of COVID-19 in Korea: 1,567 Pairs of Symptomatic Cases from Contact Tracing. J Korean Med Sci. 2020 Dec 28;35(50):e435)

[그림 11-7] 위의 두 학술지에서 보는 것처럼 저자의 역할을 표기하는 방식은 학술지 마다 다르다. 투고하기 전에 전체 저자들의 동의를 얻는 것도 중요하다.

(3) 저자의 유형

저자를 다음과 같이 세가지로 분류할 수 있다.

① 제1저자(first author 또는 primary author): 논문을 대표하며, 대개 해당 논문을 직접 집필하고, 내용이나 경과에 가장 공로가 많은 저자

② 교신저자(corresponding author): 복수의 저자가 있는 경우, 투고로부터 게재까지의 과정에 대해, 투고된 원고에 책임을 갖고 접촉하고 응대하는 저자

③ 공저자(coauthor): 제1저자와 교신저자를 제외한 저자

④ 유고저자(deceased author): 원고의 투고, 심사, 출판과정에서 사망한 경우로 이때는 가족이 그 저자를 대신해서 서명해야 한다.

심사 중에 있는 논문의 저자변경에 관한 규정(alteration to authorship or contributorship)에 있어서, 모든 국제 학술지가 현재 심사 중에 있는 논문에서 새로운 저자를 삽입하거나 기존의 저자를 제외시킬 수 없도록 규정하고 있다. 교신저자(corresponding author)도 교체할 수 없다. 또한 저자의 순서도 바꿀 수 없다. 만일 저자에 관한 사항이 바뀌면 새로운 논문으로 간주되므로 투고(submission) 단계부터 다시 시작해야 한다. 다만 예외적으로 모든 저자의 동의가 있을 때 저자의 변경, 삭제, 추가가 가능하다. 이때는 편집인(editor)에게 납득할 수 있는 정당한 저자변경 사유를 밝히고, 모든 저자가 동의한다는 내용을 보내야 한다.

국제편집인협의회의 공식 입장은 다음과 같다.

- 최초 투고(submission) 후의 저자변경은 반드시 모든 저자의 승인을 받아야 한다.
- 저자변경이란 저자추가, 저자삭제, 저자순서의 변경을 포함한다.
- 어떤 변경도 편집인에게 설명해야 한다.
- 편집인은 저자변경에 동의했는지 여부의 확인을 위해 저자와 접촉할 수도 있다.

2) 원고 투고(manuscript submission)

(1) 학술지의 선정

① 학술지 선정기준

원고가 작성되면 투고할 학술지를 선정해야 한다. 논문의 주제와 관련된 학술지는 여럿이 있으므로 얻어진 결과를 싣는데 가장 적합한 학술지를 고르는 것이 중요하다. 일반적으로 말해서 분야면에서 관련이 깊고, 국제적으로 지명도가 높고, 그리고 많은 과학자들이 읽는 학술지에 투고해야 한다. 그 판단기준으로서 아래의 사항이 포함된다.

㉠ 논문의 주제와 학술지가 다루는 영역의 일치성: 학술지마다 자신들이 다루는 주제를 scope으로 표명해 놓고 있으며, 자신의 논문주제가 이 scope의 범위안에 있는지 확인해야 한다.

㉡ 국제성(국제적으로 인정된 학술지에 속하는가?)

㉢ 지명도(Impact factor)

㉣ 독자층(좁은 범위의 전문가인가? 일반적인 연구자인가?)

㉤ 구독자(주 구독자와 계층)

㉥ 게재의 난이도(Acceptance rate, rejection rate 등)

㉦ 게재의 소요시간

㉧ 종합지인가? 전문지인가?

㉨ 학술지인가? 상업지인가?

등이다.

예컨대 많은 학자들 사이에서 오랫동안 현안이던 문제를 해결한 논문이라면 높은 국제적 지명도에 주목하여 선정해야 할 것이고, 한편 최근에 급성장하고 있는 화제라면 속보성에 주목하는 것이 중요하다. 아무리 생각해도 판단을 못 내리고 망설일때는 동료나 지도교수의 의견을 참고하여 정하면 된다.

학술지의 게재 난이도를 어림짐작하도록 Thomson Institute for Scientific Information (Thomson ISI)사에서 학술지의 순위와 상대적 평가를 위해 제공하는 정량적 규칙을 이용할 수 있다. 이러한 규칙의 하나로 이른바 영향력지수, 또는 인용지수(impact factor)가 있다. 대체로 학술지의 영향력지수와 게재되기 전에 행하여지는 교열의 완전성과 엄격함 사이에는 상관이 있다. 높은 영향력지수를 지닌 학술지에 게재되기 위해서는 투고 논문이 독창성, 중요성, 정확성 등의 질적 요인에 관한 지극히 높은 수준을 충족시키지 않으면 안된다. 간단히 말하면 이 영향력지수는 그 학술지에 실린 논문이 어떤 특정 년도 또는 기간에 인용되는 빈도를 반영한다. 그러나 영향력지수의 계산법에도 한계가 있으며, 이것이 연구자들에게 잘못된 인상을 줄 가능성이 있다는 점에 주의해야 한다. 그 한계는 데이터를 모으는 기간이 통상 수년이 걸리고, 또 데이터를 모으는 범위가 그 학술지와 관계된 특정분야 뿐만 아니라 모든 분야에 걸쳐 있다는 데 원인이 있다. 이것은 최근 화제가 된 논문(hot paper)이 영향력 계수를 바꿔 놓을 수 있는 가능성이 있음을 의미한다. 그러나 그렇다 하더라도 영향력지수는 투고하는 학술지의 격식에 대한 대략적인 평가를 내리는데 도움이 된다.

② 투고 학술지 선정방법

자신의 전문영역에 오랫동안 종사한 경우는 해당 분야의 대부분의 학술지를 자연스럽게 알게 되고, 해당 논문을 작성하면서 참고하게 되는 학술지들이 있으므로 이들 중에서 적합한 학술지를 선택하게 된다. 그러나 경험이 많지 않은 연구자나 논문을 작성하면서 특히 특정 학술지의 논문보다는 다양한 논문을 인용한 경우는 어떤 학술지가 적합할지 학술지 선정에서 어려움을 겪는 것은 흔한 일이다. 또한 같은 주제를 다루는 학술지라도 학술지마다 게재하기가 매우 어려운 학술지부터 중간정도 수준의 학술지, 게재가 비교적 용이한 학술지까지 게재의 난이도 차이가 매우 크다. 무턱대고 영향력지수 또는 인용지수가 높은 학술지에 투고를 하면 바로 퇴짜를 맡기 쉽상이고, 또 게재가 비교적 용이하다고 해서 영향력이 낮은 학술지에 투고하면 상대적으로 게재는 수월할 수 있으나 출판되고 나서 인용이 매우 저조하여 학자로서 기대했던 만족감은 떨어지게 된다. 학술지마다 투고양식이 조금씩 다르므로 목표하는 학술지를 정해 놓고 이 양식에 맞게 작성을 하기 위해서도 투고하고자 하는 학술지를 잘 선택하는 것은 중요하다. 요약하면, 자신의 연구주제에 맞는 학술지이면서 자신의 논문의 중요성 내지는 독창성에 따라서 적절한 학술지를 선택하는 것이 성공적인 게재의 열쇠이다.

인용지수와 순위는 매년 평가 후 바뀌므로 평가를 담당하는 Web of Science 홈페이지(https://www.webofscience.com/wos/woscc/basic-search)에서 직접 확인하는 것이 좋다. 여기서는 인용지수와 함께 분야별 순위를 같이 제공해준다. 예를 들어서 공중보건분야는 Public, Environmental, Occupational Health 로 분류되어 있으며, 이 카테고리에 포함된 학술지 중 몇 위에 해당하는지를 표시해 준다. 하나의 학술지가 여러 개의 카테고리에 포함될 수 있고, 역학이나 공중보건관련 내용을 다루지만 의학으로 분류되거나, 여러 분야를 종합적으로 다루는 학술지로 되어 있는 것들도 있기 때문에 영역별 순위에 참고하는 것이 좋다.

• 학술지 추천서비스의 이용

자신이 기본적인 원고를 만들어 놓고도 어떤 학술지가 좋을지 잘 모를 경우 의학도서관에서 제공하는 학술지 추천서비스를 이용하는 것도 좋다.

고려대학교 의학도서관의 경우 학내 구성원에게 학술지 추천서비스를 제공하고 있다. 의학도서관 홈페이지(https://medlib.korea.ac.kr/)에 접속하여 메뉴의 연구지원서비스를 선택하면, 부메뉴로 저널추천안내와 저널추천신청이 있다. 여기서 저널추천안내로 들어가면

Elsevier의 Journal finder, Springer-Nature의 Journal suggester, S2Journal의 저널선택서비스, WoS Master Journal List의 Match Manuscript 등의 서비스를 이용할 수 있다. Elsevier와 Springer-Nature는 자신들이 출판하는 저널 중에서 추천을 하고, 여러 출판사의 저널을 추천받기 위해서는 S2나 WoS를 선택하여 진행할 수 있다.

참고 고려대학교 의학도서관에서 제공하는 저널추천 서비스 리스트의 예

Elsevier Journal finder Opens a new window
- Elsevier Journal 사이트에서 논문제목과 초록입력
- Impact Factor, Review speed, Acceptance rate, Publication speed 등 제공

Springer Journal suggester Opens a new window
- Springer Journal 사이트에서 논문제목과 초록입력, 원하는 추천 조건 추가입력
- Impact Factor, First decision speed, Acceptance rate 등 제공

S2Journal 저널선택서비스 Opens a new window
- 학술지 분석 솔루션 S2J 사이트에서 논문제목과 초록입력
- SCI(E), ESCI, Medline, Scopus, KCI 등재현황, ISSN, 출판사, Impact Factor, Publication time 등 제공

EndNote Web Manuscript Matcher Opens a new window
- 개인계정 생성 후 이용
- 로그인 → 일치 → 원고에 가장 적합한 학술지 찾기 페이지에서 논문제목과 초록입력
- 참고문헌이 수록된 엔드노트 라이브러리 포함하여 찾기 가능(데스크탑 엔드노트에서 Sync Library선행 필요)
- EndNote X9부터 PC에서도 가능(로그인 불필요) : 참고문헌 그룹 생성/선택하여 마우스 우클릭 → Manuscript Matcher 클릭 → 논문제목과 초록입력 후 학술지 찾기 버튼 클릭

Wiley Journal Finder (Beta 버전) (현재 Chrome만 가능) Opens a new window
- Wiley Journal 사이트에서 논문제목과 초록입력
- Editor, Impact Factor, JCR ranking by category 등 제공

IEEE Publication Recommender Opens a new window
- IEEE Journal/Conference 사이트에서 논문제목과 초록입력, 원하는 게재기한(출판일정) 추가입력
- OA여부, Impact Factor, 출판소요시간 등 제공
- 추천결과 정렬(관련성/타이틀/Impact Factor/출판소요시간) 보기 가능

Web of Science Master Journal List Opens a new window
- Manuscript Matcher 클릭 후 논문제목과 초록 입력
- 출판사, SCIE/SSCI 등 등재, 주제분야 카테고리, ISSN 등 제공
- 추천결과에서 OA여부, 카테고리, 언어, 출판빈도, JCR수록여부 필터링 가능
- 추천저널 상세정보를 보려면 계정 생성 후 로그인 필요(WoS, JCR, EndNote Web, InCites 동일 계정 사용)
- 상세정보 : Impact Factor, OA저널의 경우 출판소요시간/투고관련 정보, 피어리뷰 정보

각 서비스에서 저널을 추천 받기 위해서는 원고의 논문제목, 초록, 주제어, 관련 영역 등을 지정하면 이에 잘 맞는 저널을 순위대로 추천해 준다.

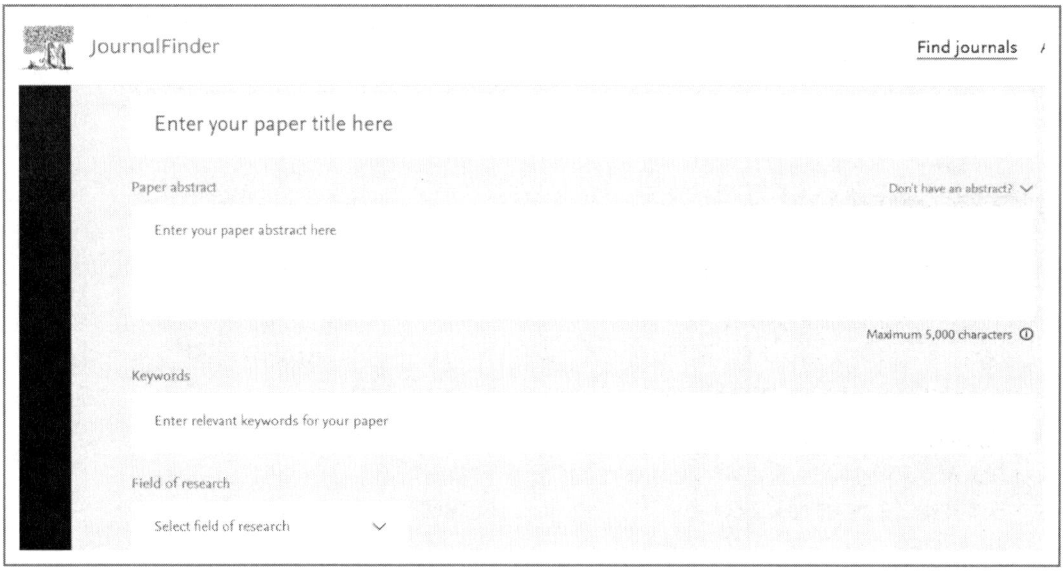

[그림 11-8] Elsevier 출판사의 저널파인더 실행화면
위의 내용대로 입력을 하고 찾기를 누르면 추천저널 목록을 출력해 준다.

참고 저널추천서비스 이용후 제공되는 내용의 예

★ **Journal of Clinical Virology**
Elsevier BV 1386-6532
JCR(Ranking) SJR(Ranking) CiteScore(Ranking) SCI(Master) SCIE(Master) CC(Master) MEDLINE(Master) EMBASE(Master) SCOPUS(Master) *0.8070*

★ **Virology Journal**
BioMed Central 1743-422X
JCR(Ranking) SJR(Ranking) CiteScore(Ranking) SCIE(Master) CC(Master) MEDLINE(Master) DOAJ(Master) EMBASE(Master) SCOPUS(Master) *0.7719*

★ **Journal of Medical Virology**
John Wiley & Sons Inc. 1096-9071
JCR(Ranking) SJR(Ranking) CiteScore(Ranking) SCI(Master) SCIE(Master) CC(Master) MEDLINE(Master) EMBASE(Master) SCOPUS(Master) *0.7680*

★ **Emerging Infectious Diseases**
US National Center for Infectious Diseases 1080-6059

참고 저널추천서비스 이용후 제공되는 내용의 예

JCR(Ranking) SJR(Ranking) CiteScore(Ranking) SCI(Master) SCIE(Master) CC(Master) MEDLINE(Master) DOAJ(Master) EMBASE(Master) SCOPUS(Master) *0.7679*

★ **Pediatric Infectious Disease Journal**
Lippincott Williams & Wilkins Ltd. 0891-3668
JCR(Ranking) SJR(Ranking) CiteScore(Ranking) SCI(Master) SCIE(Master) CC(Master) MEDLINE(Master) EMBASE(Master) SCOPUS(Master) *0.7578*

★ **Influenza and other Respiratory Viruses**
Blackwell Publishing Inc. 1750-2659
JCR(Ranking) SJR(Ranking) CiteScore(Ranking) SCIE(Master) CC(Master) MEDLINE(Master) DOAJ(Master) EMBASE(Master) SCOPUS(Master) *0.7567*

★ **Archives of Virology**
Springer Verlag 1432-8798
JCR(Ranking) SJR(Ranking) CiteScore(Ranking) SCI(Master) SCIE(Master) CC(Master) MEDLINE(Master) EMBASE(Master) SCOPUS(Master) *0.7525*

★ **Japanese Journal of Infectious Diseases**
National Institute of Infectious Diseases 1344-6304
JCR(Ranking) SJR(Ranking) CiteScore(Ranking) SCIE(Master) MEDLINE(Master) EMBASE(Master) SCOPUS(Master) *0.7513*

★ **Viruses**
Multidisciplinary Digital Publishing Institute (MDPI) 1999-4915
JCR(Ranking) SJR(Ranking) CiteScore(Ranking) SCIE(Master) MEDLINE(Master) DOAJ(Master) EMBASE(Master) SCOPUS(Master) *0.7471*

★ **Journal of Infectious Diseases**
University of Chicago Press 1537-6613
JCR(Ranking) SJR(Ranking) CiteScore(Ranking) SCI(Master) SCIE(Master) CC(Master) MEDLINE(Master) EMBASE(Master) SCOPUS(Master) *0.7449*

★ **Journal of Clinical Microbiology**
American Society for Microbiology 1098-660X
JCR(Ranking) SJR(Ranking) CiteScore(Ranking) SCI(Master) SCIE(Master) CC(Master) MEDLINE(Master) EMBASE(Master) SCOPUS(Master) *0.7350*

★ **Virus Research**
Elsevier BV 0168-1702
JCR(Ranking) SJR(Ranking) CiteScore(Ranking) SCI(Master) SCIE(Master) CC(Master) MEDLINE(Master) EMBASE(Master) SCOPUS(Master) *0.7328*

★ **Journal of Virology**
American Society for Microbiology 1098-5514

참고　저널추천서비스 이용후 제공되는 내용의 예

JCR(Ranking) SJR(Ranking) CiteScore(Ranking) SCI(Master) SCIE(Master) CC(Master) MEDLINE(Master) EMBASE(Master) SCOPUS(Master) *0.7309*

★ **Journal of Infection**
W. B. Saunders Co., Ltd. 0163-4453
JCR(Ranking) SJR(Ranking) CiteScore(Ranking) SCI(Master) SCIE(Master) CC(Master) MEDLINE(Master) EMBASE(Master) SCOPUS(Master) *0.7302*

★ **Clinical Infectious Diseases**
University of Chicago Press 1537-6591
JCR(Ranking) SJR(Ranking) CiteScore(Ranking) SCI(Master) SCIE(Master) CC(Master) MEDLINE(Master) EMBASE(Master) SCOPUS(Master) *0.7244*

* 위 화면은 실제 사용한 경우로 여기서 추천받은 저널목록을 참고하여 목표 학술지를 EID로 정하고 투고하여 성공적으로 게재를 하였다.

(2) 원고 투고규정

대부분의 과학 학술지들이 "저자들을 위한 투고규정(instructions for authors)"란을 마련하여 그 학술지가 수용할 수 있는 논문의 총 쪽수, 표(table), 도해(figure), 참고문헌의 수 등의 제한을 설명하고 있다. 만약 논문의 최종원고를 준비할 때까지도 이 사항들을 잘 지키지 못하면, 마지막 순간에 원고 투고규정에 맞추기 위해 키보드 작업을 더 해야 하고, 이런 과정에서 생기는 실수의 위험도 감수해야 한다. "투고규정" 페이지에서 표나 도해의 수의 제한이 없을 때는 최근 해당 학술지에 발행된 논문들을 읽어보고 본문의 단어수에 대한 표, 도해의 수의 비를 계산함으로써 그 제한을 추측할 필요가 있다.

(3) 투고편지(covering letter, cover letter, submission letter) 쓰기

대부분의 국제학술지는 저자의 책임기준(standards on authors' responsibilities)을 채택하고 있다. 여기에서는 투고원고에 첨부하는 투고편지(covering letter, cover letter, submission leter)에

① 이전에 그 논문의 내용의 일부를 보고한 적이 있는가, 다른 학술지에 동시에 같은 원고를 보냈는가

② 분쟁의 씨앗이 될지도 모르는 연구비와 그 외의 저작권에 관련된 사항

③ 모든 공저자가 원고를 읽고 동의하고 있는가에 대한 확인

④ 이 투고논문에 대한 연락을 받을 저자의 지정과 그 연락처

등을 명기하도록 정하고 있다[투고편지 예 참조]. 공동 연구자는 그 논문에 대해 공동책임을 지지 않으면 안되므로, 의견의 불일치가 없도록 조정하여 두어야 한다. 또한 투고원고의 저자들은 다음과 같은 의무를 가진다.

① 저자에 의해 실제로 이루어진 연구를 보고해야 한다. 도달한 결론과 일치하는 내용만 보고하고 일치하지 않는 것은 생략한다거나, 저자에 의해 데이터가 조작되거나 부당하게 취급되지 않았는가를 확인해야 한다. 만약 어떤 데이터가 보고에서 제외된 경우에는 이것을 자세히 설명해야 하며, 다른 자료에서 인용한 미발표의 데이터는 그 발췌처를 명기해야 한다.

② 다른 연구자의 연구와 정직한 관계를 가져야 하며, 다른 연구자의 연구와 상반되는 증거를 무시해서는 안된다.

③ 연구 윤리의 기준을 지킨 사실과 심사위원회에서 동의 절차를 밟고 있음을 명확하게 기술해야 한다.

이 가운데 조작에 대해서는 해당 저자뿐 아니라 연구책임자에게도 책임을 묻는다. 또한 연구의 주제에 따라 논문의 결론이 소속기관의 견해를 의미하지 않는다는 양해를 각주를 달아 명시해 둘 필요성이 있다. 또한 이미 발표된 논문의 재발표 및 동일한 논문을 다른 학술지에 동시에 보내는 문제에 대해서도 언급해야 한다.

투고편지는 학술지의 특별한 규정이 있으면 이에 따라 작성한다. 통상 투고문은 책임저자 또는 교신저자(corresponding author)가 작성한다. 투고문에서 가장 중요한 사항은 논문의 학술적 가치를 잘 설명하는 것이다. 가급적 짧게 그야말로 핵심사항을 편집인에게 잘 전달할 수 있도록 작성해야 한다. 그 뒤에 참여하는 저자가 모든 저자로서 역할을 충실하게 수행하였고, 저자됨을 포함해 출판윤리에 저촉됨이 없음을 기술한다. 학술지에 따라 저자들의 역할을 모두 밝히도록 요구하기도 하며 그런 경우는 모두 상세하게 기술한다. 이 논문의 내용이 일부라도 이전에 출판된 적이 없으며 다른 학술지에서 동시 투고로 출판절차가 진행되고 있지 않다는 사실을 명시해야 한다. 만약 출판된다면 그 이후에 다른 학술지에 다시 출판하지 않겠다는 서약도 여기에 적는다. 이해상충(Conflict of Interest)이 있으면 여기에 기술한다. 끝으로 투고하는 원고를 양적으로 간단하게 소개한다. 즉 본문의 글자수, 표와 그림의 수, 참고문헌의 수 등을 정리해 기술한다.

참고 투고편지 작성요령

1. 이전에 그 논문 내용의 상당부분을 보고한 적이 없고, 다른 학술지에 동시에 같은 원고를 보내지 않았다는 확인
   예) Neither the entire paper nor any part of its content has been published or accepted by another journal
   예) The paper is not being submitted in its entirety or in part to any other journal.
   예) The manuscript has never been published before, nor is it under consideration for publication elsewhere.

2. 분쟁의 씨앗(conflict of interest)이 될지도 모르는 사항과 모든 공저자가 원고를 읽고 동의하고 있는가에 대한 확인 기술
   예) All authors have read and approved the manuscript.
   예) We confirm that there is no conflict of interest to disclose.
   예) This study was approved by the Institutional Review Board of Korea University.

3. 이 투고논문에 대한 교신저자와 그 연락처를 기입
   편지는 양쪽 정렬하며, 줄 간격은 1.0 ×내지 1.5×로 한다.

Cover letter의 실제 사례: 이것은 Emerging Infectious Diseases라는 학술지에 투고하기 위하여 실제 작성한 예로 학술지마다 투고 letter에 요구하는 것이 조금씩 다르므로 학술지의 투고규정을 잘 살펴볼 필요가 있다.

Proposed category of the article: Dispatch

21 Jan 2021

D. Peter Drotman
Editor in Chief
Emerging Infectious Diseases

Dear Dr. D. Peter Drotman,

I am pleased to submit an article titled *'Changes in acute respiratory viral infections during the COVID-19 pandemic in Korea'* by Sujin Yum, Kwan Hong, Sangho Sohn, and Jeehyun Kim for consideration for publication in *Emerging Infectious Diseases*.

This study aimed to determine how COVID-19 management policies have influenced the positive rates for other respiratory viruses. We collected data from the weekly reports of the Korea Influenza and Respiratory Viruses Surveillance System regarding the positive rates for eight viruses: adenovirus (AdV), human bocavirus (hBoV), human coronavirus (hCoV), human metapneumovirus (hMPV), human rhinovirus (hRV), influenza virus (IFV), parainfluenza virus

(PIV), and respiratory syncytial virus (RSV), from weeks 5 to 52 per year over the past 10 years.

The overall positive rate for respiratory viral infection was 39.1% in 2020 and 53.8% in 2010-2019. However, despite the similarity in the transmission mode of each virus, the change in the positive rate differed depending on the virus. The positive rates for AdV remained unchanged, while for hRV and hBoV, the positive rates were significantly higher in 2020. We found that the positive rates for respiratory viruses with distinct seasonality (IFV, RSV, hMPV, PIV, hCoV) were markedly lower due to the loss of annual seasonal epidemics in 2020. The exception to this is hBoV, which was unexpectedly highly prevalent in late autumn and winter in 2020. This was unexpected; hBoV has not been prevalent in winter for the past 10 years in Korea. The changes in positive rates for two viruses (hRV and AdV) that occur throughout the year showed different patterns; the positive rate for AdV did not change and that for hRV increased.

I believe that the design, findings, and perspective of the study meet the aims and scope of *EID* well and fulfil the needs of the readers. All authors reviewed and approved the final version of the manuscript. This study has not been published previously and will not be submitted for publication elsewhere. We have put forth our best efforts to comply with your journal's policies on authorship, copyright, and ethics, and we have no conflicts of interest to declare.

On behalf of all the co-authors, I deeply appreciate your thoughtful consideration of our submission.

Best regards,

Byung Chul Chun, MD, PhD, MPH

*이 예에서는 일부러 삭제하였으나 편지 말미에는 교신저자 소속과 연락처를 반드시 명기한다.

(4) 학술지 투고(Submission of Manuscripts)

투고할 학술지를 정하고 그 양식에 맞추어 논문 원고를 완성하면 시간을 갖고 여러 번 정독하면서 수정한다. 이 정독과 수정에 '논문작성 요령 10계'에서 요구하는 내용을 반영하는 것이 필요하다. 반드시 공저자들과 나누어 보고 함께 수정해야 한다. 일단 원고가 완성되면 다시 한번 문헌을 검색해 원고 작성 중에 출판된 동일한 주제의 논문이 있는지 확인하고 중요한 논문이 출판되었으면 이를 문헌으로 추가 인용한다. 현재는 대부분의 학술지가 온라인 웹 시스템을 통해 원고를 접수한다. 투고문, 논문 원고, 그림 원고, 점검표(checklist), 그 외 학술지에서 요구하는 양식 등을 규정된 파일로 준비한다.

아래 9개의 기본 질문은 거의 모든 과학 논문의 텍스트에 대한 최종 검토를 위한 좋은 틀이 될 수 있다. 이들 중 하나라도 문제를 일으키는 경우 다시 이전 단계로 돌아가 검토해 보도록 한다.

• 제목이 정확하고 간결하며 효과적인가?

  - 제목은 키워드로 시작할 때 더 효과적이다. 길이 제한에 대해서는 목표 저널의 가이드라인을 확인한다. 제목이 문법적으로 맞는지 확인한다.
- 초록은 모든 내용을 나타내면서 허용된 단어 수 내에 있는가?
  - 연구 보고서의 초록에는 연구설계, 실험 대상, 방법, 결과 및 해석이 포함되어야 한다. 사례 보고서의 요약은 환자와 사례의 특이한 특징을 간략하게 설명해야 한다. 리뷰 기사 초록은 일반적으로 내용을 매우 압축된 형태로 표현하기보다는 리뷰의 내용을 알려준다.
- 도입이 적절하지만 간결하게 배경을 설명하는가?
  - 독자의 방향을 잡고, 채워야 할 공백을 공개하고, 답변하고자 하는 질문을 제시해야 한다. 마지막에는 연구의 초점을 명확하게 설명해야 한다.
- 나머지 텍스트가 올바른 순서로 되어 있는가?
  - 대부분의 전체 길이 연구논문은 IMRAD 형식을 가지고 있지만 초록, 감사의 말 및 각주 자료의 위치는 다를 수 있다. 사례 보고서, 리뷰 기사, 사설 및 서평은 다양한 형식으로 나타나며 순서에 따라 편차를 표시할 가능성이 더 크다.
- 모든 텍스트가 정말로 필요한가?
  - 논문은 길이가 아닌 내용으로 판단되므로 군더더기 표현이나 서술을 삭제하는 것이 좋다.
- 필수적인 정보가 누락되었는가?
  - 연구자 본인의 논문을 자꾸 고치다 보면 연구의 시기나 배경, 자료의 출처와 같은 필수적인 정보가 누락될 수 있으므로 주의한다
- 텍스트의 데이터가 표의 데이터와 일치하는가?
  - 테이블을 옆에 두고 글을 쓰면 문제가 없을 것이다. 재차 확인하고 확인해도 출판 마지막 단계에서야 탈오자를 확인해서 놀라는 일이 가끔 발생한다.
- 표나 그림을 생략하거나 재구성하거나 결합해야 하는가?
  - 표와 그림에 많은 시간을 투자하더라도 꼭 필요한 표와 그림을 결정하는 것은 어렵다. 일부 표나 그림을 삭제한 후 남아있는 표와 그림의 번호를 다시 매기는 것을 잊지 않도록 한다.
- 인용과 참고문헌이 서로 일치하는가?
  - 누락된 참조와 불필요한 참조를 모두 확인한다. 핵심 진술을 뒷받침하는 데 충분한

인용만 사용한다. 연구와 가장 직접적인 관련성이 있는 논문을 제외하고 모두 삭제한다. 그런 다음 텍스트 인용과 전체 참고문헌이 일치하는지 확인한다.

수정 후 완성된 것 같으면 한 번 더 읽는다. 최종 원고에 대해서 공동 저자나 동료에게서 검토를 받고 투고를 한다.

제출 형식 확인

마지막으로 원고를 저널의 요구 사항에 맞게 조정했는지 확인해야 한다. 저자를 위한 지침의 최신 버전은 저널 웹 사이트를 확인한다. 달리 지정하지 않는 한, 표, 그림 범례 및 각주를 포함하여 입력 한 모든 항목에 공백을 두 번 둔다. 넓은 여백을 사용한다(가로 1 인치, 상단 및 하단 1 인치 이상).

첫 페이지에 모든 필수 항목이 있는지 확인한다. 여러 저널에서는 법적인 이유로 특별한 진술이나 자료 이용 허가 내용 등을 요구할 수 있다. 이를 포함하지 않으면 논문 검토가 지연된다. 일반적으로 이러한 요구 사항에는 다음이 포함될 수 있다.

- 모든 저자가 논문에 상당한 기여를 했으며, 이를 이해하고 지지했으며, 출판을 위해 제출되는 버전을 읽고 승인했다는 진술. 여기에는 각 저자의 책임이나 역할에 대한 명시적인 속성이 포함될 수 있다. 일부 저널은 모든 공동 저자의 서명을 받아야하는 그러한 진술을 요구한다.
- 감사의 말에 언급한 사람과 이름 및 또는 데이터 사용을 위해 “개인 커뮤니케이션”에 인용된 사람의 서명된 허가서
- 어떤 부분도 제출, 출판 승인 또는 다른 곳에 출판되지 않았음을 증명하는 진술
- 해당 논문이 저작권 소유자의 서면 허가를 받은 자료 혹은 공공자료이거나 타인의 저작물에서 발췌한 것을 제외하고는 저자의 원작이라는 진술
- 이해 상충 공개
- 자료의 공개성 진술과 자료의 공유확인
- 통계시 사용한 코드의 공개

(5) 학술지 투고시스템

과거에는 우편을 이용해서 투고를 하였으나 현재는 거의 모든 저널이 전자투고시스템을 이용하고 있다. 다행히 일부 출판사를 제외하고는 전자투고시스템의 구성과 투고순서는 유사하여 한 군데 익숙해지면 다른 출판사도 곧 익숙해질 수 있다.

전자투고를 하기 위해서는 저널마다 자신이 등록되어야 한다. 저널마다 새로운 ID와 PW를 만들어도 되고, 많은 저널들은 ORCID를 이용해서 접속이 가능하도록 하고 있기 때문에 이를 이용해서 접속한 후 저자 파트로 들어가면 'New submission" 메뉴가 있다. 전자투고 시스템은 처음 투고할 때뿐 아니라 수정된 원고를 재투고할 때도 활용하고, 에디터나 출판사와 커뮤니케이션할 때도 이용하기 때문에 투고시스템을 이해하고 이용에 익숙해지는 것은 중요하다. 전자투고를 하더라도 처음 투고를 하는 사람의 경우는 두세시간 이상이 걸릴 수 있을 만큼 복잡해 보이기도 한다. 그러나 익숙해지면 아주 빠르게 입력이 가능하다.

전자투고의 경우 학술지마다 조금씩 양식이 다르나 최근에는 대동소이해져서 한 군데에 익숙해지면 다른 곳도 어렵지 않게 할 수 있다. 예를 들어서 PLOS ONE의 경우 입력화면을 열고 제일 먼저 원고 유형을 고르면(예, original article) 해당 원고유형에 맞는 다음 단계가 순차적으로 나타난다. 이 과정에서 학술지에 따라서는 사독자(reviewers)를 반드시 추천해야 하는 학술지도 있으므로 이 경우 미리 준비해두면 크게 도움이 된다. 맨 마지막에 투고를 마치면 현재까지 투고를 마친 논문에 대해서 PDF형식으로 검토를 할 수 있는 단계가 있고, 여기에서 문제가 없으면 제출(submission) 단추를 누르는 것으로 제출은 마치게 된다.

(6) 동료평가와 동료평가 의견에 대한 답변

익명의 사독자(reviewers)가 편집자를 통해 연구자의 원고에 대한 의견을 전달하는 동료평가(peer review) 시스템은 학술 논문 출판 과정의 핵심이다. 일반적인 모든 연구논문의 가이드라인을 주의 깊게 따랐더라도 검토자로부터 부정적인 의견과 오해를 받을 수는 있다.

논문의 발전을 위해 각 검토 의견을 하나씩 차분하고 신중하게 평가하여 필요한 경우 원고의 내용을 변경하거나 추가하고 이러한 사항을 검토 의견 하나하나에 각각 답변으로 기술한다. 사독자가 원고의 내용을 오해한 경우 그 이유를 확인한다. 오해는 연구자의 주장이나 분석의 약점을 의미할 수도 있다. 특정 검토 의견을 수락하지 않기로 선택한 경우 그 이유를 표시한다. 편집자는 연구자의 답변을 사독자에게 다시 전달하기 때문에 검토의견에 동의하지 않는 경우라도 표현은 정중해야 하며, 이 경우 자신의 의견을 지지하는 분명한 참고문헌을 같이 제시해주는 것이 좋다.

(7) 동료심사 완료후 출판까지

동료심사가 완료되어 원고가 채택(accept)되면 중요한 과정을 거의 마친 것이지만, 원고가 실제 출판되기 위해서는 몇 가지 과정을 더 거쳐야 한다. 저자의 입장에서 중요한 것은 교정(proofing)이다. 교정 이후에는 더 이상 원고의 수정은 불가하다. 교정의 경우도 출판사마다 조금씩 방법이 다르지만 대부분 온라인으로 진행하고 있다. 그러나 수정내용이 많거나 그림의 수정 등은 일반적인 온라인 교정으로 해결되지 않고, 따로 메일을 보내야 하고 이 경우는 다시 원래 채택된 원고와 차이가 없는지 동료심사자에게 되돌려질 수도 있다.

실제로 자신의 논문이 출판되면 출판까지 어려움은 사라지고 잔잔하게 느껴지는 기쁨은 생각보다 크다.

참고문헌

송호영, 최영인, 정혜자, Krishna Kandarpa. 영어논문작성과 발표요령. 서울: E-public; 2010

George M Hall. Editor. How to write a paper. 3rd ed. London: BMJ Publishing Group; 2003

International Committee of Medical Journal Editors. Preparing a Manuscript for Submission to a Medical Journal. URL: https://www.icmje.org/recommendations/browse/manuscript-preparation/preparing-for-submission.html

Matthews JR, Matthews RW. Successful scientific writing. 4th ed. Cambridge: Cambridge University Press; 2014

제12장

학술대회 준비와 발표

윤석준

학술대회 준비와 발표 제12장

1 학술대회의 선택

학술대회(conference)는 해당 분야의 저명한 인사나 연구자 또는 기업인들의 강연, 대학원생들의 논문 발표가 이루어지는 장이며, 주 참가자는 대학교수와 대학원생이다. 학술대회를 구성하는 주요 프로그램은 다음과 같다.

- 개막식(opening ceremony)
- 초청 강연(invited speech)
- 심포지엄(symposium)
  - 발제자, 발표자, 토론자로 구성되며, 하나의 공통된 주제를 발제자가 제시하면 그와 관련된 각론 및 세부사항을 다수의 발표자들이 발표하고, 다수의 토론 패널들이 발표내용을 바탕으로 논의하는 시간임
- 구두 발표(oral presentation session)
  - 대학원생 또는 박사 후 연구원들이 특정한 주제별로 묶여서 개별 15-20분 정도 (질의응답 포함) 주제 발표를 함
  - 발표장 출입은 자유롭기 때문에 청중들이 학회장을 누비며 그때그때 원하는 발표자의 발표만을 골라 들을 수가 있음
- 포스터 발표(poster session)
  - 전지 하나에 꽉 차는 분량으로 자신의 연구 결과물을 시각화한 자료를 활용하여 poster 형식으로 제작한 후 전시함

1) 국내 학술대회 선택

국내에도 분야별로 다양한 학술대회가 개최되고 있는데, 한국학술지인용색인 웹사이트(https://www.kci.go.kr/kciportal/main.kci)를 활용하면 자신의 연구주제에 맞는 학술지, 발행기관, 해당 기관에서 주최하는 학술대회에 대한 정보를 조회할 수 있다. '학술지 인

용정보'에서 조회할 연구분야의 분류를 선택하면, 학술지명과 발행기관명을 조회할 수 있다(그림 12-1, 12-2). 이후 원하는 학술지를 선택하면 해당 학술지를 발행한 기관에 대한 정보가 나오고, 발행기관에 대한 일반현황을 비롯한 연혁, 홈페이지, 학술지 발간 현황, 학술대회 개최 현황 등을 조회할 수 있다(그림 12-3). 학술대회 개최 일시 및 장소와 같은 구체적인 정보는 홈페이지 방문을 통해 알 수 있다.

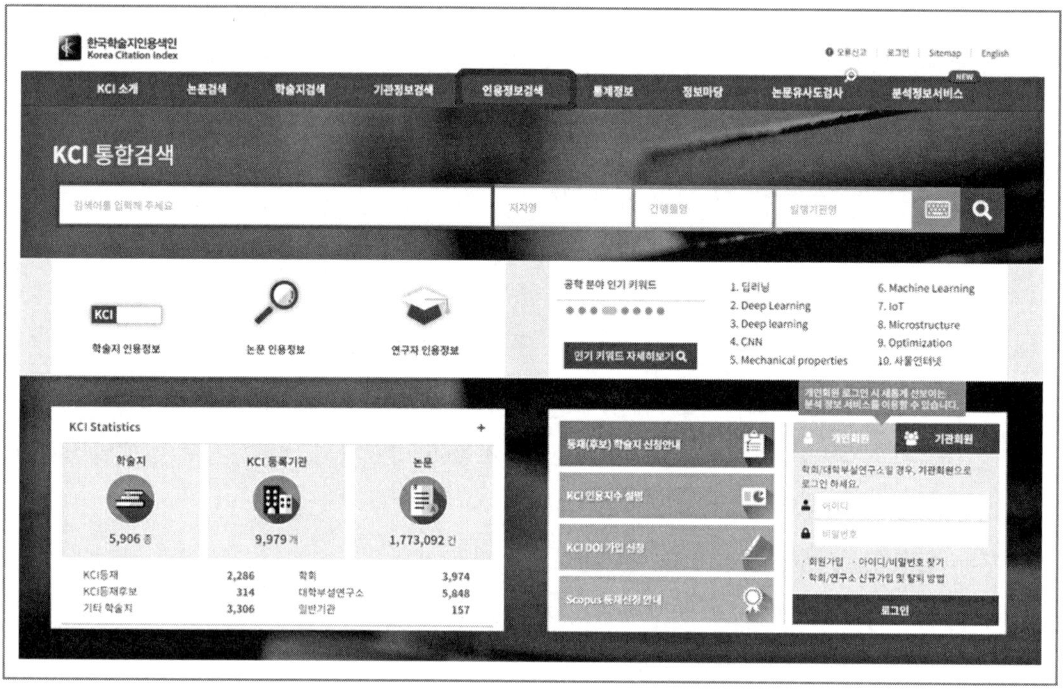

[그림 12-1] 학술지명과 발행기관명 조회 화면

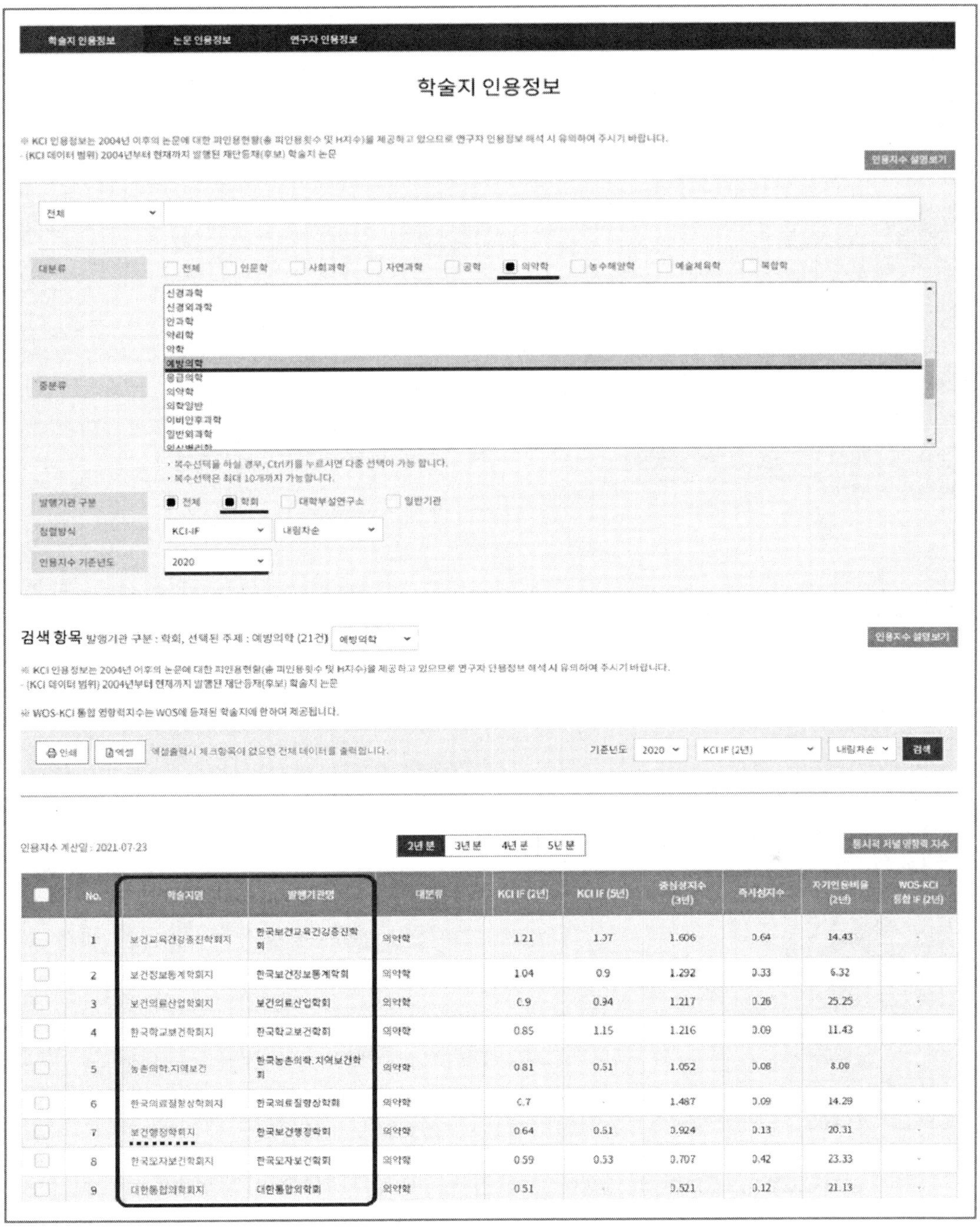
학술지 인용정보
논문 인용정보
연구자 인용정보
학술지 인용정보
대분류
전체
인문학
사회과학
자연과학
공학
의약학
농수해양학
예술체육학
복합학
중분류
신경과학
신경외과학
안과학
약리학
약학
예방의학
응급의학
의약학
의학일반
이비인후과학
일반외과학
발행기관 구분
전체
학회
대학부설연구소
일반기관
정렬방식
KCI-IF
내림차순
인용지수 기준년도
2020
검색 항목
예방의학
인용지수 계산일 : 2021-07-23
2년 분
3년 분
4년 분
5년 분
No.
학술지명
발행기관명
대분류
KCI IF (2년)
KCI IF (5년)
WOS-KCI
1
보건교육건강증진학회지
한국보건교육건강증진학회
의약학
1.21
1.606
0.64
14.43
2
보건정보통계학회지
한국보건정보통계학회
의약학
1.04
0.9
1.292
0.33
6.32
3
보건의료산업학회지
보건의료산업학회
의약학
0.9
0.94
1.217
0.26
25.25
4
한국학교보건학회지
한국학교보건학회
의약학
0.85
1.15
1.216
0.09
11.43
5
농촌의학.지역보건
한국농촌의학.지역보건학회
의약학
0.81
0.51
1.052
0.08
6
한국의료질향상학회지
한국의료질향상학회
의약학
0.7
1.487
0.09
14.29
7
보건행정학회지
한국보건행정학회
의약학
0.64
0.51
0.924
0.13
20.31
8
한국모자보건학회지
한국모자보건학회
의약학
0.59
0.53
0.707
0.42
23.33
9
대한통합의학회지
대한통합의학회
의약학
0.51
0.521
0.12
21.13

[그림 12-2] 한국학술지 인용색인 웹사이트 - 학술지 발간 학회 검색

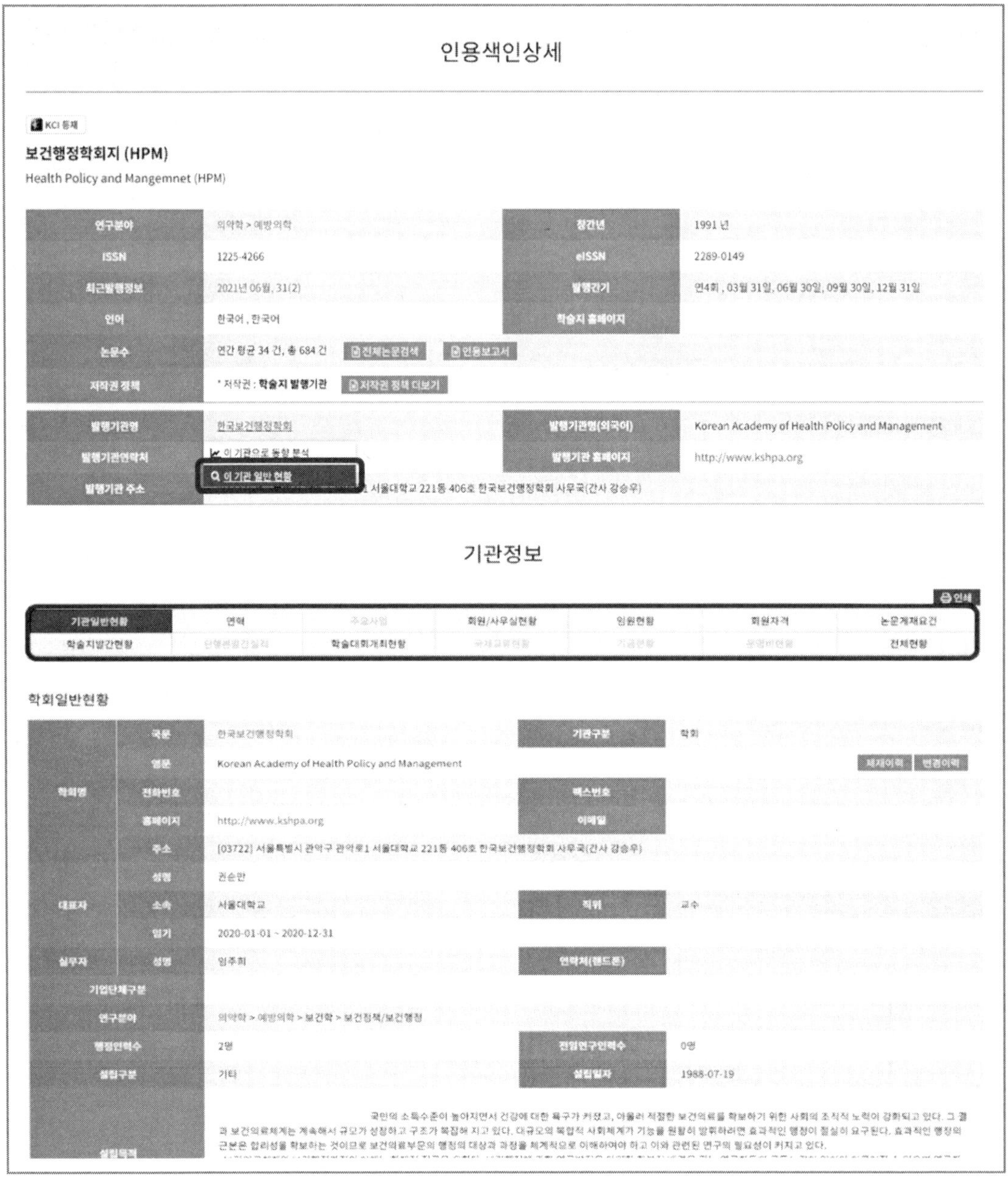

[그림 12-3] 한국학술지 인용색인 웹사이트 – 학회지, 기관정보

분석정보서비스를 활용하여 적절한 학술대회를 탐색하는 방법도 있다. 분석정보서비스를 통해 본인의 연구분야에 대한 최신동향, 주제 등을 확인하고 기 발표된 연구주제들도 비교하여 적절한 학술대회를 찾을 수 있다(그림 12-4).

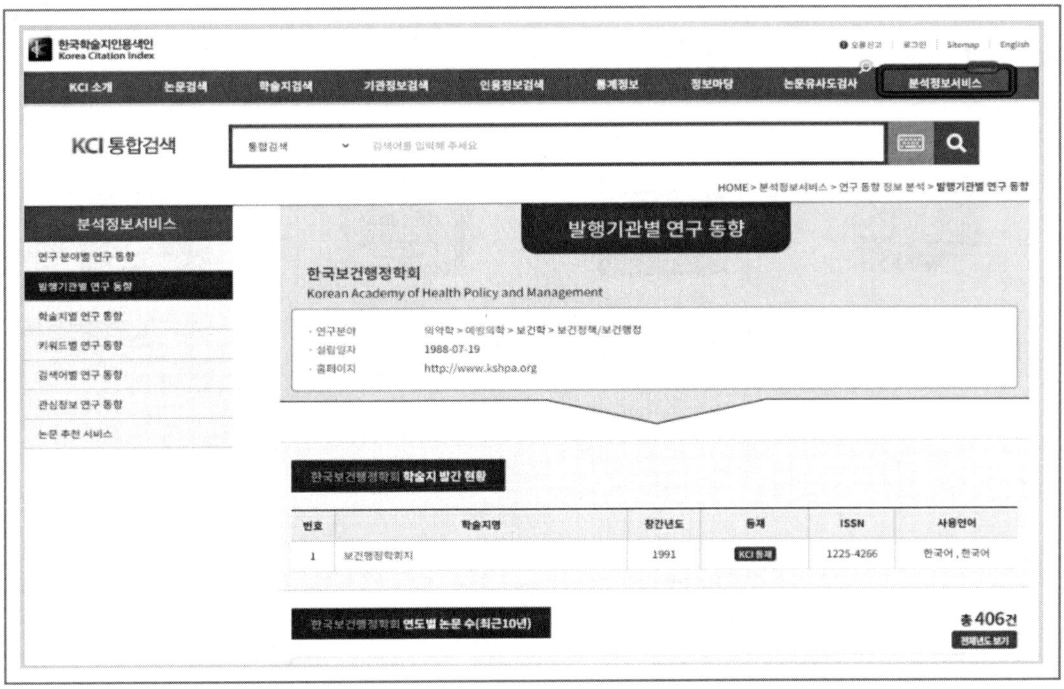

[그림 12-4] 한국학술지 인용색인 웹사이트 - 분석정보서비스

2) 국제 학술대회 선택

국제 학술대회 선택을 위해서 활용할 수 있는 대표적인 사이트는 Conal과 Call4paper이다. Conal(https://conferencealerts.com/)은 국제 학술대회 및 워크샵 등과 같은 행사 정보를 주제별, 개최 국가별, 날짜별 열람이 가능하도록 정보를 제공하고 있다(그림 12-5). 마찬가지로 Call4paper(https://call4paper.com/)에서도 주제별, 국가별, 날짜별 학술대회 확인이 가능하다(그림 12-6).

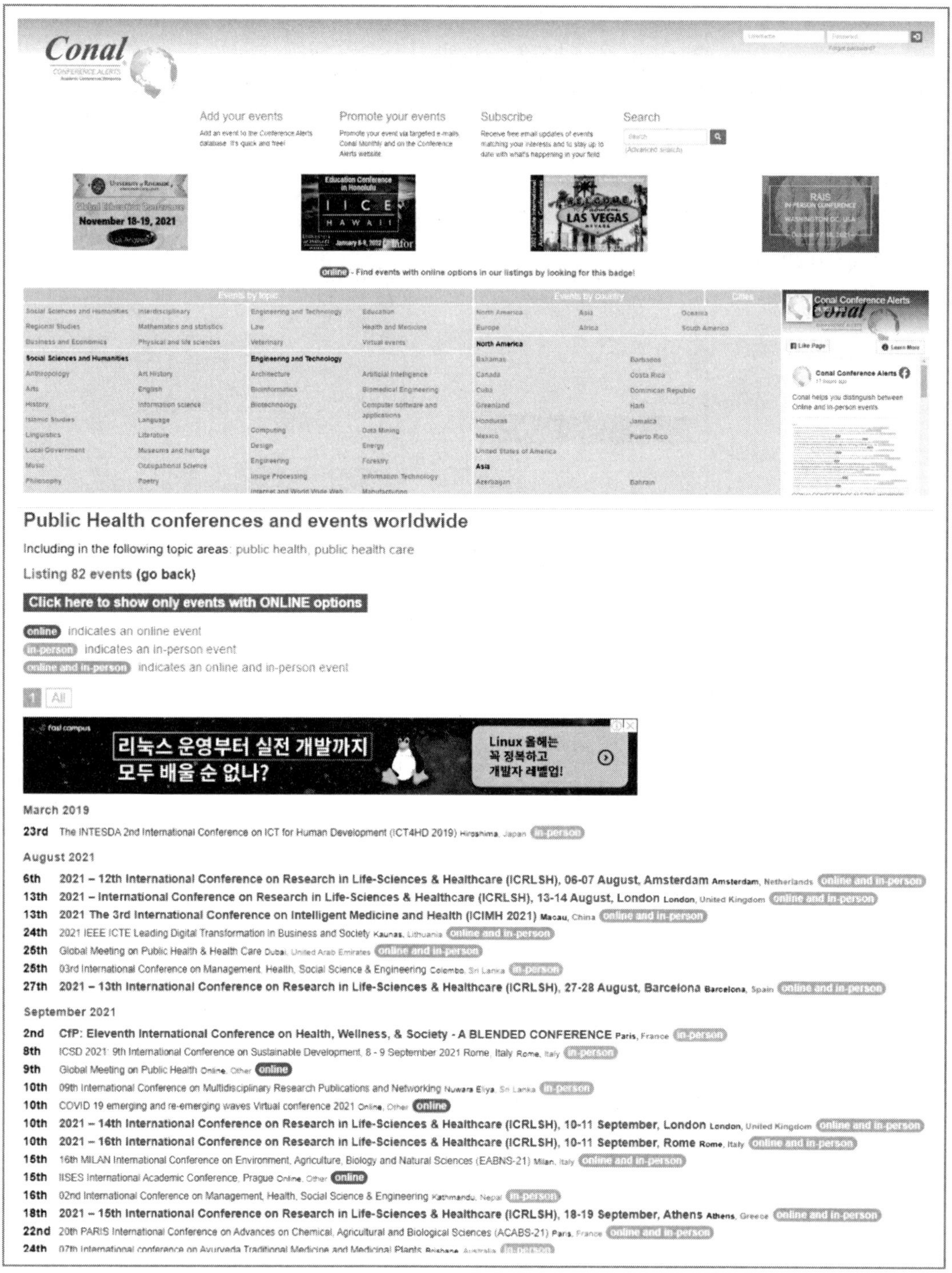
Conal
Add your events
Promote your events
Subscribe
Search
November 18-19, 2021
I C E
H A W A I I
LAS VEGAS
online - Find events with online options in our listings by looking for this badge!
Public Health conferences and events worldwide
Including in the following topic areas: public health, public health care
Listing 82 events (go back)
Click here to show only events with ONLINE options
online indicates an online event
in-person indicates an in-person event
online and in-person indicates an online and in-person event
1 All
리눅스 운영부터 실전 개발까지
모두 배울 순 없나?
Linux 올해는
꼭 정복하고
개발자 레벨업!
March 2019
23rd The INTESDA 2nd International Conference on ICT for Human Development (ICT4HD 2019) Hiroshima, Japan in-person
August 2021
6th 2021 – 12th International Conference on Research in Life-Sciences & Healthcare (ICRLSH), 06-07 August, Amsterdam Amsterdam, Netherlands online and in-person
13th 2021 – International Conference on Research in Life-Sciences & Healthcare (ICRLSH), 13-14 August, London London, United Kingdom online and in-person
13th 2021 The 3rd International Conference on Intelligent Medicine and Health (ICIMH 2021) Macau, China online and in-person
24th 2021 IEEE ICTE Leading Digital Transformation in Business and Society Kaunas, Lithuania online and in-person
25th Global Meeting on Public Health & Health Care Dubai, United Arab Emirates online and in-person
25th 03rd International Conference on Management, Health, Social Science & Engineering Colombo, Sri Lanka in-person
27th 2021 – 13th International Conference on Research in Life-Sciences & Healthcare (ICRLSH), 27-28 August, Barcelona Barcelona, Spain online and in-person
September 2021
2nd CfP: Eleventh International Conference on Health, Wellness, & Society - A BLENDED CONFERENCE Paris, France in-person
8th ICSD 2021: 9th International Conference on Sustainable Development, 8 - 9 September 2021 Rome, Italy Rome, Italy in-person
9th Global Meeting on Public Health Online, Other online
10th 09th International Conference on Multidisciplinary Research Publications and Networking Nuwara Eliya, Sri Lanka in-person
10th COVID 19 emerging and re-emerging waves Virtual conference 2021 Online, Other online
10th 2021 – 14th International Conference on Research in Life-Sciences & Healthcare (ICRLSH), 10-11 September, London London, United Kingdom online and in-person
10th 2021 – 16th International Conference on Research in Life-Sciences & Healthcare (ICRLSH), 10-11 September, Rome Rome, Italy online and in-person
15th 16th MILAN International Conference on Environment, Agriculture, Biology and Natural Sciences (EABNS-21) Milan, Italy online and in-person
15th IISES International Academic Conference, Prague Online, Other online
16th 02nd International Conference on Management, Health, Social Science & Engineering Kathmandu, Nepal in-person
18th 2021 – 15th International Conference on Research in Life-Sciences & Healthcare (ICRLSH), 18-19 September, Athens Athens, Greece online and in-person
22nd 20th PARIS International Conference on Advances on Chemical, Agricultural and Biological Sciences (ACABS-21) Paris, France online and in-person

[그림 12-5] Conal 웹사이트 사용 예시(Public Health 〉 All countries 선택)

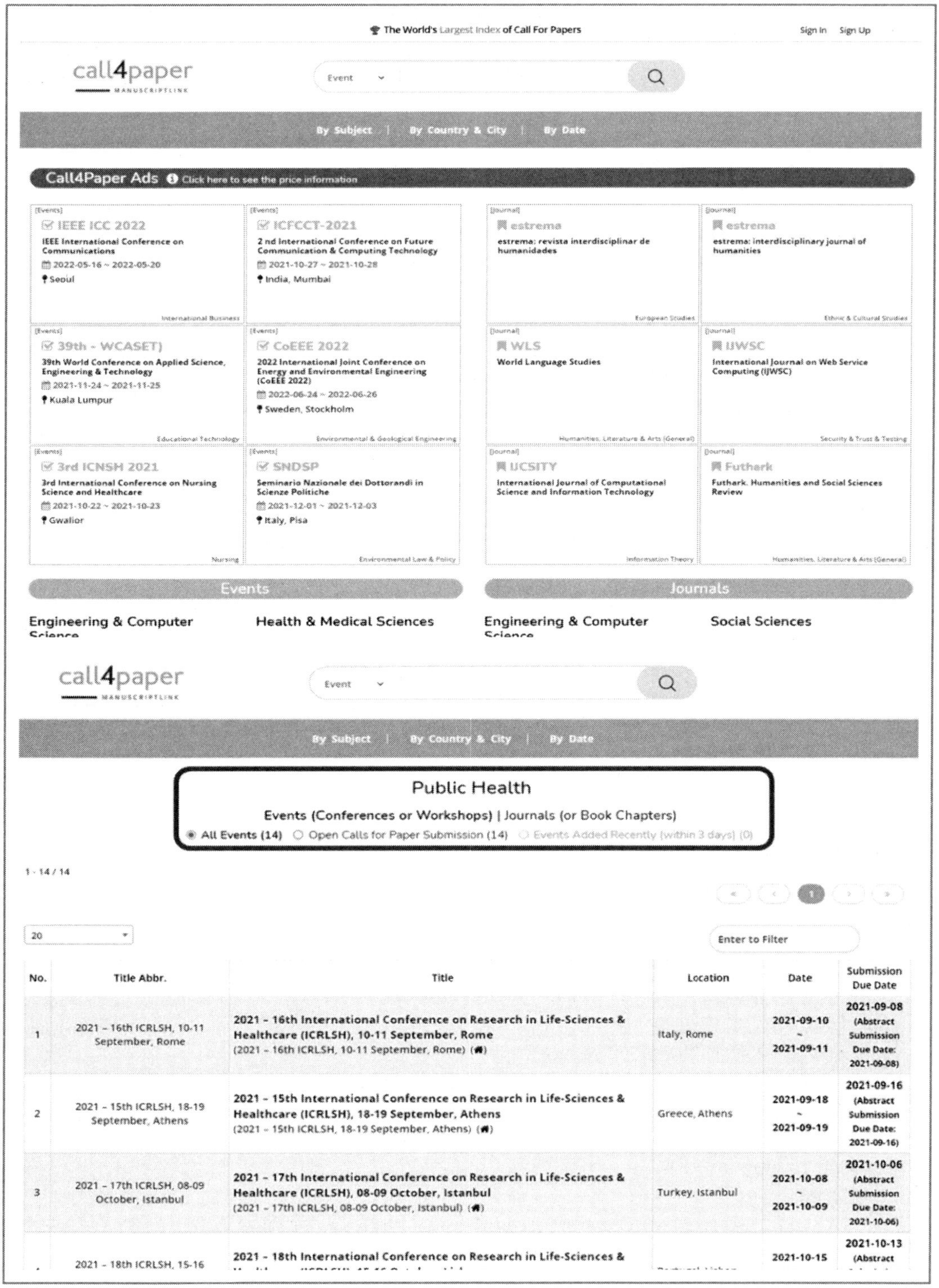

[그림 12-6] call4paper 웹사이트 사용 예시(Health & Medical Sciences 내 Public Health 선택)

3) 국제 학술대회 선택 시 주의사항

최근 약탈적 저널과 마찬가지로 약탈적인 학술대회도 계속 늘어나고 있는 추세이다. 따라서 학술대회에 투고하거나 참가하기 전에 해당 학술대회가 합법적인지 확인하기 위해 다음과 같은 사항을 검토해야 한다.

약탈적 학술대회의 특징

- 다루는 연구분야가 광범위하고, 관련 없는 다양한 학문 분야가 하나의 학술대회로 결합되어 운영됨
- 학회가 신뢰할 만한 단체 또는 협회가 아닌 영리 집단에 의해 운영됨
- 비영리학회나 협회가 운영하는 학회에 비해 등록비가 비쌈
- 논문 투고, 참가 등록을 받기 위해 연구자들에게 초청 이메일을 발송함
  - 주요 연락수단으로 conference@gmail.com 등과 같은 무료 이메일 주소를 사용함
  - 대부분 합법적인 학술대회는 "Call for paper"라는 절차를 통해 발표 원고를 모집함
- 웹사이트 상에서 학술대회 주최자에 대한 정보가 불분명하거나 생략되어 있음
- 주최자는 원고가 학회와 관련된 학술지에 게재될 것임을 보장함
- 논문 초록이 짧은 기간 내(4주 미만)에 선정될 것임을 보장함
- 학회가 인기 있는 휴가지에서 개최됨
- 학회명이 유명한 학회와 유사하지만 미묘한 차이가 있음
- 학회 웹사이트가 불안정하며, 지난 학회에 대한 기록이 없음

이와 같은 약탈적 학술대회를 피하기 위해 다음의 체크리스트를 사용하여 확인하는 절차를 가질 것을 권유한다.

올바른 학회 선택을 위한 체크리스트

- 주최자 및 스폰서
  - □ 이 학회의 주관사 또는 협회를 알고 있습니까?
  - □ 학회 개최지를 쉽게 확인할 수 있습니까?
  - □ 처음 개최되는 학회는 아닙니까?
  - □ 당신 또는 동료가 전에 이 학회에 참석했습니까?
  - □ 연사로 참석한다면 어떤 수수료(회의비, 등록비 등)가 발생 또는 면제될 것인지 분명합니까?
  - □ 스폰서가 학회에 참여하고 있습니까?
  - □ 특히 공학 및 생명, 의학 연구와 같이 산업과 연계된 분야의 경우, 그 후원 단체를 알고 있습니까?
  - □ 학회 웹사이트를 확인했습니까? 모든 정보(참가비, 제출일자, 학회 날짜, 편집위원회, 프로그램 세부 정보)가 적절한 방식으로 제공되고 있습니까?
  - □ 전에 이 학회 프로시딩을 읽어본 적이 있습니까?
- 학회 진행
  - □ 조직 위원회는 프로시딩이 어디에 게재될 것이지 명확히 알고 있습니까?
  - □ 출판된 프로시딩 논문에 대해 색인을 보장할 수 있는 곳이 어디인지, 그리고 평가를 위해 어느 인덱서에게 프로시딩을 제출할 예정인지 명확히 설명하고 있습니까?
  - □ 프로시딩의 출판사는 COPE, DOAL, OASPA처럼 잘 알려진 주요 단체 멤버입니까?

2 구두 발표의 준비

구두 발표를 할 발표 내용이 결정된 후, 효과적인 구두 발표 준비를 위한 첫 번째 과정은 의사 소통 원리와 기술에 따라 프레젠테이션을 디자인하는 것이다. 두 번째는 소개, 요점 및 결론을 설명하는 슬라이드를 만들고, 세 번째로 전환 슬라이드, 그림이나 동영상과 같이 이해를 도울 수 있는 도구를 삽입하는 것이다. 마지막으로 주요 청중 앞에 서기 전에 소규모 그룹 앞에서 예행 연습을 하면서 적절한 피드백을 받는 것이 좋다.

1) 내용 결정

강연은 발표 시간과 대상 청중이 다르고 이에 따라 발표 내용도 달라질 수 있다. 짧은 발표는 발표 시간이 긴 경우보다 준비하고 발표하기가 오히려 더 어렵다. 시간 제한이 있는 경우 필수적인 내용을 엄격하게 가려내야 하기 때문이다. 대부분의 학술적인 발표에서는 연구 소개, 방법, 결과 및 토론의 형식을 따른다. 발표 내용이 청중의 전문 분야가 아닐 수록 연구의 내용과 그 의미를 이해하는 데 필요한 배경과 방향을 충분히 설명해야 한다. 발표에 쓰일 적당한 슬라이드의 수는 제한 시간 내에서 명확하고 간결하며 이해하기 쉬운 방식으로 청중에게 스토리를 효과적으로 제시하는 데 필요한 만큼이다.

2) 발표 슬라이드 구성

적절한 슬라이드를 구성할 때 4가지를 중심으로 생각해볼 수 있다. 핵심내용을 전달하고 있는지, 슬라이드가 단순한 지, 디자인이 효과적인지, 그리고 피해야 할 것들을 유념하여 구성하였는지이다.

그 중에서 먼저 원고의 가장 핵심적인 내용을 정하고 이의 근거가 되는 자료만을 제시하는 것이 좋다. 청중이 더 자세한 내용을 알고 싶어 한다면 읽을 논문을 추천하거나 질문 시간을 활용하게 한다. 또한 슬라이드는 청중들이 쉽게 이해할 수 있도록 단순화하는 것이 좋다. 약 20초 내에 전달하고자 하는 내용을 파악할 수 있도록 하는 것을 목표로 한다. 발표 슬라이드의 효과적인 디자인을 위해서는 슬라이드 수, 글자 수, 글자 크기, 색깔 등을 고려할 수 있다. 슬라이드 1장을 설명하는 데 걸리는 시간은 평균 30초로 준비하고, 글자 슬라이드의 경우 전체 7줄 이하로, 1줄은 7단어 이내로 배열하며, 글자 크기는 발표하는 장소의 크기와 좌석 배열을 고려하여 결정할 것을 권장한다. 글자 및 슬라이드 바탕 색은 안정감을 주면서 가독성이 좋게 배열하고, 복잡한 표나 그림 및 화려한 배경은 피하는 것이 좋다(그림 12-7).

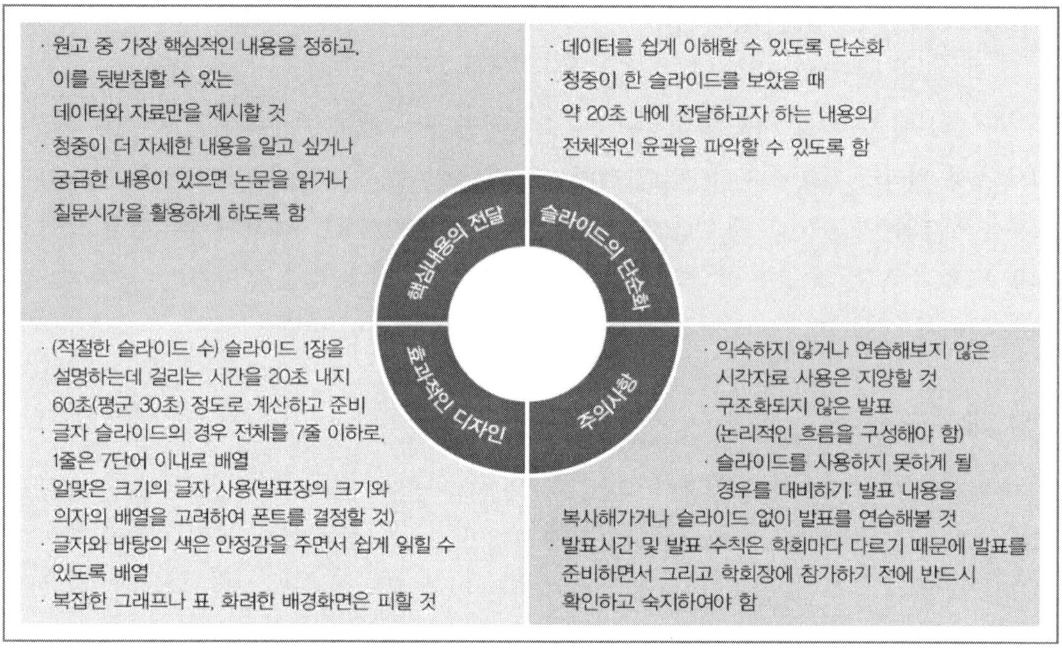

[그림 12-7] 학술대회 발표를 위한 슬라이드 구성의 팁

3 구두 발표의 실제

구두 발표를 할 때는 먼저 발표 장소를 점검하여 강당의 크기와 발표 동선을 확인하고, 발표자가 사용하는 마이크의 위치 및 작동 방법, 리모컨이나 레이저 포인터의 사용방법을 미리 확인하는 것이 좋다. 발표용 컴퓨터와 프로젝터 동작 여부나 제작한 슬라이드 상태를 한 번 더 확인하고, 연단과 스크린의 배치 및 거리, 청중들이 사용하는 마이크의 숫자 및 위치 등을 미리 파악하여야 청중들과 논의 및 질의응답 세션을 원활하게 진행할 수 있다.

발표 중에는 기본적으로 준수해야 할 수칙들이 있다. 먼저 처음에는 간단한 자기 소개로 시작하고, 발표의 대상인 청중들을 향해 말해야 한다. 또한 정해진 발표 시간을 준수해야 하는데, 간혹 발표 시간이 변경되는 경우가 있다. 이 때를 대비하여 임기응변도 준비해야 한다. 앞 순서 발표자가 시간을 초과하여 예상보다 짧은 시간을 발표 시간으로 확보하게 됐을 경우를 대비해 개요를 준비하여 해당 시간 동안 발표가 가능하게 한다. 반대로 발표시간이 늘어났을 경우를 대비하여 몇 가지 추가적인 자료를 준비할 필요도 있다. 발표 내용은 목적, 방법, 결과, 결론으로 배분하여 논리적 흐름에 따라 발표해야 한다. 슬라이드 내에 있는 모든 내용을 다 읽거나 설명할 필요는 없고, 레이저 포인터나 마우스를 남용하지 말고, 꼭 필요한 것에만 적용하는 것이 좋다.

질문을 받으면, 질문의 내용을 정확히 듣고 대답하는 것이 가장 중요하다. 만약 질문의 내용이 이해가 되지 않는다면 질문자에게 다시 한번 물어서 설명해달라고 요청하는 편이 좋다. 질문의 답을 모르더라도 당황하지 말고, 질문자에게 감사를 표한 뒤 해당 내용에 대해 추가적으로 생각하고 고려해보겠다고 답을 할 수 있다. 질의응답 시간에 만약 아무도 질문을 하지 않는다면, 발표자 스스로가 연구의 제한점을 지적하며 청중에게 질문을 위한 직접적인 힌트를 준다. 구두 발표에서 나온 질문이나 코멘트는 적어서 보관할 가치가 있다. 이는 이후에 비슷한 내용의 발표를 할 때 그 동안의 질문을 분석하여 발표 내용에 추가하거나 질문에 대한 준비를 할 때 유용하게 쓰일 것이다. 또한 질문의 내용에서 새로운 연구 아이디어를 구할 수도 있고, 다른 연자에게 동일한 또는 비슷한 질문을 하는 데에도 도움이 된다.

질문에 충분히 대답했다는 생각이 들거나, 시간이 다 끝나간다는 생각이 든다면 추가 질문이 있는지 묻고, 상황에 따라 이어지는 질문에 답하거나 아니면 연락 가능한 이메일 주소를 알려주고, 이메일을 통해 질문을 받겠다고 청중에게 전한다. 추가 질문이 없다면 청중에게 감사의 인사를 전한 뒤 연단에서 내려오면 된다.

4 포스터 발표의 준비와 실제

포스터 발표란, 연구자가 연구 성과가 적힌 포스터를 붙여 놓은 뒤 자신의 연구 결과물을 시각화 한 자료를 poster형식으로 게시판(display board)에 전시하여 관심있는 청중과 직접 대면해서 발표하는 형식을 말한다. 포스터 발표(poster session)는 일종의 논문 발표 박람회의 개념으로 전시된 다양한 발표물들을 학술대회 참여자들이 자유롭게 돌아보면서 연구자들로부터 안내와 설명을 듣게 된다. 포스터 발표는 1970 년대 중반 이후로 전 세계의 다양한 모임에서 학술적인 커뮤니케이션의 주요 형식이 되었고, 학술대회 준비와 커뮤니케이션 측면에서 효율성이 높기 때문에 몇 십년 간 많은 수의 포스터들이 발표되었다.

포스터 발표는 회의실과 영상 장비가 필요하지 않기 때문에, 구두 발표에 비해 더 적은 공간에서 같은 시간 동안 더 많은 연구를 발표할 수 있다. 발표자에게도 일반적인 구두 발표보다 스트레스가 적고, 포스터 발표에서는 진정으로 관심이 있는 소수의 사람들과 대화할 수 있는 기회가 더 많이 주어진다. 이때 발표자와 참석자 모두 토론을 통해 상호 이익을 얻고 연락처 정보를 쉽게 교환할 수 있기 때문에 아이디어에 대한 후속 조치가 더 쉬운 편이다.

성공적인 포스터 발표는 시각적, 구두 및 서면 요소를 결합한다. 포스터 세션은 매우 빠르게 발전했기 때문에 형식이 비교적 유연한 편이지만, 포스터를 통해 짧은 시간 내에 효과적으로 메시지를 전달해야 하기 때문에 핵심적인 내용을 중심으로 정보를 잘 간추려 제시해야 하고, 발표 특성상 시각적 디자인이 중요하기 때문에 텍스트 요소, 모양 및 배열, 데이터가 표시되고 설명되는 방식에 주의를 기울여야 한다.

포스터를 만들거나 배치하기 전에 컨퍼런스 주최자가 포스터 크기, 모양 또는 배열에 대한 기준을 제시했는지 확인 후, 일정한 제출 양식의 기준을 따라야 한다. 종이로 출력하는 포스터의 경우, 가능하면 디스플레이 보드에 허용되는 정확한 치수를 확인하도록 한다.

논문과 동일한 형식을 따르고 있어도 포스터는 출판용으로 작성된 논문과 여러 면에서 다르다. 포스터 형식에는 보다 간결한 표현이 필요하며, 출판되는 논문에 비해 더 많은 사진, 그림이나 색상을 추가할 수 있다. 참석자 대부분은 처음부터 끝까지 포스터를 읽지 않고 표와 그림의 데이터를 스캔한 다음에 결론이나 목표를 읽기 때문에 무엇보다도 간결한 표현이 중요하며, 눈에 잘 띄도록 배치해야 한다.

5 영어로 발표하기

1) 영어로 발표하기 기본 요령

영어가 모국어가 아닌, 경험이 적은 발표자는 슬라이드를 보여주면서 하고자 하는 말을 기록하는 것이 중요하다. 이 때 슬라이드 한 장당 1개의 문단이 적당하다. 슬라이드 내용과 기록한 내용을 반복하여 수정하고 연습하여 6분 내지 12분 발표 분량이 자연적으로 암기될 수 있도록 하는 것이 필요하다. 이때 발표하려는 내용의 영어 단어들을 모두 하나씩 의미가 적절한지, 발음기호가 맞는지 꼼꼼히 확인해야 한다. 의외로 평소 많이 쓰던 단어, 특히 전공 단어의 발음이 잘못되었을 수도 있다. 잘못된 발음이 있다면, 발표 전에는 물론이고, 발표 후에도 올바르게 고쳐질 때까지 연습할 필요가 있다.

발표를 연습할 때, 연습하는 내용을 녹음하여 반복적으로 들으면서 발음을 교정하고 정해진 시간에 맞추는 연습을 하고, 자신의 음성을 녹음하여 확인해 보는 것은 유용하다. 이 과정을 통해 발표에 걸리는 시간을 측정하여 속도를 조절하여 준비할 수 있고, 발표하는 영어의 발음이 정확한지, 듣기에 편안한 지, 버릇이 되어있는 불필요한 말이나 표현, 말과 말 사이에 들어가는 표현, 예를 들어 "어~~", 혹은 코를 킁킁거리는 습관 등은 없는지 확인할 수 있다.

가상 질문과 그에 대한 답을 미리 적으면서 연습하는 것은 유용하다. 국내 학회나 동료로부터 나온 질문과 원고 내용의 대상 및 방법이나 결과 중에서 슬라이드에 기술하지 않은 내용 또는 고찰에 기술한 내용 중 논란의 소지가 있는 내용을 정리하면 도움이 될 수 있다. 또한 학술대회 프로그램을 확인하여 좌장의 이름과 발표 장소는 물론이고, 발표 장소의 크기 및 예상되는 청중 수도 가늠해보면 발표 준비에 도움이 된다.

(1) 다음은 영어로 구두 발표 시 유용한 영어표현이다.

- Thank you (Mr. chairman*). Good afternoon, ladies and gentlemen. Today, I'd like to talk about our clinical experience with…
  (*칭호를 붙여서 Dr. Becker 또는 Professor Becker)
- Could you dim the lights please?
- May I have the first slide please?
- Can you go back to the previous slide on the right?
- Can everybody hear me? (I want to check whether people in the back can hear me)
- Can all of you see the slide clearly?
- First, let's start with this slide.
- Let me start with an overview.
- My topic is divided into 3 sections.
- Our study population consisted of 59 patients.
- What's your guess?
- The question is why this happened.
- In terms of results, we are quite encouraged.
- As you can see, the long-term results are quite good.
- What we found with this is.
- Since I am running out of time, I'll skip a couple of slides.
- Since I am running out of time, I will go through the remaining slides quickly.

(2) **다음은 질문을 하거나 질문을 받을 때 유용한 표현이다.**

- Would you please repeat the question a little louder for the people seated in the back of the room?
- I can't hear your question. Could you stand a little bit closer to the microphone?
- I'm sorry I could not follow your question. Can you please repeat it more slowly?
- I am sorry. I did not understand your question (I'm having problems understanding what you mean), can you please rephrase your question?
- I'm not sure how to fully answer that question.
- I'm not sure about that. Let me check on it.
- Let me answer the first part of your question.
- Did I answer your question (sufficiently)? (I hope I answered your question.)
- This is all that I can say in my reply to that question.
- We don't have much experience in that area.
- Thank you for asking such a good question. However, the answer is beyond my expertise.
- How many patients were lost on follow-up?
- What were the inclusion / exclusion criteria?

참고문헌

Call4paper 웹사이트 (https://call4paper.com/)

Conal 웹사이트 (https://conferencealerts.com/)

Editage insights 웹사이트 (https://www.editage.co.kr/insights/considering-presenting-a-paper-at-a-scholarly-conference-choose-carefully)

Editage insights 웹사이트 (https://www.editage.co.kr/insights/9-tips-for-presenting-at-an-academic-conference).

Janice R. Matthews, Robert W. Matthews., 『Successful Scientific Writing: A Step-by-Step Guide for the Biological and Medical Sciences』, Cambridge University Press (2014).

STAR Library 웹사이트 (https://starlibrary.org/careful-journal)

다음카페 안산김씨 (https://blog.daum.net/yescheers/8599252). Accessed 2021년 6월 20일

송호영, 최병인, 정혜자, Krishna Kandarpa, 『영어논문 작성과 발표요령』, 이퍼블릭 (2013).

한국학술지인용색인 웹사이트 (https://www.kci.go.kr/kciportal/main.kci)

제13장

연구와 출판의 윤리

이준영

연구와 출판의 윤리 제13장

이 장에서는 먼저 연구윤리의 기본적인 내용에 대해 살펴본 다음, 고려대학교 보건대학원생들의 학위논문 작성 및 학술지 출판과 관련된 윤리적 고려사항들을 설명하고, 학위논문 작성을 위한 연구 수행 시 필요한 기관생명윤리위원회 심의에 관한 내용에 초점을 맞춰 설명한다. 따라서 이 장에서 설명되는 내용이 연구윤리에 관한 총괄적인 개념 및 임상연구/임상시험 관련 연구윤리심의에 관한 포괄적이고 상세한 사항이나 절차를 대표하는 것은 아니다. 마지막으로 개인별 학위논문 작성 타임라인 설정에 관한 팁을 제시한다.

1 연구윤리

윤리(ethics)란 일련의 어떤 행위에 대한 도덕적 질/기준(moral quality of a course of action)을 의미한다. 이런 측면에서, 인간을 대상으로 하는 연구에서 연구대상자의 인권보호는 매우 중요하며, 어떠한 경우에도 반드시 지켜져야 할 사항이다. 즉, 인간을 대상으로 하는 모든 연구는 "윤리적으로 정당화" 되어야 한다. 이는 곧 인간을 대상으로 하는 모든 연구는 일명 '연구윤리심의위원회(IRB)'의 심의를 받고, 연구 승인을 득해야 함을 의미한다.

하지만 윤리적 표준(ethical standard)이 개념적으로 윤리적 완전함(ethical absolute)을 의미한다고 볼 수는 없다. 왜냐하면 전문가에게 적용되는 행위의 규준 또는 기준은 시대에 따라 달라질 수 있기 때문이다. 즉, 연구행위 측면에서의 윤리적 행동에 관한 사회적 관점(society's view of ethical conduct)은 시간이 흐름에 따라 변할 수 있으며, 또한 윤리적 행위에 관한 기준 역시 개인(individual), 사회(society), 인종(ethnic group) 및 국가(country) 별로 서로 다를 수 있다. 따라서 한 사회/국가의 윤리가 문화적으로 절대적 가치를 대표한다는 구실로 다른 사회/국가에게도 이 윤리의 적용이 적절하다고 책임 지우는 것은 일종의 윤리적 제국주의(ethical imperialism)에 해당한다고 할 수 있다(Angell, 1988). 하지만 연구의 비윤리성에 관한 사회적 통념은, 비록 주관적인 측면이 있긴 하지만, 어느 정도 객관화될 수는 있을 것이다.

비윤리적인 연구의 예를 몇 가지 들어보자: 대표적인 비윤리적 연구의 예 중 하나는 터스키지 매독연구(Tuskegee syphilis study)이다. 이 연구는 1932년부터 1972년까지 미국 알라바마 주(Alabama state), 메이콘 카운티(Macon county), 터스키지 시(Tuskegee city)에서 수행되었던 매독 관련 연구이다. 미국 공중보건국(Public Health Service, PHS)은 생계를 보장해주는 명목으로 터스키지 시 주변에 거주하는 399명의 가난하고 대부분 문맹인 아프리카계 미국인 소작농들을 모집하여, 매독의 자연적 진행경과에 대한 임상연구를 실시하였다. 이를 위해 우유와 빵을 무상으로 지원한다는 명목 하에 지원자 399명의 빈곤층 흑인을 모집해서, 이들에게 매독균을 주입한 뒤, 인체가 어떻게 반응하고 언제까지 생존하는지를 추적 관찰하고, 또한 사망 후 부검 및 조사 결과를 기록하는 비밀연구를 수행하였다. 연구의 시작은, 탈리아페로 클락(Taliaferro Clark) 박사의 주관 하에, 공중보건국 내 성병 담당 부서 사람들에 의해 진행되었다. Clark 박사의 초기 목적은 매독 발병률을 조사하고, 흑인 남자 집단에서 치료받지 않은 매독을 6~8달 정도 관찰한 후, 매독을 치료하고자 하는 것이었다. 하지만 연구시작 후 Clark 박사는 연구진들이 제안한, 연구대상자들에게 연구목적을 속이는, 속임 연구(deception study)에 동의하였다. 추후 연구진은 매독균 보균자 399명과 대조군 201명을 대상으로 후속실험을 진행했으며, 환자들에겐 정기적인 건강진단을 제공 중이고 계속 치료 중이라고 둘러댔다. 연구참여자들에게는 연구참여동의서(informed consent)를 돌려주지도 않았고, 자신들의 병명에 대한 진단도 알려주지 않았으며, 대신 이들에게 "나쁜 피"를 갖고 있다고만 말한 후, 무상으로 치료를 받을 수 있다고 강조하였다. 또한 인종차별이라는 비판을 피하기 위해 흑인 간호사와 의학도들을 연구에 참여시켰고, 1947년부터 1962년까지 흑인 의학도 127명이 병동을 회진한 것으로 나타났다. 1934년에 매독은 치료하지 않고 방치하였을 때에도 효과가 있다는 임상연구 결과를 처음 보고한 후, 지역내 의사들에게 환자들을 치료하지 말아 달라는 내용의 협조요청을 보냈으며, 1936년에는 첫번째 연구보고서를 공개한 후, 환자들이 사망에 이르기까지 추적조사 하기로 결정하였다. 또한 1940년에 미국 국방부의 협조를 얻어 환자들이 2차 세계대전으로 인해 군에 징집되어 치료를 받을 가능성 또한 원천봉쇄하였으며, 1945년에는 매독 치료제로 페니실린이 FDA의 허가를 받았으나, 이들에게는 사용하지 않았다. 1968년에 샌프란시스코의 공중보건국 소속 성병 조사원이었던 피터 벅스턴(Peter Buxtun)에 의해 이 연구의 윤리적 측면에 대한 문제가 제기되었으나, 미국 질병통제예방센터(Centers for Disease Control and Prevention, CDC)는 1969년에 연구의 필요성을 재확인한 후, 지역 의료협회의 지지를 받았다. 하지만 피터 벅스턴은 이를 언론에 계속 호소하였고, 1972년 7월 25일 워싱턴 스타(Washington Star) 지에, 그리고 다음날 뉴욕타임즈(NY Times)의 1면에 관련 기사가 실렸으며, CNN 앵

커 해리 리스너(Harry Reason)는 터스키지 연구가 사람이 매독으로 죽는데 얼마나 걸리는지를 매우 장기간에 걸쳐 비효율적으로 알아보기 위한 연구이며, 사람들을 실험동물로 사용한 실험이라고 비난하였다. 연구는 1975년에 종료되었으며, 연구참여자들은 1971년에 법정소송을 제기하였고, 법원은 참여자들에 금전적 보상과 치료를 제공하라고 판결하였다. 하지만 이 연구가 끝날 때까지, 단지 74명의 사람들이 생존하고 있는 상태였다. 피실험자 중 28명은 매독으로, 100명은 이와 관련된 합병증으로 사망하였다. 부인들 중 40명이 감염되었고, 아이들 중 19명이 선천적으로 매독에 걸린 상태로 태어났다. 1997년 5월 16일에 클린턴 대통령이 국가를 대신하여 사과하고, 해당 연구가 정부의 수치스러운 짓이었으며, 이를 죄송하게 생각한다고 발표하였다. 이 연구는 연구대상자들에 대한 적절한 치료 절차도 없이 수행되었다는 사실로 악명높았으며, 이로 인해 임상연구 시 환자들을 보호하는 방법들에 대한 중요한 변화들이 만들어졌다. 즉, 터스키지 매독연구는 벨몬트 보고서(Belmont report)가 발표되는 계기가 되었고, 국가조사위원회(National Human Investigation Board)의 설립과 각 의료기관내 연구윤리심의위원회(Institutional Review Board, IRB)의 설치가 의무화되는 계기가 되었다. 사실 연구자들은 당시에는 매독 치료와 관련해서 할 수 있는 방법이 아무것도 없었기 때문에, 해당 연구의 목적은 환자들에게 해를 끼치지 않는 범위 내에서 매독의 자연적 진행과정을 연구하기 위한 것이었고, 이는 결국 인류를 위한 것이었다고 주장할 수도 있을 것이다. 하지만 터스키지 매독연구는 가난한 사람들을 위한다는 초기의 윤리적인 고려가 급속히 사라지고, 결과적으로 환자들에게 해를 입히게 된, "의료 역사 상, 인간에 대해 가장 오래 지속된 비치료적(nontherapeutic) 실험"이라는, 대표적인 빗나간 의학실험 사례의 오명을 쓰게 되었다.

비윤리적인 연구가 이러한 대규모 연구에서만 존재하는 것은 아니다. 저자가 IRB 심의 시 경험했던 몇 가지 예를 간단히 설명하면 다음과 같다. 이 연구들이 윤리적인 측면에서 연구를 수행해도 될 만한 연구인지, 아니면 비윤리적인지에 대해서는 각자 생각해 보기 바란다: 첫번째로 특정 고름 치료제의 효과를 평가하기 위해 일반인의 어깨 부위에 고름을 주사한 뒤, 일정 시간이 지난 후, 해당 부위에 고름 치료제를 도포해서(발라서) 평가하는 연구가 계획되었던 바가 있다. 둘째, 건강한 젊은 학생 자원자들을 대상으로 한쪽 다리에 깁스(lag cast)를 한 뒤, 1개월 정도의 시간이 지난 후, 해당 깁스를 풀고 다리 근육의 손상 정도와 회복 패턴을 조사하고자 하는 연구가 심의신청된 적이 있다. 셋째, 수십 마리의 모기(mosquitos)를 가둔 상자 안에 연구 자원자의 팔을 집어넣은 후, 모기에 쏘인 횟수를 조사하고자 하는 연구가 있었다. 이 연구의 목적 중 하나는 혈액형에 따라 모기에 쏘이는 비율이

다른 지의 여부를 평가하기 위한 것이었다. 이상의 예들은 연구자가, 연구내용과 연구규모가 어떻든 간에, 연구의 과학적인 목적에만 집착하게 되면 이성적인 판단을 하지 못하게 되고, 결과적으로 인간에게 해를 끼치는 연구를 하게 될 수 있다는 점을 시사하는 예들이라 할 수 있다.

2 연구윤리와 관련된 원칙들

연구윤리와 관련된 몇 가지 국제적 합의 혹은 가이드라인이 있다.

2-1. 헬싱키 선언(The Declaration of Helsinki)

헬싱키 선언은 인간을 대상으로 하는 연구를 주로 수행하는 의료진이, 연구 자체에 대해서는 물론, 연구자 본인에 대한 기준을 생성해 규제하여야 할 필요성을 인식한 세계의사협회(World Medical Association, WMA)가 1964년 핀란드 헬싱키에서 개최된 제18차 총회에서 발표하고 채택한 문서이다. 이 문서는 23명의 독일군 지휘관, 의사 및 보건행정 공무원들이 과학연구의 미명 하에 제2차 세계대전 도중에 자행한 살인, 고문 등의 범죄행위에 대해 종전 직후인 1946년 12월 9일 독일 뉘른베르크(Nuremberg) 전범재판소가 이들의 유죄를 인정하고 유죄판결(7명 사형, 9명 무기징역)을 선고한 후, 1947년 8월에 발표된 뉘른베르크 강령(Nuremberg code)에 담긴 원칙들을 발전시킨 것이다. 뉘른베르크 강령의 주된 내용은 인체 실험 대상자의 자발적 동의가 필수적이라는 것, 연구는 동물실험 결과와 질병의 자연경과 혹은 연구 중인 여러 가지 문제에 대한 지식과 근거를 두고 계획되어야 하며, 예상되는 실험의 결과가 실험 과정을 정당화할 수 있어야 한다는 것, 그리고 실험에서 무릅써야 할 위험의 정도가 그 실험으로 해답을 줄 수 있는 인도적 문제의 중요성보다 커서는 안 된다는 것 등을 포함한 10개 항목으로 이루어져 있으며, 이 강령은 사람을 대상으로 하는 의학연구의 윤리적 기준에 대해 국제 사회가 채택한 최초의 연구윤리 강령이다. 이 강령은 이후 수정, 보완되어 헬싱키 선언으로 발전하였다.

사실 헬싱키 선언 자체로는 법적 구속력이 없으나, 이 선언은 각 국가의 법과 규정들이 제정/개정되는 데에 막대한 영향을 미치고 있을 만큼 연구의 윤리적인 문제에 있어 전 세계적으로 초석이 되고 있는 문서이다. 보건학적 관점에서 보면, 이 선언은 사람을 대상으로 하는 "생명의료 연구"와 관련하여 의료진에게 지침이 되는 권고사항들을 담은 것이며, 연구대상자에 대한 의사윤리에만 국한되는 것은 아니고 보건의료계에 보편적으로 적용되는 규정이다. 헬싱키 선언은 1964년 이후, 2008년 10월에 서울에서 개최된 제59차 WMA 총회, 그리고 2013년 10월에 브라질 포르탈레자(Fortaleza)에서 개최된 제60차 WMA 총회에 이르기까지 총 7차례에 걸쳐 개정되었다. 특히 7차 개정의 주된 내용은 권고에 가까웠던 연구대상자의 권리보호와 연구자의 윤리규정이 의무조항으로 바뀌었다는 점이다. 현재(2013 개정본) 헬싱키 선언은 "일반적 원칙(General Principles), "위험, 부담 및 이익(Risks, Burdens and Benefits)", "취약한 집단 및 개인(Vulnerable Groups and Individuals)", "과학적 요건 및 연구계획서(Scientific Requirements and Research Protocols)", "연구윤리위원회(Research Ethics Committees)", "사생활 보호와 비밀유지(Privacy and Confidentiality)", "충분한 설명에 의한 동의(Informed Consent)", "위약 사용(Use of Placebo)", "임상시험 후 지원(Post-Trial Provisions)", "연구등록 및 결과의 출판과 배포(Research Registration and Publication and Dissemination of Results)", 그리고 "임상실무에서 입증되지 않은 중재법(Unproven Interventions in Clinical Practice)" 등에 관한 내용들이 포함된 총 37개 항목으로 구성되어 있다(대한의사협회, 2014).

2-2. 벨몬트 보고서(Belmont Report)

1972년 미국 보건성의 한 직원이 1932년 이후 약 40년간 미국 정부에 의해 자행된 이른바 터스키지 매독연구(Tuskegee syphilis study)의 실체를 폭로한 이후, 이로부터 촉발된 연구윤리 강화를 위한 미국 내 국가적 노력의 산물로, 1974년 7월 12일에 미국 국가연구법(National Research Act)이 제정되었다. 이 법에 근거해 미국 의회는 "생명의학 및 행동연구 관련 인간보호를 위한 국가위원회(The National Commission for the Protection of Human Subjects of Biomedical and Behavior Research)"의 설립을 승인한 후, 위원회에 임상시험의 바탕이 되는 윤리원칙을 정의하도록 촉구하였다. 이에 따라 위원회는 1978년 "임상시험의 인간 피험자를 보호하기 위한 윤리원칙과 가이드라인(Ethical Principles and Guidelines for the Protection of Human Subjects of Research)"을 발표하였고, 이 내용은 1979년 4월 18일에 '벨몬트 보고서(Belmont Report)'로 발간되었다. 이 보고서는 초안이 Belmont Conference Center에서 발표되었기 때문에 벨몬트 보고서로 명명되고 있다. 벨몬트 보고서는 원칙적으로 미국 국립보건원(National Institutes of Health)에서 지원하는 모든 연구들의 윤리원칙 및 가이드라인을 제시한 것이지만, 많은 국가에서 모든 의료윤리 정책의 기본지침 및 인간 대상 연구를 시행하는 과학자들과 연구윤리심의위원회(IRB) 위원들에 대한 윤리 강령으로 사용되고 있다.

초기의 벨몬트 보고서에는 “인간 존중(Respect for Person)”, “선행(Beneficent)”, “정의(Justice)”, “신의(Fidelity)”, “악행 금지(Non-Maleficence)” 및 “진실(Veracity)” 등 6개의 기본 윤리원칙이 설정됐으며, 이후 이 원칙들 중에서 같거나 유사한 개념이 정리되어, 현재는 “인간 존중”, “선행” 및 “정의” 등 3가지 기본 윤리원칙들로 정립되었다. 이 3대 원칙의 내용은 다음과 같다:

① **인간존중(Respect for Persons)의 원칙**: 인간 존엄성(autonomous agent)의 존중과 개인 자율성(autonomy)의 존중, 그리고 자율성이 저하된 인간에 대해서는 특별한 보호가 필요하다. 필요한 경우, 서면동의서(informed consent)를 제공해야 한다(이 원칙을 연구수행 과정에 적용하기 위해서는 다음 사항이 고려되어야 한다: 충분한 정보 제공 및 자발적 동의).

② **선행(Beneficence)의 원칙**: 잠재적인 위험으로부터 연구대상자를 보호해야 한다. 연구자는 피험자에게 주어지는 위험/이득의 평가(risk/benefit assessment)를 통해 예측 가능한 해악과 이득을 따져보아야 한다(이 원칙을 연구수행 과정에 적용하기 위해서는 다음 사항이 고려되어야 한다: 모든 가능한 위험(신체적, 심리적, 고통, 상해)의 고려와 위험의 최소화, 개인적 이익만 아니라 사회적 이익도 고려, 동의 획득 과정 중에 연구 참여에 따르는 위험과 이익을 상세히 공개).

③ **정의(Justice)의 원칙**: 연구에 참여하는 피험자들은 공정하고 공평하게 선정되어야 한다. 연구자 개인의 선호도에 영향을 받지 않아야 한다(이 원칙을 연구수행 과정에 적용하기 위해서는 다음 사항이 고려되어야 한다: 선정/제외 시 편파적 기준 적용 금지, 그러나 아이보다는 어른 우선 선발, 정신지체/죄수 선발 가능한 금지).

2-3. ICH-GCP 가이드라인 및 KGCP 가이드라인

ICH(International Conference of Harmonization)는 의약품 허가에 필요한 과학적이고 기술적인 요구사항들의 국가 간 합의를 위해, 미국, 유럽연합 및 일본을 중심으로, 1990년에 개최된 국제회의(International Conference on Harmonization of Technical Requirements for Registration of Pharmaceuticals for Human)이며, 한글로는 “의약품 규제 조화 협력회의”, “의약품 국제협력 조화 회의”, 또는 “의약품 국제 조화 협력회의” 등으로 불리고 있다. ICH는 “신약개발 과정에서 연구의 중복투자 축소”, “인간, 동물, 물질 자원의 효율적 이용”, “신약개발에 대한 국제적 지원 및 불필요한 신약 사용지연 방지”, 및

"공공보건을 위한 의약품의 품질, 안전성, 유효성 확보수준 제고" 등을 하기 위한 목적으로 구성되었다.

ICH에서는, Good Clinical Practice(GCP; 임상시험관리기준)에 관한 정의를 통해, 인간을 대상으로 시행되는 임상시험의 설계, 수행, 기록 및 보고에 관한 국제적으로 통용되는 윤리적, 과학적 단일화된 기준을 제공하였다. 임상시험관리기준(GCP)이 만들어진 배경은, "헬싱키 선언"과 마찬가지로, 비극적인 인체실험 및 비윤리적인 의학적 연구를 방지할 수 있는 강제적인 구속력을 가진 법적 규정을 정하기 위한 것이며, 따라서 GCP는 "헬싱키 선언"에서 제시된 원칙과 맥락을 같이 하고 있다. GCP의 목적은 연구대상자의 권리, 안전 및 복리를 보호하고 임상시험 자료의 신뢰성을 확보하기 위한 것이며, 우리나라를 포함한 선진국에서는 GCP를 근거로 의약품 임상시험과 관련된 제반규정 등을 법제화하고, 임상시험에 참여하는 연구대상자들의 권리와 안전을 보호하며, 임상시험 과정 및 결과에 대한 과학적인 근거를 확보하고 있다. 다국적 제약회사들 또한 전 세계 임상연구자들에게 임상시험을 의뢰할 때 GCP를 준수해 줄 것을 요청하고 있다. 우리나라는 2001년 1월에 ICH-GCP 가이드라인에 맞춰서 의약품 임상시험관리기준(KGCP)을 제정하였으며, 20019년 현재의 최종본은 4차 개정본이다.

2-4. 연구윤리심의위원회(IRB)

인간을 대상으로 하는 연구의 윤리성을 확보하는 데 있어서 가장 중요한 역할을 담당하는 기관이 '연구윤리심의위원회'(Institutional Review Boards, IRB)이다. IRB는 각 기관의 상황에 따라 '기관윤리심의위원회', '생명윤리심의위원회', 또는 '윤리심의위원회'(Ethics Review Board, ERB)라고도 불린다. IRB는 연구참여자의 권리, 안전 및 복지를 보호하기 위해 연구계획서 또는 변경계획서 등을 심의하고, 연구대상자로부터 서면동의를 얻기 위해 사용하는 방법이나 제공되는 정보 등을 검토하며, 이를 지속적으로 확인하는, 연구기관 내에 독립적으로 설치된 상설위원회이다. 즉, IRB에서는 기관 내에서 실시되는 연구에 대해 (1) 연구계획의 과학적 타당성 및 윤리적 건전성을 심사하여 승인하고, (2) 연구진행을 감독하며, (3) 연구결과를 보고 받는 등 막강한 권한과 더불어 막중한 책임도 가지고 있다. IRB는 일반적으로 연구의 윤리적 및 과학적(해당되는 경우, 의학적) 측면을 검토하고 평가할 수 있는 경험과 자격을 갖춘 5인 이상의 위원으로 구성되게 된다. IRB 위원에는 의학, 치의학, 한의학, 약학 또는 간호학 등을 전공하지 않은 자로서 변호사 또는 종교인과 같은 비과학인 혹은 비의료인 1인 이상, 그리고 해당 기관과 관련이 없는 일반인 1인 이상이 포함되게 된다.

각 의료기관 또는 병원에는 병원 IRB가, 각 대학에는 대학 IRB 또는 SBR(Social Behavioral Research)-IRB가 설치되어 있다. IRB가 설치되어 있지 않은 기관은 대한기관윤리심의기구협의회(KAIRB), 한국대학기관생명윤리위원회협회(KSIRB), 또는 국가생명윤리정책원의 공용기관생명윤리위원회 등의 공용 IRB를 사용해 연구윤리 심의를 받을 수 있다. 대학 IRB 또는 SBR-IRB의 목적은 인간대상 연구의 과학적, 윤리적 타당성 확보를 위한 사전 심의를 - 생명윤리 및 안전에 관한 법적 근거 하에 - 실시하는 것이다. 단순, 대면 설문조사 영역 등에 대한 심의 필요성이 강화되고 있고, 또한 연구논문의 학술지 심사 시 요구되는 IRB심의번호 준비 필요성 등으로 인해 대학 IRB의 심의 요청 건은 점점 늘어나고 있다.

고려대학교 의료원은 안암병원, 구로병원, 안산병원을 통합하는 '의학연구심의위원회'(IRB)가 있으며(http://irb.kumc.or.kr/), 고려대학교 대학 IRB로는 '기관생명윤리위원회'(KUIRB)가 설치 운영 중에 있다(https://irb.korea.ac.kr/). KUIRB의 내용 및 심의신청 방법에 대해서는 아래에서 상세히 설명하기로 한다.

3 논문 작성에 관한 윤리

이 절의 내용은 한국 과학학술지 편집인 협의회에서 출간한 "이공계 연구윤리 및 출판윤리 매뉴얼(2014)"의 내용 중 보건대학원 학생들이 알고 있어야 할 사항들을 간추려서 요약 정리한 것이다.

우리나라에서 연구위반 행위의 유형은 교육부의 자료에 의하면 표절(60%), 부당저자표시(20%), 중복게재 (11%), 대필(6%), 위변조 (4%) 순이었다. 주요 내용은 다음과 같다.

3-1. 논문발표에서의 문제

1) **중복게재와 실적 부풀리기:** 동일한 내용의 연구결과를 중복해서 발표하여 연구업적을 부풀리는 중복게재(duplicate publication)
2) **부적절한 저자 등재:** 저자가 될 만큼 연구에 기여하지 않은 사람을 논문의 저자로 이름을 올리는 행위
3) **부당한 언론플레이:** 심사(peer review)를 통한 과학적 검증을 받지 않은 연구결과를 기자회견이나 신문을 통해 발표해 대중적 명성이나 금전적 이익을 추구하는 것

3-2. 연구부정행위

1) 데이터 위조(날조)(fabrication)

위조란 결과물 또는 데이터를 실제로 측정하거나 조사를 통해 얻어내지 않고 거짓으로 만들어 내는 행위를 의미한다.

2) 데이터 변조(falsification)

변조란 재료, 기기, 절차 등을 조작하거나 수치를 적정한 기준 없이 생략, 또는 바꿈으로써 연구의 결과가 사실과 다르게 반영되도록 하는 행위를 의미한다.

이들 두 경우 모두 실제로 존재하지 않는 데이터를 사실이라고 기만하는 공통점을 갖고 있다.

3) 표절(plagiarism)

표절에 대한 사전적 정의는 "다른 사람의 글을 베끼거나 아이디어를 모방하면서 마치 자신의 독창적인 작품인 것처럼 발표하는 행위"이다. 표절은 본인의 수고가 아닌 타인의 수고에 힘입어 글을 쓰는 '베끼는 행위'와 마치 자신이 독창적으로 무언가를 수행한 것인 것처럼 결과를 발표하는 일인 '나의 작품이라고 속이는 행위' 등 두가지를 모두 포함하고 있다.

의도하지 않은 표절도 표절이다. 글쓰기가 서툰 학생이 논문을 혼자 쓰면서 제대로 된 인용 방법을 몰라서, 또는 논문을 많이 쓴 학자라도 평소에 읽어 둔 자료의 아이디어나 글을 자신 고유의 생각으로 착각하거나(unintentional plagiarism) 제대로 구분해두지 않아서 출처표시를 않고 남의 글을 그대로 쓰는 실수(accidental plagiarism)를 범하는 경우 역시 표절이다. 다른 사람의 글에서 사용된 그림을 그대로 가져와 인용하면서 소개를 하는 경우는 출처를 밝혔으므로 표절은 아니지만, 저작권을 침해한 것일 수 있다. 논문이나 저서의 저작권은 대부분 출판사가 가지고 있기 때문에 출판사에 문의하여 그림의 사용 허가를 받아야 한다.

3-3. 연구부정에 가까운 부적절 행위들

1) 자기표절(self-plagiarism)과 중복게재/이중게재(redundant publication)

자기표절이란 자신이 발표했던 저작물에 이미 기술된 바 있는 일부 내용을 새로운 논문 또는 서적에 재사용하는 것이다. 중복게재(이중게재, 중복출판)는 자신이 발표했던 저작물과 유사하거나 실질적으로 동일한 것을 다시 출판하는 행위, 즉 거의 동일한 내용의 논문을 반복해서 출판하는 행위를 의미한다. 자기표절과 이중게재는 남의 글을 훔쳐온 것이 아니기 때문에 표절은 아니다. 하지만 가치가 크지 않은 논문을 손쉽게 만들어내어 쉽게 논문실적을 쌓을 수 있다는 측면에서 부당한 행위이다. 중복게재의 유형은 다양하다.

(1) 전형적인 중복게재

중복게재란 전형적으로 동일한 대상으로부터 얻어진 데이터를 중복 사용해서 각기 다른 논문으로 발표하는 경우이다.

(2) 논문 쪼개기(Salami publication)

논문 쪼개기(분절출판, 살라미 출판)란 원래 하나의 연구를 계획하고 데이터를 도출하였으나, 연구결과를 몇 개의 논문에 나누어 발표하는 행위이다. 논문 쪼개기는 인간대상 연구에서 종종 발생한다. 어렵게 모집한 실험대상군을 조사하여 얻은 결과를 가지고 가능한 많은 논문을 만들고자 하는 연구자의 욕심 때문에 이러한 문제가 발생하는 것이며, 따라서 이런 경우에는, 필요하다면, 연구개시 전에 충분한 기획을 하여 IRB에 여러 개의 논문에 대한 계획을 제출하고 승인을 받도록 해야 한다.

(3) 덧붙이기(Imalas publication)

덧붙이기(이말라스 출판)는 이미 발표한 논문에 조사기간이나 조사대상 인원수를 늘려서 자료를 다시 추가하고 동일한 결론으로 다시 출판하는 행위를 말한다. 이는 다른 결과가 기대되는 충분한 이유를 제시하지 않으면 새로운 가치를 제공하지 못하고 덧붙이기만 한 논문이 된다. 그러나 새로운 조사가 첫 번째 연구의 결과를 뒤엎을 것으로 생각되는 충분한 이유(예를 들어, 해당 주제와 관련해서 중요한 새로운 이론이 제기되었거나, 이전 조사 이후에 조사방법에서 획기적인 변화가 있었다는 점 등)가 있다면 추가 연구는 타당성을 인정받을 수 있다.

(4) 번역출판

한글로 출간한 논문을 영어로 번역하여 국제학술지에 발표하거나, 영어로 발표된 논문을 한글로 번역하여 국내 학술지에 발표하는 경우들은 하나의 연구성과를 중복해서 발표하는 중복출판 행위가 된다.

※ 이차출판(Secondary publication)
연구자들이 논문을 발표하는 것은 '생산된 정보를 전파하고 이를 동료 학자들에게 검증받도록 하는 목적'에서이다. 이러한 논문발표의 의미를 생각한다면 단지 번역출판이라는 이유로 이를 부적절 행위로 간주해 금지시키기만 하는 것은 현명하지 않다. 한글로 출판한 논문을 영어로 번역하여 국제학술지를 통해 전 세계의 독자들이 읽을 수 있게 하는 것은 정보의 전파를 확대하는 일이기 때문에 오히려 권장해야 사항이기도 하다. 이차출판을 위해서는 다음 3가지가 이루어져야 한다. 첫째, 영어로 번역해 재 발표하는 경우, 원 논문을 발표한 국내학술지의 편집자로부터 자신의 논문을 번역하여 이차출판하는 것에 대한 허가를 득해야 한다. 둘째, 번역한 논문을 발표하고자 하는 국제학술지 편집자에게 이미 발표한 논문의 번역본 투고에 대한 허락을 얻어야 한다. 셋째, 이 번역논문이 심사를 통과해서 출판될 때, 그 논문의 첫 페이지에 "This article is based on a study first reported in Korean Journal of …" 등과 같이 출처정보를 밝혀야 한다. 연구자가 이차출판 된 논문을 포함하여 두 논문 모두를 실적물로 인정해 달라고 제출하는 것은 적절치 않다.

2) 표절과 자기표절에 해당하지 않는 예외

(1) 이미 발표된 글에서 문장 빌려오기

과거에 내가 발표했던 글에서 일부를 가져와 새 논문에 재사용하는 것은 자기표절의 비난을 받지 않고 어느 정도까지 허용될 수 있을까? 구체적으로 허용할 수 있는 정량적 기준에 대해서는 학문 분야에 따라 차이가 있지만, 생명과학 계열의 학술지는 대체로 "1개의 문단이나 5개 이상의 문장을 재사용하는 것은 출처표시를 하더라도 적절치 않다"고 보는 편이다.

(2) 'Materials and Methods' 또는 'Methods' section

내가 과거에 발표한 논문에서 기술한 바와 동일한 방법으로 실험 또는 조사를 해서 데이터를 얻고, 이를 사용해 논문을 쓸 때, methods section에서는 동일하게 글을 쓰더라도 이 경우에는 자기표절에 해당되지 않는다고 보는 것이 학술지 편집인들의 일반적인 의견이다. 그러나 특정 학술지에서는 이 견해와 다를 수 있으므로 각 학술지의 투고규정을 잘 살펴보아야 한다.

(3) 상식에 속하는 글 사용하기

저작권법 상 창작성이 인정되지 않는 표현 또는 아이디어는 출처 표시 없이도 자유롭게 이용할 수 있다. 그러나 대상 글이나 문장 내용이 상식에 속하는지 판단을 내리기 어려운 경우에는 출처표시를 해주는 것이 현명하다.

(4) 다른 종류의 문건 간 중복게재

단행본 학술서적을 쓰면서 자신이 발표한 학술논문의 내용을 재사용하고자 할 때는 기본적으로 이차출판의 절차를 거쳐야 한다. 즉, 각 문건의 편집인과 출판인의 허가를 얻어야 하며, 원전에 대한 출처를 명시해야 한다. 다만, 이차출판의 형식이 아니고 적은 분량을 가져다 쓰고자 할 때는 출처표시를 명확히 하고, 이중출판이 되지 않도록 가능한 문장 형태에 변화를 줘야 한다.

(5) 학술대회 초록과 프로시딩

학술대회 발표 초록(abstract)이나 프로시딩(proceeding) 또는 구연(oral presentation) 혹은 포스터 발표(poster presentation)에 제시하였던 자료와 그림은 추후에 본인의 학위논문이나 학술지 논문에 재사용 할 수 있다. 하지만 초록은 하나의 완성된 논문이 아니기 때문에 연구실적물로 간주되어서는 안 된다.

(6) letters와 brief communication

어떤 학술지에서는 발견된 내용이 중요하고, 그 전파가 시급하다고 판단될 경우, 짧은 논문의 형태인 'letter'나 'brief communication' 형식으로 우선 게재하고, 추후 연구를 완성해서 완전한 형태의 논문(full paper)으로 발표하는 것을 허용하기도 한다. 이 경우, 자료의 중복사용이 발생해도 과거의 논문을 인용한다면 허용되고 있다. 단, 이러한 정책은 동일 학술지 내에서만 가능하다.

(7) 학위논문을 학술지 논문으로 발표하는 경우

국내외를 불문하고, 학생이 힘들여 연구해 작성한 학위논문은 많은 사람들이 읽지 않는다. 따라서 학위과정에서 생산된 정보는 동료심사(peer review) 절차를 거쳐, 보다 정제되고 보강된 후, 학계의 연구자들에게 전파되어 그 중요성과 타당성을 인정받을 수 있게끔 될 필요가 있다. 그러므로 학위논문을 학술지 논문 형태로 발표하는 행위는 매우 장려되어야 할 연구자들의 중요한 학문 활동에 해당한다.

(8) 학술지 논문을 학위논문에 포함시키는 경우

근래 적지 않은 학과에서 박사학위 청구자격으로 학술지 발표실적을 요구하고 있다. 때문에 학위연구 내용의 일부를 학술지에 먼저 발표하고 나중에 학위논문 작성 시, 학술지에 발표한 내용을 그대로 삽입하는 경우가 많다. 본인의 연구내용(데이터와 텍스트 모두)을 학위

논문과 학술지 논문에 이중으로 사용하는 것은 우리나라 외에도 대부분 나라에서 허용되는 관행이라고 볼 수 있다. 다만, 이때 주의해야 할 점은 다수의 연구자가 공동저자로 참여하여 발표한 공동 학술논문의 경우, 저자 중 한명인 학생이 자신의 학위논문에 해당 학술논문의 내용을 그대로 삽입하는 것은 표절과 저작권 위반의 시비를 야기할 수 있다. 만일 다른 사람이 생산한 데이터와 텍스트가 조금이라도 존재한다면 해당 부분을 자신의 학위논문에 포함시켜서는 안 된다. 다른 사람의 글과 데이터를 사용하면서 이에 대한 사전동의를 받지 않았다면 이는 저작권 위반이 된다. 설령 사전동의를 받았다고 하더라도, 표절과 데이터 표절의 부정을 행하는 것이다. 굳이 다른 사람의 데이터를 언급하여야 한다면, 이를 글로 소개하면서 인용을 해 주어야 한다.

3-4. 저자 결정

ICMJE(International Committee of Medical Journal Editors, 국제 의학학술지 편집자 위원회)는 의학저널 편집자들이 매년 정기적으로 모여 학술활동에 대한 행위, 보고, 편집 및 간행에 대한 권고안들 만들어내고 후원하는 실무단(working group)이다. 많은 유명한 학술지들은 ICMJE의 권고안(Recommendations)을 따르고 있다. "밴쿠버 그룹"(첫 회의가 "밴쿠버"에서 열렸기 때문이다)이라고 불리는 ICMJE에 따르면 논문의 저자가 될 수 있는 기준으로 다음 4가지를 만족해야 한다고 설명하고 있다.

(1) 논문의 개념, 연구설계, 또는 데이터 획득, 분석, 해석 등에 대한 상당한 기여

(2) 논문 초안 작성 또는 논문 내용에 대한 비판적 수정

(3) 논문의 출판을 위한 최종 승인

(4) 논문 모든 내용의 정확성 또는 무결성과 관련해 적절하게 조사되고 해결될 수 있도록 논문의 모든 측면에 대해 책임을 진다는 동의

연구자는 이러한 저자 기준이 충족되는 지의 여부를 확인할 책임이 있다. 저자로 지명된 모든 사람이 이들 4가지 기준을 모두 충족하는지 결정하는 책임은 학술지가 아니라 저자들에게 있다. 저자의 나열 순서 역시 학술지가 아닌 저자들이 합의해서 결정해야 할 사항이다.

3-5. 약탈적 또는 유사 학술지

많은 기업이 스스로를 "학술지"로 광고하고 있지만, 학술지의 기능을 제대로 발휘하지 못하고 있다면, 이를 약탈적 학술지라고 부른다. 약탈적 학술지는 거의 모든 제출된 논문을 동

료심사 과정 없이 그대로 출판하고, 논문 처리(또는 출판) 비용을 받는다. 이 학술지들은 나름 동료심사를 한다고 주장하지만 실제로는 그렇지 않은 경우가 많다. 연구자는 이러한 학술지의 존재를 인식하고, 출판을 위해 논문을 제출하지 않아야 한다. 또한 연구자는 약탈적 또는 유사 저널에 출판된 내용을 인용하지 않아야 한다.

3-6. 연구대상자 보호

연구자는 인간 대상 연구의 계획, 수행 및 보고가 2013년에 개정된 헬싱키 선언을 준수하는지 확인해야 한다. 모든 연구자는 독립적인 검토 기관(예: 윤리위원회, 기관심의위원회)으로부터 연구수행에 대한 승인을 받아야한다. 연구가 헬싱키 선언에 따라 수행되었는지 여부가 의심스러운 경우, 연구자는 본인의 연구가 그러한 기준을 충족하는지에 대해 입증할 책임이 있다. 책임 있는 검토 기관의 승인을 받았다 할지라도 학술지 편집자는 연구수행이 적절한지의 여부를 독자적으로 판단할 수도 있다.

4 기관윤리심의위원회(IRB)의 목적 및 KUIRB 연구승인 절차

4-1. 고려대학교 기관윤리심의위원회(KUIRB) 소개

인간대상 연구를 실시할 때, 병원 내 환자를 대상으로 시행하는 연구가 아닌 한, 대학 IRB 혹은 SBR-IRB의 심의를 받아야 한다. 현재 고려대학교에는 기관생명윤리위원회(KUIRB)가 설치 운영되고 있다.

KUIRB의 심의절차는 본심의와 신속심의로 구분되며, 각각 월 1회 정도 개최된다. 본심의에서는 심의신청 연구에 대해 다음 중 하나의 심의결과를 연구자에게 온라인으로 통보한다: 원안승인, 조건부승인, 수정후승인, 수정후재심, 면제확인, 반려.

"원안승인"과 "면제확인" 건에 대해서는 바로 연구수행이 가능하며, "조건부승인" 건은 KUIRB 지적사항 반영 후 연구수행이 가능하다. "수정후승인", "수정후재심" 및 "반려" 건은 KUIRB에 재심의 신청을 할 수 있다. "수정후 승인" 건은 재심의신청이 완료되는 경우 다음 번 신속심의에서 재심의를 진행하며, "수정후 재심"이나 "반려" 건은 다음 번 본심의에서 재심의를 실시한다. 연구자가 재심의 신청 서류를 제대로 준비한다면, "수정후승인" 건은 대략 15일 이내에 재심의가 가능하지만, "수정후 재심"이나 "반려" 건은 재심의까지 최소 한달이 소요된다.

현재 KUIRB에는 연구책임자만이 심의신청을 해야 하며, 연구책임자로는 고려대학교 전임교원 및 연구교수만을 인정한다. 따라서 대학원생들은 지도교수를 통해 심의신청을 해야 한다. 또한 심의서식 중에는 연구책임자의 서명(도장은 안됨)이 요구되는 서식들이 있으므로 지도교수와의 긴밀한 협조가 필요하다. 단. 홈페이지 회원가입은 대학원생들도 가능하다.

4-2. IRB 심의를 받을 의무 및 심의면제

심의면제란 연구에 대해 IRB 심의를 받지 않아도 되는 것이라고 하는데… 다른 사람들의 연구도 많이 심의면제가 되었다고 하는데… 내 연구는 어디 하나 흠잡을 데가 없고 진짜 잘 계획된 좋은 연구인데… 내 연구도 심의면제를 받을 수 있지 않을까?

기본적으로 심의면제에 대한 판단은 연구자 본인이 아닌 IRB에서 해야 한다. 그리고 모든 인간대상연구는 「생명윤리 및 안전에 관한 법률」 제15조 1항에 의거해, 인체유래물연구는 「생명윤리 및 안전에 관한 법률」 제36조 1항에 의거해, IRB의 심의를 받아야 한다. 단, 각 조 2항에 부합하면 IRB 심의를 면제받을 수 있다.

「생명윤리 및 안전에 관한 법률」 제15조(인간대상연구의 심의)

① 인간대상연구를 하려는 자는 인간대상연구를 하기 전에 연구계획서를 작성하여 기관위원회의 심의를 받아야 한다.

② 제1항에도 불구하고 연구대상자 및 공공에 미치는 위험이 미미한 경우로서 국가위원회의 심의를 거쳐 보건복지부령으로 정한 기준에 맞는 연구는 기관위원회의 심의를 면제할 수 있다.

「생명윤리 및 안전에 관한 법률」 제36조(인체유래물연구의 심의)

① 인체유래물연구를 하려는 자는 인체유래물연구를 하기 전에 연구계획서에 대하여 기관위원회의 심의를 받아야 한다.

② 제1항에도 불구하고 인체유래물 기증자 및 공공에 미치는 위험이 미미한 경우로서 국가위원회의 심의를 거쳐 보건복지부령으로 정한 기준에 맞는 연구는 기관위원회의 심의를 면제할 수 있다.

4-3. KUIRB 심의신청 절차 및 서식

심의신청 및 심의절차는 대략적으로 다음과 같이 진행된다: 1. 홈페이지 https://irb.korea.ac.kr/ 접근(로그인) → 2. 일정 확인 → 3. 심의면제여부 자가점검 → 4. 정규심의 → 5. 제출서류 작성 → 6. 온라인 신청 → 7. 본심사 혹은 신속심사 → 8. 심의결과 통보 확인 → 9. 심의결과 수용 또는 이의제기 → 10. 중간/종료보고(다년 과제는 6번으로). 보다 자세한 심의진행

프로세스는 KUIRB의 홈페이지에서 확인할 수 있다.

일반적으로 연구자가 심의신청 서류를 매우 잘 준비한다고 하더라도, KUIRB 심의 승인을 받기까지는 적어도 최소 2개월, 상화에 따라 일반적으로 3~6개월이 소요된다. 따라서 계획하는 연구에 대한 IRB 승인을 받기 위해서는 미리 충분한 시간을 확보해야 한다. (IRB 승인을 받기 전까지는 연구대상자 모집과 관련된 어떠한 연구 행위도 시작하면 안 된다. 물론 연구관련 서류나 문서 등은 미리 준비할 수 있다.)

심의신청 서식들은 (신규심의, 초기심의의 경우) 다음과 같으며, 이 서식들은 KURIB 홈페이지에서 직접 입력하거나, 관련 파일을 다운로드 받을 수 있다.

필수서식(모든 연구)
[서식 1] 심의의뢰서 (시스템입력)
[서식 1-2] 신청서 (시스템입력)
[서식 2] 연구계획서 (시스템입력)
[서식 14] 연구윤리준수서약서
[서식 2_세부내역] 연구계획서(세부내역)
IRB가 인정하는 교육(보건복지부, 질병관리청, 연 2회 제공하는 교육)

기타서식(해당되는 연구만)
[서식 3-1] 연구참여 설명서
[서식 3-2] 연구참여 동의서
[서식 3-3] 연구참여 승낙서
[서식 3-4] 자료이용 동의서
[서식 4] 피해자 배상에 관한 규약
[별지서식 34] 인체유래물연구 동의서
[별지서식 35] 인체유래물 관리대장
[서식 14] 서면동의면제사유서
[서식 31] 이해상충 공개서약서(연구자용)
모집공고문
설문지

4-4. 심의신청 예

이제 KUIRB 심의신청 건의 예들을 살펴보자. 각 예들을 요약 정리해서 설명하는 이유는 여러분이 IRB 심의신청 서식들을 준비할 때 참고할 수 있도록 하기 위함이다.

1) 첫번째 예

특정 연구자가 스마트폰 사용 중독에 관한 연구의 IRB 심의신청을 하였다. 이 연구는 연구계획서에 온라인으로 초등학생 xxx명을 모집해서, 스마트폰을 포함한 각종 미디어의 이용시간, 이용 행태, 학업성취도, 신체 및 정신 건강, 대인 관계 등에 대한 설문조사 실시하고, 스마트폰 중독의 원인 및 결과를 분석한 뒤, 스마트폰 사용 중독을 예방할 수 있는 특정 교육의 효과를 검증하고자 하는 연구라고 기술되어 있다.

이 연구는 다음과 같이 신규심의 신청 후 7개월만에 KUIRB 승인을 받았다:

4월 (신규심의 신청, 반려) → 7월 (반려) → 9월 (수정후재심) → 10월 (수정후승인) → 11월 (원안승인)

각 심의결과를 간단히 요약하면 다음과 같다. 실제 심의결과는 매우 길고 자세하게 통보되어 있다.

[4월 (반려)]

- 심의에 필요한 서류들이 충분히 제출되지 않았음
- 구체적인 연구목적, 연구대상, 연구방법 등을 파악할 수 없음
- 연구의 윤리적인 내용을 심의하기에는 부족하다고 판단되어 반려함

[7월 (반려)]

- CITI 이수증 미제출로 인해 본 과제를 반려함
- 심의의뢰서의 연구기간의 시작을 "IRB 심의승인을 받은 이후"로 수정하기 바람
- 연구계획서에 연구목적, 배경 및 필요성을 좀 더 구체적으로 작성하기 바람
- 연구방법을 구체적으로 작성하기 바람(예를 들어, 연구대상자를 어떻게 모집할지, 연구대상자를 대상으로 어떠한 연구를 할 것인지, 설문조사를 어떻게 실시할 것인지, 아동용 설문지만 제출되었는데 부모의 역할은 무엇인지, 설문지를 통해 무엇을 알고자 하며, 기존 설문지를 사용하는 근거는 무엇인지 등)
- 서식을 임의 수정하지 말고, 해당사항이 없으면 해당사항 없음으로 표기하기 바람
- 윤리적 고려사항은 반드시 작성하기 바람
- 연구참여설명서는 연구대상자가 이해할 수 있는 수준으로 작성하기 바람
- 연구참여설명서에 연구대상자가 구체적으로 무엇을 해야 하는지, 시간이 얼마나 소요되

는지 언급하고, 언제든 어떤 이유로든 연구참여자가 자발적으로 연구참여를 중단할 수 있으며, 중단 시에도 어떠한 불이익을 받지 않을 것이라는 점을 분명히 밝히기 바람

- 부모에게 설문조사가 진행된다면 부모님을 위한 연구참여설명서도 제출하기 바람
- 연구참여동의서에 연구책임자의 성명과 연락처를 제시하고, 연구원의 이름과 연락처는 삭제하기 바람
- (아동 및 부모의) 연구참여동의서를 제출하기 바람
- 자료이용동의서는 필요하지 않으므로 삭제하기 바람

[9월 (수정후재심)]

- 심의의뢰서식의 취약한 연구대상자 범주에 영, 소아가 아니라 학교의 학생으로 표기하기 바람
- 연구계획서의 연구목적 및 배경과 필요성 항목에서 기술한 내용과 실제 설문 내용이 불일치하므로 수정 바람
- 연구도구로 사용된 설문지 조사 내용이 본 연구의 목적에 부합하는지 판단하기 어려운 상태임. 예를 들어, 설문지에는 88개의 문항이 있고, 각 문항별로 하위 4-5개의 하위 질문들을 포함한 문항이 다수 존재함. 설문 문항의 개수 및 설문 내용에 따르면 하나의 연구가 아니라 여러 개의 연구인 것으로 판단됨. 이에 대해 답변 바람. 본 연구의 연구목적에 부합한 문항들이면 구체적인 근거를 제시하기 바람
- 설문지의 첫 페이지 내용에 개인식별이 가능한 정보들이 포함되어 있으므로 삭제 바람
- 연구 참여설명서에는 연구목적이 스마트폰 중독 원인과 결과를 분석하는 것이라고 기술되어 있는 반면, 실제 설문지에는 데스크탑 컴퓨터와 PC방 게임 이용에 관한 문항이 동등하게 포함되어 있음. 연구목적과 설문지 측정 내용, 그리고 연구참여 설명서에서 진술한 내용이 일치하지 않음
- 어린이용 연구참여설명서와 부모 연구참여설명서에 명시된 연구참여 예상 소요시간이 다르게 기술되어 있음. 또한 연구대상이 초등학생인데 저학년/고학년 여부에 따라 설문 소요시간이 다를 것이라고 예상되므로, 이를 반영하기 바람
- 연구참여동의서에 연구책임자의 성명과 연락처를 기입하기 바람
- 연구참여동의서 및 연구참여설명서의 제목: “중독”이라는 단어를 사용하는 것이 부적절하므로 수정 바람

• 모집공고문을 제출하기 바람

[10월 (수정후승인)]

• 연구참여설명서 및 모집공고문에 기술된 연구관련 제목을 심의과제명(연구과제명)과 동일하게 기술하기 바람
• 연구참여 예상 소요시간(20분)을 고려할 때, 초등학생에게 현재 책정된 보상액(5만원)은 지나치게 많아서 유인성 액수가 될 가능성이 있음. 적절 비용을 조정하기 바람

[11월 (원안승인)]

• 본 위원회의 질의에 대해 성실히 답변해 주셔서 감사합니다. 연구를 승인합니다.

2) 두번째 예

한편 어떤 연구는 다음과 같은 과정을 9개월 간에 걸쳐 심의를 받기도 하였다:

2월 (신규심의 신청, 수정후재심) → 3월 (원안승인) → 8월 (연구계획서 변경, 수정후재심) → 9월 (수정후재심) → 11월 (원안승인)

즉, 연구 도중 연구계획서 변경 사항이 발생하면 반드시 변경 신청을 해야 한다. IRB는 변경 내용에 대해서 연구계획서에 대한 전반적인 검토를 다시 하게 된다.

4-5. 동의서 획득 및 서면동의 면제

동의(consent)는 충분한 정보에 근거한 동의를 의미하며, 서면동의, 고지동의, 설명동의 등이 있다. 실질적인 측면에서 동의(consent)란 (1) 연구에 관한 충분한 정보, 설명, 상담 등에 대한 제공이 이루어지고, (2) 질의 응답이나 문제풀이 등과 같이 동의하는 내용에 대한 확인 과정을 거친 다음, (3) 동의권자(예: 연구대상자)가 본인이 동의하는 사항에 대해 적절히 이해하고 판단한 후, (4) 아무런 외부적인 강압이나 강제가 없는 자유로운 상태에서 스스로 결정을 내리는 전체적인 과정을 의미한다. 반면에 형식적인 측면에서의 동의(informed consent)란 대부분의 경우, 최종적으로는 서면(즉, 동의서 작성)을 통해 동의 사실이 확인될 수 있도록 하는 것(즉, written consent)을 의미한다.

동의는 연구대상자나 연구자 모두에게 중요하며, 양측 모두 법적책임 판단이 요구되는 경우에 증거로 채택 가능하다.

연구대상자는 동의를 얻는 과정 및 동의서를 통해 (1) 자신의 권리가 보호되는 상태에서 연구에 참여한다고 생각할 수 있으며 (즉, 자기결정권이 보장됨), (2) 해당 연구에 대한 개인적 차원에서의 가치 뿐만 아니라 사회적 차원에서의 가치를 인식할 수 있게 되고, (3) 이를 통해 연구에 대한 적극적인 협력 및 연구자와의 적절한 의사소통을 가능하게 해주고, (4) 위험 등 문제발생 시, 기본적인 대처를 할 수 있는 정보가 포함되어 있기 때문에 해당 문제의 확대를 방지할 수 있게 해준다. 연구자는 이를 통해 (1) 본인의 연구에 연구대상자를 참여시키는 것에 대한 명확한 근거를 확보할 수 있고, (2) 연구참여에 관한 연구대상자의 신뢰를 확보하고 불안감을 해소할 수 있도록 해 줄 뿐만 아니라, (3) 연구대상자의 적극적인 연구참여를 독려하는 수단이 될 수 있다.

하지만 사실 동의와 관련해 많은 생각이 들 수도 있다. 동의를 안 받아도 내가 조심하면서 잘 알아서 연구를 할 텐데… 내 연구는 고등학교 학생들(미성년자들)과 대학교 1학년생(주로 미성년자) 및 대학생들을 대상으로 하는 연구라서 다들 연구를 잘 이해하는데… 미성년자 대상으로 연구를 하려면 부모동의가 필요하다는데… 동의를 받으려면 동의서와 설명문을 준비해야 된다는데… 굳이 동의를 받아야 하는가? 모든 연구자는 연구대상자로부터 동의를 획득할 의무가 있는가? 인터넷을 이용한 설문조사 연구를 할 예정이라 연구대상자를 직접 만나지 못하는데… 내 연구는 어떻게 동의를 받아야 할까?

「생명윤리 및 안전에 관한 법률」 제3조 2항 및 3항에 따르면 연구자는 연구대상자의 자율성을 존중하고 사생활 및 개인정보를 보호해야 한다.

「생명윤리 및 안전에 관한 법률」 제3조(기본원칙)

② 연구대상자 등의 자율성은 존중되어야 하며, 연구대상자 등의 자발적인 동의는 충분한 정보에 근거하여야 한다.

③ 연구대상자 등의 사생활은 보호되어야 하며, 사생활을 침해할 수 있는 개인정보는 당사자가 동의하거나 법률에 특별한 규정이 있는 경우를 제외하고는 비밀로서 보호되어야 한다.

그리고 모든 인간대상연구자는 연구대상자로부터 서면동의를 받아야 한다. 이는 「생명윤리 및 안전에 관한 법률」 제16조 1항에 명시된 연구자의 법적 의무이다.

「생명윤리 및 안전에 관한 법률」 제16조(인간대상연구의 동의)

① 인간대상연구자는 인간대상연구를 하기 전에 연구대상자로부터 다음 각 호의 사항이 포함된 서면동의(전자문서를 포함한다. 이하 같다)를 받아야 한다.

1. 인간대상연구의 목적
2. 연구대상자의 참여기간, 절차 및 방법
3. 연구대상자에게 예상되는 위험 및 이득
4. 개인정보 보호에 관한 사항
5. 연구참여에 따른 손실에 대한 보상
6. 개인정보 제공에 관한 사항
7. 동의의 철회에 관한 사항
8. 그 밖에 기관위원회가 필요하다고 인정하는 사항

인체유래물의 경우 역시 「생명윤리 및 안전에 관한 법률」 제37조 1항에 의해 동의를 받아야 한다.

「생명윤리 및 안전에 관한 법률」 제37조(인체유래물연구의 동의)

① 인체유래물연구자는 인체유래물연구를 하기 전에 인체유래물 기증자로부터 다음 각 호의 사항이 포함된 서면동의를 받아야 한다.

1. 인체유래물연구의 목적
2. 개인정보의 보호 및 처리에 관한 사항
3. 인체유래물의 보존 및 폐기 등에 관한 사항
4. 인체유래물과 그로부터 얻은 유전정보의 제공에 관한 사항
5. 동의의 철회, 동의철회 시 인체유래물 등의 처리, 인체유래물 기증자의 권리, 연구목적의 변경, 그 밖에 보건복지부령으로 정하는 사항

IRB 역시 「생명윤리 및 안전에 관한 법률」 제10조 3항에 의해 연구자가 법이 정한 절차에 따라 연구대상자로부터 동의를 받았는지 확인할 의무가 있다.

「생명윤리 및 안전에 관한 법률」 제10조(기관생명윤리위원회의 설치 및 기능)

③ 기관위원회는 다음 각 호의 업무를 수행한다.

1. 다음 각 목에 해당하는 사항의 심의
   나. 연구대상자 등으로부터 적법한 절차에 따라 동의를 받았는지 여부

한편 대리인으로부터 동의를 받는 경우에 해당되는 연구들도 있을 수 있다. 즉, 동의능력이 있는 경우 연구대상자 본인이 동의를 해야 하나, 그렇지 않은 경우에는 대리인이 대신 동의(permission)를 하고 본인이 승낙(assent)을 하는 것으로 간주한다. 승낙에 대해서는 연구자 및 IRB가 승낙서 및 설명문의 구비 필요성에 대한 판단 및 해당 내용에 대한 확인을

필요로 할 수 있다. 이에 관한 법 조항은 「생명윤리 및 안전에 관한 법률」 제37조 2항이다.

「생명윤리 및 안전에 관한 법률」 제16조(인간대상연구의 동의)
② 제1항에도 불구하고 동의능력이 없거나 불완전한 사람으로서 보건복지부령으로 정하는 연구대상자가 참여하는 연구의 경우에는 다음 각 호에서 정한 대리인의 서면동의를 받아야 한다. 이경우 대리인의 동의는 연구대상자의 의사에 어긋나서는 아니된다.
1. 법정대리인
2. 법정대리인이 없는 경우 배우자, 직계존속, 직계비속의 순으로 하되, 직계존속 또는 직계비속이 여러 사람일 경우 협의하여 정하고, 협의가 되지 아니하면 연장자가 대리인이 된다.

또한 연구대상자가 만 18세 미만 미성년자를 포함하는 경우, 이들에 대해서는 「생명윤리 및 안전에 관한 법률」 시행규칙 제14조 1항에 근거해, 법정대리인(부모 등 친권자)으로부터 서면동의를 받은 후, 해당 미성년자를 연구에 참여시킬 수 있다.

「생명윤리 및 안전에관한법률」 시행규칙 제14조(대리인의 동의를 받아야 하는 연구대상자)
법 제16조 제2항에서 "보건복지부령으로 정하는 연구대상자"란 다음 각 호의 사람을 말한다.
1. 「아동복지법」 제3조제1호의아동
[참고] 아동복지법 제3조(정의) 이 법에서 사용하는 용어의 뜻은 다음과 같다.
1. "아동"이란 18세 미만인 사람을 말한다.

한편, 인간대상연구의 경우, 아래 사항들에 해당되면 서면동의를 면제받을 수 있다.

「생명윤리 및 안전에 관한 법률」 제16조(인간대상연구의 동의)
③ 제1항에도 불구하고 다음 각 호의 요건을 모두 갖춘 경우에는 기관위원회의 승인을 받아 연구대상자의 서면동의를 면제할 수 있다. 이 경우 제2항에 따른 대리인의 서면동의는 면제하지 아니한다.
1. 연구대상자의 동의를 받는 것이 연구진행 과정에서 현실적으로 불가능하거나 연구의 타당성에 심각한 영향을 미친다고 판단되는 경우
2. 연구대상자의 동의거부를 추정할 만한 사유가 없고, 동의를 면제하여도 연구대상자에게 미치는 위험이 극히 낮은 경우

인체유래물연구 역시 연구자가 인체유래물 기증자로부터 직접 서면동의 획득을 면제받을 수 있다.

「생명윤리 및 안전에 관한 법률」 제37조(인체유래물연구의 동의)
② 제1항에도불구하고 인체유래물연구자가 아닌 인체유래물 채취자로부터 인체유래물을 제공받아 연구를 하는 인체유래물연구자의 경우에 그 인체유래물 채취자가 인체유래물 기증자로부터 제1항 각 호의 사항이 포함된 서면동의를 받았을 때에는 제1항에 따른 서면동의를 받은 것으로 본다.

동의면제라는 개념은 동의획득 면제와 서면동의 면제(또는 동의 서면화 면제)로 구분할 필요가 있다. 동의획득 면제는 동의 자체를 아예 획득하지 않아도 되는 경우를 의미한다. 즉 연구대상자로부터 동의를 받지 않고 연구를 수행한다고 하더라도 윤리적으로 전혀 문제가 없는 경우에 해당한다. 이는 동의획득이 아예 불가능한 경우에 적용되는 사항이다. 예를 들어, 일반 대중에게 공개된 정보를 이용하거나, 이미 제공에 대한 동의가 획득되어 있는 기존의 정보나 자료를 이용하여 IRB 심의가 면제되는 경우 등을 의미한다. 하지만 동의획득 면제는 특정 상황들이 법적 기준에 맞는지 확인하기 매우 어렵고 관련 설명이나 정보가 아직 없는 상태이다.

반면에 서면동의 면제는 연구대상자로부터 동의를 받고 연구를 진행해야 하지만, 이 동의를 반드시 서면으로만 받도록 하는 것이 아니라, 구두 동의 등 다른 방법으로 대체하더라도 윤리적으로 전혀 문제가 없는 경우를 의미한다. 예를 들어, 개인식별 정보를 수집하거나 기록하지 않고, 최소위험을 넘지 않아 IRB 심의가 면제되는 경우, 만일 동의서가 잘못 관리되어 누가 연구에 참여했는지 알려지게 되면 연구대상자에게 오명이나 낙인의 우려가 있기 때문에 연구대상자가 동의서 작성을 원하지 않는 경우 등을 들 수 있다. 현재로서는 이에 대한 관련 규정이 없는 상태이기 때문에 예외 허용에 대한 책임 및 부담은 전적으로 IRB에 있는 상태이다.

결론적으로 모든 연구는 동의를 받는 것이 원칙이며, 동의는 법에 정한 사항에 대해서(보존 및 폐기 포함) 획득하여야 하고, 연구자가 직접 획득해야 하며, 연구대상자가 연구에 참여하기 전에 획득해야 한다. 동의서에 관한 법정 서식은 있으며(특히, 인체유래물의 경우, 법정 서식을 사용하여야 한다), 동의서에는 법적 요구 항목들이(그리고 IRB에서 추가로 요구하는 사항이 있으면 이를 포함해서) 반드시 포함되어야 하고, 반드시 자필 서명을 받아야 한다. 만일 전자문서 형태로 동의서를 받는 경우에는 전자펜 등을 사용해 자필서명을 받은 후 저장해 놓아야 한다. (하지만 도장은 안된다.)

동의획득과 관련해 여전히 많은 쟁점 사항들이 있다:

• 동의획득 여부(동의는 반드시 받아야 하는가? 동의를 받지 않아도 되는 예외적인 경우

는 어떤 경우들인가?)

- 동의획득 대상(동의는 누구에게서 받아야 하는가? 반드시 연구에 참여하는 사람 본인에게서 동의를 받아야 하는가? 연구대상자의 법정대리인은?)
- 동의능력 평가(연구에 참여하는 사람의 동의능력은 어떻게 판단할 것인가? 만일 동의능력에 문제가 있는 경우에는 어떻게 해야 하는가? 승낙을 받아야 하는가? 법정대리인 우선순위자는 누구인가?)
- 동의획득 담당자(누가 동의획득을 담당하여야 하는가? 연구책임자? 공동연구자? 연구보조자? 연구진행에 협조하는 사람?)
- 동의획득 방법(서면동의서? 녹음이나 녹화? 구두로? 연구참여 안내문 배포로도 충분한가?)
- 동의서 수준(어느 수준까지의 정보를 제공해주면 충분한 정보를 제공한 것인가?)
- 이들 중 일부에 대한 답은 위에서 설명한 바와 같지만, 아직도 많은 내용이 불분명할 수 있다.

이제 아래의 각 연구 사례들에 대해 "누구에게서", "어떤 방법으로" 동의를 획득해야 하는지 평가해보기 바란다(출처: 김은애, 2015).

- 중학생들 대상 연구인데, 연구에 참여하기로 한 중학생들에게는 인터넷 사이트를 통해 설문조사에 응할 수 있도록 안내해줄 것이고, 이러한 인터넷 설문조사는 A라는 설문조사 기관에 의뢰하여 진행하기로 하는 연구
- 항암치료 중인 20-30대 성인을 대상으로 개발 중인 항암제의 효과를 평가하기 위한 연구
- 고혈압약을 복용하고 있는 80-90대 노인을 대상으로 개발 중인 고혈압 약의 효과를 알아보는 연구
- 발기부전 환자를 대상으로 발기부전 치료제의 효과를 파악하는 연구
- 성경험이 없는 여고생을 대상으로 자궁경부암 백신접종의 효과를 알아보는 연구
- 미취학 아동 및 초등학생을 대상으로 독감 예방접종의 효과를 평가보는 연구
- 간호사를 대상으로 상하관계로 인한 권위가 인간에게 미치는 영향을 알아보기 위한 속임 연구
- 취업을 준비 중인 대학생 및 대학원생을 대상으로 취업준비 실태, 취업실패 사례, 취업준비 및 실패 관련 의견 등에 대해 알아보는 인터뷰 연구 또는 설문조사 연구

- 음악이 임산부 복중 태아의 성장에 어떤 영향을 미치는 지 알아보는 연구
- 외상 후 스트레스 증후군을 가지고 있는 사람을 대상으로 인과관계 및 극복에 관련된 인터뷰를 하는 연구
- 유치원생을 대상으로 식생활 및 생활실태, 키와 몸무게 등 건강상태를 알아보는 설문조사와 함께 식습관 교육(조절된 식단으로의 식사 포함)을 진행하고 그 효과를 확인해 보는 연구
- 영유아에 대한 엄마의 양육방식과 아이의 정서적 신체적 발달 간의 상관관계에 대한 연구
- 전, 현직 대통령의 정치적 행보에 대해 대중매체를 통해 공개된 자료를 이용하는 연구
- 대학가에서 지나가는 대학생을 대상으로 용돈조달 방법 및 사용처에 대해 알아보는 설문조사 연구
- 고등학생을 대상으로 스마트폰 사용실태, 학원 및 과외학습 실태 등을 알아보기 위한 설문조사를 진행하고자 하는 연구
- 가출청소년을 대상으로 가출 원인, 가정 환경, 가출 이후 생활, 지원에 대한 요구 사항 등에 대해 알아보는 인터뷰 연구

4-6. 연구의 위험에 관한 고려

연구계획 시, 현실적으로는 연구계획서 작성 시, 연구의 위험에 관한 고려사항을 명시해야 한다. 이를 위해 연구자는 연구의 위험에 대한 적절한 판단과 고려를 해야 한다. 특히 최소위험을 넘는 연구의 경우에는 연구의 위험에 대한 충분한 정보 제공이 필요하다. 연구대상자가 연구의 위험을 정확하게 인지한 후 연구참여에 동의하도록 하는 것이 중도탈락을 막는 데에 기여할 수 있고, 연구의 위험발생률을 낮추는 데에 연구대상자가 함께 기여할 수 있기 때문이다. 또한 오명이나 낙인과 같은 사회적 위험의 경우에는 연구대상자 모집방법, 동의서면화 면제, 연구자료 코드화 등의 조치를 통해 대처할 수 있도록 해야 한다. 그리고 문제발생 시 대처 가능하도록 하기 위한 준비가 되어 있는지도 확인되어야 한다. 대학원생이 수행하는 연구의 경우에는 숙련되고 경험이 정립된 연구자가 아닌 대학원생이 수행하는 연구일 수 있으므로 문제발생에 따른 대처방안에 대해 좀더 잘 마련되어 있어야 할 필요가 있다. 교수가 교내 대학생이나 대학원생을 대상으로 연구를 하는 경우에는 특별히 취약성으로 인한 위험이 없는 지에 대한 확인이 필요하다. 이 경우, 강의 자체나 강의 후 취득학점에 반영, 또는 기타 혜택과 연결된다면 수업권 방해 문제나 강압 등과 법률적인 문제와 연관될 수 있다.

4-7. 적정 표본 수에 대한 고려

양적 연구의 경우, 연구계획서(및 심의의뢰서)를 작성할 때 연구자들이 가장 어려움을 겪는 부분이 적정 표본 수에 대한 기술이다. 또한 IRB 심의 시 가장 많이 지적 받는 내용이기도 하다. 즉, 해당 연구에 사용될 목표 표본 수(연구대상자 수)를 제시해야 한다. 이 부분은 적정 표본 수에 대한 통계적 산출과 관련이 있으며, 보건통계학자의 도움을 받아 준비하는 것이 좋다. 이와 관련해 IRB에서 지적된 사항들에 대한 예를 나열하니, IRB 심의 준비 시에 도움이 되기 바란다.

예 1

연구계획서 기술 내용 **10. 목표한 시험대상자의 수 및 그 근거**

– 후향적 연구로 선정기준 및 제외기준에 해당되는 모든 환자들의 평균값을 구하고자 함.

심의 의견 A. 연구계획서 10절에 “선정/제외 기준에 해당되는 모든 환자들 중” 연구자가 예상하는, 혹은 적어도 연구자가 계획하는(목표하는?) 개략적인 연구대상자 수도 함께 명시해 주시기 바랍니다.

예 2

연구계획서 기술 내용 **10. 목표한 연구대상자의 수 및 그 근거**

연구대상자의 수: 12명

근거: 12명의 환자의 샘플에서 실험에 적합한 환자의 샘플은 6명 남짓될 것이고, 최소 6명의 샘플이 있어야 실험의 통계적 유의성을 확인할 수 있기 때문.

정확한 통계학적 근거를 가진 관련 논문은 없습니다. 하지만 대다수의 *** 관련 논문들이 5~7명을 대상 환자로 하고 있습니다. 다음 논문도 5명의 환자를 대상으로 하고 있습니다.

Fumitaka Hayashi, Terry K. Means and Andrew D. Luster Toll-like receptors stimulate human neutrophil function. Blood. 2003;102:2600-2669.

심의 의견 A. 본 연구의 대상자 수 산출 시, 대다수의 *** 관련 연구들이 소규모의 연구대상자 수를 사용하고 있고, 본 연구 역시 소규모로 수행될 것임은 이해되며, 이에 따라 목표 피험자 수를 산출하는 것이 어려운 점 또한 이해됨. 그러나 근거로 제시된 내용 중 1) “최소 6명의 샘플이 있어야 실험의 통계적 유의성을 확인할 수 있다”는 논지는 틀린 내용이므로, 이러한 주장은 부적절함. (2) 더불어 대다수의 다른 연구들이 5-7명의 환자를 대상으로 하고 있기 때문에 본 연구도 6명을 사용하겠다는 논지 역시 목표 연구대상자 수의 설정 근거로 사용되기에는 부적절함.

B. 이와 같은 경우에는, 예를 들어,

“<u>본 연구의 특성 상 다수의 연구대상자를 대상으로 연구하기에는 현실적인 어려움이 있으며, 이로 인해 선행 연구들도 소규모로 수행되고 있음. 본 연구의 특성 및 여건</u>

을 고려하고, 연구결과에 대한 최소한의 정보를 수집하기 위해 실험에 적합한 6명 sample 자료의 확보를 목표로 함. 그런데 조사되는 sample 중 50% 정도에서 실험에 적합한 sample이 확보될 수 있을 것으로 보여 총 12명의 연구대상자 모집을 목표로 함" 등과 같이 기술하는 것이 좋을 것 같습니다. 단, 이 내용은 논문 출간 시 근거 내용으로 사용되기에는 부적절한 내용이라는 점 또한 인식하시기 바랍니다.

예 3

연구계획서 기술 내용 **3. 연구대상자수 및 산출 근거**

양적 연구의 경우는 서울 및 경기도 소재의 ***센터 및 복지관의 전수인 60명을 대상으로 하려고 하며, 질적 연구의 경우 양적 연구에서 산출된 점수에 근거하여 대상자로 포함시키고자 하기 때문에 초기 계획에서는 알 수 없다. 이론적 포화 상태가 나타날 때까지 대상자의 수를 증가 시킬 예정이다.

심의 의견 3-2. 3절. 연구대상자 수: 본문에 질적연구대상자 수는 초기 계획에서는 알 수 없다고 기술되어 있고, 이에 따라 60명을 대상으로 양적연구를 진행한 뒤, 그 결과에 기초해 '이론적 포화 상태가 나타날 때까지 대상자의 수를 증가시킬 예정"이라고 되어 있습니다. 최종 연구계획서상에는 전체 몇 명을 대상으로 수행되는 연구인지가 명시되어야 하고, 본 위원회 역시 이 연구가 몇 명을 대상으로 수행되는 연구인지 파악하고 있어야 합니다. 따라서 양적연구 종료 후, 질적연구 대상자 수가 정해지면 연구계획서 변경신청을 진행하기 바랍니다.

예 4

연구계획서 기술 내용 **10. 목표한 시험대상자 수 및 그 근거**

: 임상적 경험과 참고 논문들의 *** 도달일의 평균과 표준편차 값을 근거로 G-power program (3.1)을 사용(α error 0.05, Power 0.8)하여 측정한 대상자 수는 총 20명이며 탈락률 30%를 반영해 26명으로 결정하고 선정 기준에 맞는 대상자 중 대조군과 실험군은 각각 13명으로 무작위 배정한다.

심의 의견 A. 연구계획서 상에 연구자께서 해당 표본 수 산출 시 사용하신 "평균"과 "표준편차" 값을 제시해 주어야 해당 표본 수가 올바르게 계산된 것인지 확인할 수 있습니다. 사용하신 "평균"과 "표준편차"를 해당 값을 설정한 근거와 함께 제시해 주십시오.

예 5

심의 의견 **2. 연구계획서(세부 내역)**

2-1. 연구계획서의 연구대상자 수 및 산출 근거에서 '60명'으로 기술되어 있고, 실제는 40명 또는 80명을 모집한다고 기술되어 있어서 불일치합니다. 일치시켜 주시기 바랍니다.

예 6

심의 의견 3-1. 연구대상자 수: 연구계획서 상에는 20명, IRB 신청서에는 10명으로 되어 있습니다. 일관되게 작성해 주십시오.

예 7

심의 의견 3-3. 연구대상자 수 및 산출 근거를 구체적으로 작성해 주십시오. 왜 120명의 인문계 고등학교 고3 학생이 필요한지에 대해 설명해 주십시오.

예 8

연구계획서 기술 내용 **10. 목표한 시험대상자의 수 및 그 근거**

총 연구대상자는 ***(2008)의 연구를 바탕으로 G*power program 3.1.5.를 이용하여 설정되었으며 검정력 0.8, 유의수준 0.05, 효과크기 0.78로 설정하여 총 54명을 포함시켜야 하는데 20% 정도의 탈락률을 감안하여 64명(각 그룹당 32명)을 포함시킬 예정이다.

심의 의견 A. 표본 수 산출시 사용한 "효과 크기 0.78"이라는 수치가 본 연구에서 어떤 의미를 가지고 있는 수치인지, 즉 연구자가 본 연구에 대해서 군간 어느 정도의 차이를 예상하고 있는 것인지를 질의한 것입니다. 다시 말해 "효과 크기 0.78"이 연구자에게는 어떤 의미의 값인지 그 의미를 질문한 것입니다. 혹시 연구자께서는 군당 32명이라는 인원수를 마음속에 미리 정해 놓고, 이 값이 산출되도록 하기 위해 G*power 프로그램에서 다양한 효과 크기 값을 변화시키면서 입력하다 보니, 효과 크기 0.78일 때 군당 32명이 산출되었고, 따라서 피험자 수 산출 근거로 효과크기 0.78을 제시한 것이 아니냐는 질문입니다. 정확한 표본 수 산출 방법은 다음과 같이 진행되어야 합니다.

(1) 연구자가 예상하는 두 군간 예상 평균 차이 값
(2) 예상 표준 편차 등 2가지의 예상 값을 입력하면,
(3) G*power는 이들 입력된 두 값을 사용해 유효 크기를 계산해 주고 표본 수도 계산해 주게 됩니다.

피험자 수 산출 근거로는 단지 유효크기 값만이 아닌, 이들 (1)번과 (2)번 예상값을 제시해야 합니다. 그래서 연구가자 두 군간 얼마의 평균 차이를 예상하고 있고 해당 대상자들로부터 얻어지는 자료의 표준 편차를 얼마로 예상하고 있으며 그에 따라 군당 몇 명의 연구대상자 수를 필요로 하는 연구인지 판단할 수 있기 때문입니다.

예 9

연구계획서 기술 내용 **목표한 시험 대상자의 수 및 그 근거**

목표로 하는 시험 대상자는 각 군별로 10명 씩 등록할 예정임. 이 중에서 중도탈락률을 감안하여 총 25명을 분석에 포함시키는 것을 목표로 함.

- Student t-test를 사용하여 시험군과 대조군 간에 인구학적, 임상적, 신경심리적 특성 및 *** parameter 들의 값의 차이를 비교하기 위하여 사용함. Pearson correlation analyses를 이용해서 *** 청소년의 임상적 및 신경심리적 변인들과 ***변인들 간의 연관성을 알아볼 예정임. 또한 *** 청소년들에서 치료 전과 치료 후의 변인들의 변화를 알아보기 위하여 paired t-test를 사용할 것임.

심의 의견 A. 연구계획서 10절: 군별 10명씩 20명을 대상으로 통계분석이 진행될 것이며, 이에 대한 통계적 근거(평가)는 이루어지지 않은 상태이므로, 연구계획서 16절에 제시된 대로 환자군 10명과 대조군 10명 간 변수들의 차이는 실제로 아주 큰 차이가 나지 않는 한, 통계적으로 유의하지 않을 가능성(P>0.05)이 매우 높습니다.

B. 피험자 수를 감안할 때 Student t-test, paired t-test 등의 사용은 부적절합니다. 비모수적 방법을 사용하셔야 합니다.

예 10

심의 의견 A. 연구계획서 9.4 시험대상자 수 산출 근거: 표본 수 계산에 사용하신 공식이 잘못 되었습니다. 그와 같은 공식은 없습니다. “단일 집단에 대한 비율 검정” 시에 해당하는 공식 중 그와 유사한 형태의 공식이 있을 뿐입니다. 현재 연구에서 시험대상자 수 산출 시 고려되는 상황은 위약군 19%, 시험군 42%를 가정하고, 이들 두 군을 비교하고자 하는 “두 집단의 비율을 비교”하는 상황이므로 다음과 같은 공식 중 하나를 사용해야 합니다(다른 공식들도 더 있지만 아래 두 공식 중 하나가 가장 많이 사용됩니다).

첫 번째 사용 가능한 공식: $n=\dfrac{(z_\alpha+z_\beta)^2[p_0(1-p_0)+p_1(1-p_1)]}{(p_1-p_0)^2}$

두 번째 사용 가능한 공식: $n=\dfrac{2(z_\alpha+z_\beta)^2\bar{p}(1-\bar{p})}{(p_1-p_0)^2}$, 여기서 $\bar{p}=\dfrac{p_0+p_1}{2}$

어느 경우든 군 당 약 60명 전후로 계산됩니다. 따라서 10% 중도탈락률까지 고려하면 전체 약 300명 이상이 필요합니다. 현재의 군 당 30명으로는(위약군 19%, 시험군 42%를 가정할 때) power가 약 49%밖에 되지 않습니다. 피험자 수 산출 내용을 다시 한 번 확인해 보시기 바랍니다.

답 변 본 연구는 최적의 용량을 설정하기 위한 탐색적 시험으로서 Phase Ⅱ 시험에 적용할 수 있는 Fleming's single stage procedure를 이용하여 시험대상자수를 산출하였습니다. 시험대상자 수 산출에 사용된 공식, 산출된 시험대상자 수 모두 식약처에서 확인 및 검산이 끝난 상태이며 식약처 승인까지 이루어진 상태입니다.

검토 의견 그렇다면 94절에 기술한 통계적 가설이 부적절하게 기술되었군요. H_0: $p_0 - p_1 = 0$ vs H_1: $p_0 - p_1 \neq 0$이 아니라 H_0: $p_0 = p_1$ vs H_1: $p_0 \neq p_1$이 적절한 표현입니다. 귀무가설 및 대립가설의 형태를 부적절하게 표현해서 불필요한 오해가 발생하게 되었습니다. 향후 추가로 연구계획서 수정이 필요한 경우가 발생하면, 더불어 수정하시면 좋겠습니다.

연구대상자 수와 관련해 중요한 점은 각 연구의 목표 표본 수는 반드시 적정하게 산출해서 연구계획서에 기술해야 한다는 점이다. 또한 만일 IRB 승인 후, 연구 수행 도중에 목표 연구대상자 수에 미달하고 연구를 종료하거나, 연구대상자 수를 초과해서 연구를 수행해야 하는 상황이 발생한다면 반드시 IRB에 연구계획서 변경신청을 한 후, 승인을 득해야 한다. 연구 종료 후 IRB에 연구종료보고를 해야 하는데, 이때 승인된 연구대상자 수보다 적거나 또는 많은 인원수를 대상으로 연구가 수행된 것으로 파악되면 중요한 [연구계획 미준수 사례]로 간주되어, 연구책임자는 [서식 33] "연구계획 미준수 사례 보고 요청서"를 작성해야 할 뿐만 아니라, 향후에 IRB 심의신청에 불이익을 받을 수도 있다.

4-8. 기타 IRB 지적사항에 관한 예들

연구방법이나 모집공고문, 선정기준, 동의서, 설문지, 통계분석방법 등 다양한 내용에 대한 IRB 지적 사항들의 예를 제시하니, IRB 심의신청 시에 동일한 잘못을 저지르지 않도록 도움이 되기 바란다.

3-4. 연구방법에는 무엇을, 왜, 어떤 방법으로, 어떻게 연구가 수행될 것인지가 구체적으로 작성되어야 합니다. 예를 들어 **은 왜 측정하며, 이를 어떤 방법으로, 어떤 측정도구를 이용해 측정할 것인지, 그리고 만일 설문지를 사용한다면 해당 설문지의 내용과 특성을 자세히 작성해주십시오. 5차에 걸쳐서 측정을 하는 이유에 대해서도 분명하게 작성해주십시오.

1-6. 연구 대상자의 선정기준으로 제시된 3번(연구에 동의한…) 내용은 적절하지 않으므로 삭제바랍니다. 제외 기준 역시 부적절합니다. 제외 기준이란 선정 기준을 통과한 대상자들 중 연구결과의 효과를 극대화시키기 위해 제외될 대상자들에 대한 기준입니다. 다시 작성하기 바랍니다.

3-3. 자발적 참여를 보장한다고 하였는데 어떻게 보장할 것인지에 대한 방안이 구체적으로 기술되어 있지 않습니다. 이에 대해 구체적으로 기술해 주십시오. 연구를 수행할 연구자는 ••병원 중환자실 책임간호사인데 12명의 간호사를 해당 병원에서 모집한다고 하였고 이는 전체 몇 명 가운데 12명을 모집하는 것인지 명확하지 않습니다. 또한 연구자 중심의 편의모집이 아닌 연구대상자의 자발적인 참여가 보장되도록 연구자는 어떤 노력을 할 것인지 구체적으로 기술하기 바랍니다. 이런 측면에서 볼 때, 본 연구에서 모집공고문 사용을 고려하기 바라고, 따라서 모집공고문을 제출하시기 바랍니다.

2. 본 위원회는 연구자께서 제출하신 설문지 내용에 대해, 다음과 같은 측면에서 상당한 우려를 표합니다. 구성하신 설문내용몰 연구의 윤리적인 측면에서 다시 검토하시기 바랍니다. 다음은 본 위원회 심의위원들의 의견들이므로, 각 의견들에 대해 상세히 답변해 주시면 감사하겠습니다.

2-1. 연구문제 3을 위한 설문지는 설문대상자로 하여금 ** 교육과 ** 교육에 대한 편향적인 입장을 갖도록 구성이 되어 있는 것 같습니다. 예를 들어 ** 교육에 대해서는 첫 번째 문항부터 특별한 이유 없이 ** 교육에 대한 불신을 갖도록 작성되어 있습니다. 이에 반해 ** 교육에 대한 질문은 교육을 받지 않으면 안 되도록 붙안감을 조성하는 것처럼 느껴집니다. 이러한 방식으로 절문지를 구성하는 것은 적절하지 않다고 생각합니다.

2-2. 설문내용 중 역코딩 문항에 *표를 하셨는데 그 이유가 무엇인가요? 설문대상자가 불편을 느끼지 않도록 해당 문항들 또한 긍정문으로 바꾸어서 작성하신 후, 분석 시에 연구자가 필요하면 역코딩을 실시해서 분석하면 될 것입니다. 또한 역코딩되는 문항이라는 것은 설문 대상자에게 알려줄 이유도 없으므로, 설문지 자체에는*표시를 사용해 역코딩 문항임을 명시할 필요도 없습니다.

2-3. 현재 역코딩 문항으로 표시된 문항들의 경우, ** 교육과 **에 대하여 신뢰를 하지 못하는 부정적 반응을 불러일으키는 방식으로 진술된 경향이 있으며. 반면에 **과 관련된 설문 문항들은 **에 대한 불안감과 기대감을 갖게 하는 의미를 내포하는 방식으로 기술되어 있는 점에 대해 우려됩니다. 왜 이와 같은 형태의 설문내용을 사용하시는 건가요? 설문내용은 연구 목적과 밀접한 관련성이 있어야 하는 것인데, 이런 측면에서 볼 때 어떤 관련성이 있나요?

2-4. 설문 문항 구성 원칙들 중 하나는 각 설문 문항들은 설문대상자가 쉽게 이해하고 답변할 수 있도록 중도적인 표현을 사용하는 것인데, 현재의 설문 항목들에는 유도성 표현이 사용되고 있는 것 같습니다. 연구자 입장에서 중도적인 형태의 설문문항들을 구성하시는 것이 어떠신지요?

2-5. 연구자로서, 본 연구가 사회에 미치게 될 영향과 결과를 예측할 수 있다면 그 방향성과 사회적 타당도에 대해 심사숙고 해주시기를 제안합니다.

B. 연구계획서 15.6절. 평가방법 및 통계분석 방법 (특히 1차 유효성 평가변수 분석 계획): 현재 연구는 시험군 1, 2, 대조군 1, 2, 3 등 총 5개 군입니다. 이들 간 1차 유효성 평가로 "Pearson's Chi-square test 또는 Fisher's Exact test를 이용하여 검정하고, 검정결과가 통계적으로 유의할 경우 사후검정(Post-Hoc Test)을 통해 실제 차이가 있는 군의 짝을 확인한다. 이때, 다중비교

(multiple comparison) 시 발생하는 제1종 오류 문제는 Bonferroni's method 방법을 이용하여 P-value 를 보정한다"고 되어 있는데, post-hoc test로 Bonferroni 방법을 사용하면, Bonferroni 방법은 굉장히 보수적이기 때문에, 군 간에 통계적으로 유의한 차이를 보일 가능성은 매우 낮아집니다(Bonferroni 방법을 사용한다는 것은, 각 짝진(총 10개 짝이 나옴) 두 군 간 chi-square test의 p-value에 10을 곱해서 판단하겠다는 의미이므로, 두 군 간 chi-square test의 p-value가 0.005 이하가 되어야 해당 두 군 간에 유의한 차이가 있다고 평가하게 되기 때문에 매우 보수적입니다).

따라서 post hoc test로 Hochberg test 혹은 holm test 등과 같은 방법들이 이미 개발되어 있으므로 이를 사용하는 것으로 계획하시는 것이 어떨까 하는데 고려해 보시기 바랍니다. 특히 1차 유효성 평가변수에 대책서는 매우 critical 한 판단이 될 수도 있습니다.

답 변 연구 초기 setting 시 다양한 post-hoc test가 고려되었으나 conservative 한 방법으로 Bonferroni's method를 적용하는 것으로 최종 수정 되었고, 이 또한 식약처에서 최종확인이 끝난 후 식약처 승인까지 이루어진 상태입니다.

검토 의견 연구진이 연구결과를 conservative하게 해석하기를 원하시는 경우로 해석하겠습니다.

C. 연구계획서 7.3절에 "시험약 및 위약은 동일한 형태의 포장형태를 하고 있다. 포장의 상태나 의약품의 모양으로 시험약 및 위약의 구분이 가능하도록 하여 이중맹검을 유지."라는 내용 이외에는 어떻게 이중맹검을 수행할 것인지가 상세히 기술되어 있지 않습니다(예를 들어 5개 군들에 대해 이중 눈가림을 어떻게 할 것인지, 각 군에 어떤 위약들이 어떻게 투여될 것인지 등). 이에 대한 보강이 필요합니다.

답 변 연구계획서 [11.5 무작위배정] 항목에 추가하였습니다.

검토 의견 추가 질의 사항 없습니다.

A. 12.3절: 본 임상시험에 맹검법을 어떻게 적용할 것인지에 대한 계획이 구체적으로 기술되어야 합니다.

B. 12.4절: 무작위배정 방법에 대한 보강 기술이 요구됩니다. 현재 계획서 상의 내용으로는 "난수표를 이용한다"라고만 되어 있어서, 연구대상자들이 두 군에 1:1로 배정된다는 보장이 계획되어 있지 않습니다.

C. 16.3.1절: 연구대상자 수 산출 시 근거로 사용한 군 간 평균 자이 15mmHg에 대한 근거, 표준편차 20mmHg에 대한 근거를 제시해 주십시오. 기술된 대로 "이전 **모델 동물실험 연구에서…" 얻어진 결과인가요? 이전 **모델 동물실험이 어떤 연구인가요? 동물실험 연구결과를 본 연구의 설계에 바로 적용해도 되는 내용인가요?

D. 16.4절 : ITT 군에 대한 정의가 불분명합니다. "모든 시험대상자를 대상으로 한다" 는 것은 무작위 배정 이전에 screening을 통과한 대상자까지 포함한다는 의미입니까? 여기에는 무작위배정 이후 시험 약제를 한 번도 복용하지 않은 대상자들도 포함되는 것입니까? 정확하게 정의해 주십시오.

E. 16.4절: PR 군에 대한 정의 시, "주요 임상시험 계획서 위반"에 대한 정의가 불분명합니다. 어떤 경우들이 이에 해당함 것인지 명확한 기술을 추가해 주십시오. "결과가 ITT 분석군에 대한 결과

> 와 상이할 경우, 본 자료를 공개한다."라는 의미가 무엇인지 구체적으로 그 의미를 밝혀 주십시오. 누구에게 무엇을 공개하는 것입니까?
>
> F. 16.5.1절 : 중도탈락 시험대상자에 대한 처리로 "1차 반응분석"이라는 용어를 사용하셨는데, "1차 반응분석"의 의미가 무엇인가요? 보다 구체적으로 작성해 주십시오.
>
> G. 16.5.2절: 결측자료 처리에 관한 계획에서, "계획된 자료만…"의 의미는 무엇입니까? "결측자료는 입력하지 않는다"는 의미는 무엇입니까?
>
> H. 16.7절: 안전성 평가 대상자로 ITT 분석군을 사용함 예정입니까? Safety 분석대상군을 따로 정의하지는 않을 계획인가요? 안전성 평가 변수들에 대한 분석계획이 제시되어 있지 않습니다.
>
> L. 16.7.4.1절: 중도탈락에 대한 분석으로 time-to-event를 이용한다고 되어 있는데 적절한 내용인지 확인 바랍니다. 본 연구에서 time-to-event 변수가 관찰되나요? 어떤 변수 등에 대해 실시되나요?

4-9. 변경대비표의 작성

변경사항 대비표는 다음과 같이 작성하는 것이 좋다.

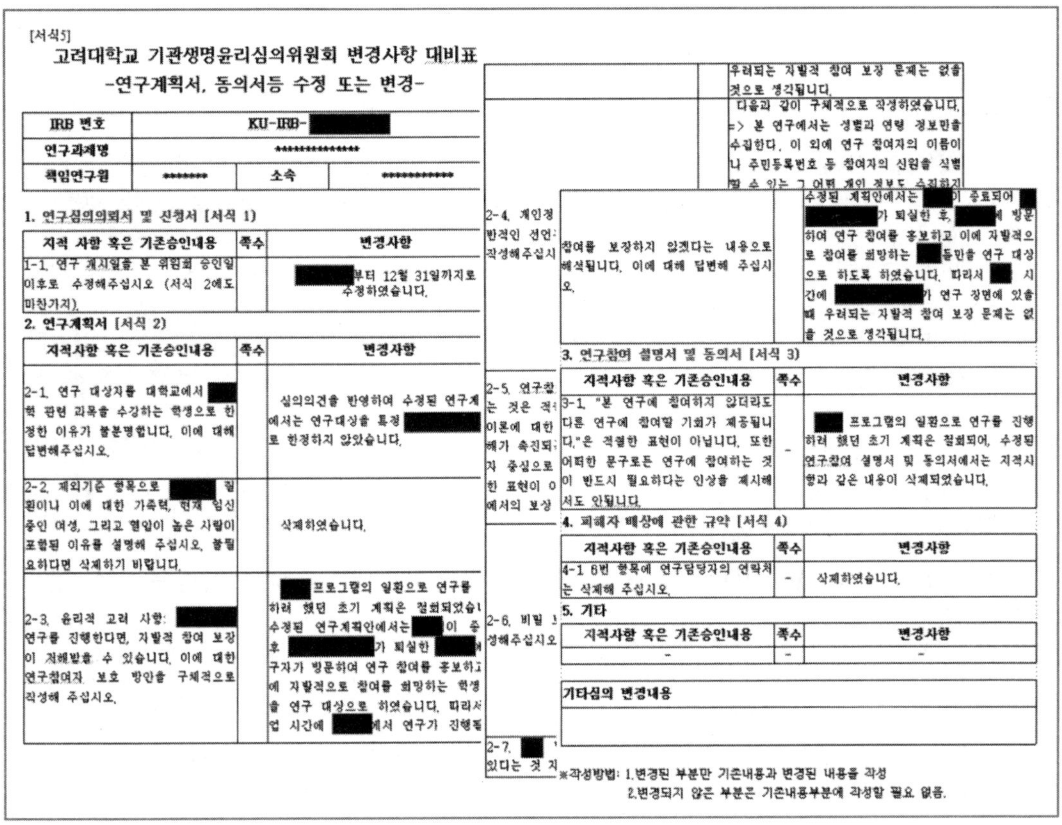

[서식5]

고려대학교 기관생명윤리심의위원회 변경사항 대비표

-연구계획서, 동의서등 수정 또는 변경-

IRB 번호	KU-IRB-■■■		
연구과제명	**************		
책임연구원	*******	소속	***********

1. 연구심의의뢰서 및 신청서 [서식 1]

지적 사항 혹은 기존승인내용	쪽수	변경사항
1-1. 연구 개시일을 본 위원회 승인일 이후로 수정해주십시오 (서식 2에도 마찬가지).		■■■부터 12월 31일까지로 수정하였습니다.

2. 연구계획서 [서식 2]

지적사항 혹은 기존승인내용	쪽수	변경사항
2-1. 연구 대상자를 대학교에서 ■■학 관련 과목을 수강하는 학생으로 한정한 이유가 불분명합니다. 이에 대해 답변해주십시오.		심의의견을 반영하여 수정된 연구계에서는 연구대상을 특정 ■■■로 한정하지 않았습니다.
2-2. 제외기준 항목으로 ■■■ 질환이나 이에 대한 가족력, 현재 임신중인 여성, 그리고 혈압이 높은 사람이 포함된 이유를 설명해 주십시오. 불필요하다면 삭제하기 바랍니다.		삭제하였습니다.
2-3. 윤리적 고려 사항: ■■■ 연구를 진행한다면, 자발적 참여 보장이 저해받을 수 있습니다. 이에 대한 연구참여자 보호 방안을 구체적으로 작성해 주십시오.		■■ 프로그램의 일환으로 연구를 하려 했던 초기 계획은 철회되었습니 수정된 연구계획안에서는 ■■이 종 후 ■■■가 퇴실한 ■■■에 구자가 방문하여 연구 참여를 홍보하고 에 자발적으로 참여를 희망하는 학생을 연구 대상으로 하였습니다. 따라서 업 시간에 ■■■에서 연구가 진행될

		우려되는 자발적 참여 보장 문제는 없을 것으로 생각됩니다.
		다음과 같이 구체적으로 작성하였습니다. => 본 연구에서는 성별과 연령 정보만을 수집한다. 이 외에 연구 참여자의 이름이나 주민등록번호 등 참여자의 신원을 식별할 수 있는 그 어떤 개인 정보도 수집하지

참여를 보장하지 않겠다는 내용으로 해석됩니다. 이에 대해 답변해 주십시오.		수정된 계획안에서는 ■■이 종료되어 ■■■가 퇴실한 후, ■■■에 방문하여 연구 참여를 홍보하고 이에 자발적으로 참여를 희망하는 ■■들만을 연구 대상으로 하도록 하였습니다. 따라서 ■■ 시간에 ■■■가 연구 장면에 있을 때 우려되는 자발적 참여 보장 문제는 없을 것으로 생각됩니다.

3. 연구참여 설명서 및 동의서 [서식 3]

지적사항 혹은 기존승인내용	쪽수	변경사항
3-1. "본 연구에 참여하지 않더라도 다른 연구에 참여할 기회가 제공됩니다."은 적절한 표현이 아닙니다. 또한 어떠한 문구로든 연구에 참여하는 것이 반드시 필요하다는 인상을 제시해서도 안됩니다.	-	■■ 프로그램의 일환으로 연구를 진행하려 했던 초기 계획은 철회되어, 수정된 연구참여 설명서 및 동의서에서는 지적사항과 같은 내용이 삭제되었습니다.

4. 피해자 배상에 관한 규약 [서식 4]

지적사항 혹은 기존승인내용	쪽수	변경사항
4-1 6번 항목에 연구담당자의 연락처는 삭제해 주십시오.	-	삭제하였습니다.

5. 기타

지적사항 혹은 기존승인내용	쪽수	변경사항
-	-	-

기타심의 변경내용

※작성방법: 1.변경된 부분만 기존내용과 변경된 내용을 작성

2.변경되지 않은 부분은 기존내용부분에 작성할 필요 없음.

4-10. 자주 물어보는 질문들

IRB 심의가 필요한지, 누가 IRB 심의를 받아야 하는 지 등 모호한 상황은 언제나 발생할 수 있다. 각 경우마다 사유와 상황이 다르기 때문에 어떤 정해진 기준을 적용할 수는 없을 것이다. 따라서 각자의 상황은 IRB에 직접 문의하는 것이 좋다. 여기서는 몇가지 사례들을 설명하기로 한다.

예 1

IRB 심의신청의 대상

자료를 수집하기 위해 대학생들을 대상으로 설문조사를 실시하는 연구를 진행하기로 하였다. 설문조사에 응해줄 대학생들은 서울에 위치한 A대학에서 모집하기로 하였다. 연구자가 소속된 기관(예: 고려대학교) 외에도 연구대상자들이 속한 A대학 IRB도 통과해야 하는가? IRB는 연구에 대한 심의이지 연구대상자에 대한 심의가 아니므로, 만일 연구자 소속 기관의 IRB 심의를 받았다면 A대학 IRB 심의는 받지 않아도 된다. 하지만 IRB의 기본 취지는 연구대상자의 보호이기 때문에, 만일 A대학에서 자기 학교 학생들을 보호하기 위해 IRB 심의를 받아야 한다고 요청하면 해당 대학의 IRB 심의를 받아야 한다. 예를 들어, 간호학/보건학 전공 대학원생이 학위논문 작성을 위해 환자를 대상으로 연구를 계획한다면, 환자들이 치료를 받는 해당 병원의 IRB를 통과해야 할 것이다.

예 2

IRB 심의신청의 주체

연구자는 대학생들을 대상으로 인터넷 사이트를 통해 설문조사를 실시하는 연구를 진행할 예정이고, 이 설문조사는 B 업체의 설문조사 프로그램을 사용하기로 하였다. 즉, 연구에 사용된 데이터를 수집, 관리하고 연구자에게 제공하는 역할은 B 업체가 담당할 것이다. 연구자 외에 B 업체도 IRB 심의를 받아야 하는가? 연구용 데이터를 비롯해 연구에 대한 모든 책임은 연구자에게 있고, B 업체는 단지 기술적인 부분에 대한 도움만을 주는 것이라면 B 업체는 IRB 심의를 받지 않아도 된다. 다만, 연구자는 연구용 데이터 수집관리 관련 책임에 대해 B 업체와 명확한 계약을 체결해 둘 필요가 있다.

예 3 IRB 심의신청의 대상

혈액검사 혹은 인체유래물 검사가 포함된 경우에 병원 IRB가 아닌 대학 IRB에 심의신청을 할 수 있는지의 여부

의료인(의사, 간호사)이 아닌 연구자가 운동과 식이조절이 건강에 미치는 영향에 대해 알아보기 위한 연구를 하기 위해, 연구대상자에게 계획된 운동과 식이조절을 실시하고, 여러가지 실험실 검사(lab test)를 실시할 예정이다. 이 검사에는 혈액검사도 포함되어 있다. 의료기관 종사자가 아닌 연구자가 혈액검사가 포함된 연구를 할 수 있는가? 혈액검사가 포함된 연구를 하기 위해서는 어떤 조건들이 충족되어야 하는가? 혈액검사를 위한 채혈은 의료행위에 해당하는 데, 기본적으로 의료인이 아닌 사람은 의료행위를 할 수 없다. 또한 혈액검사를 하게 되면 의료인이 검사결과를 확인해야 할 것이다. 따라서 가능하면 의료진을 연구진에 포함시켜야 한다. 하지만 채혈과 혈액검사 결과 확인이 어디에서 누구에 의해 이루어지는 지에 대해 연구계획서 상에 명시하고, 이 내용과 과정이 적절하다면 연구진 중에 의료인이 없더라도 혈액검사가 해당 연구에 포함될 수는 있다. 하지만 이에 대한 최종 판단은 IRB의 의견에 따르는 것이 좋다.

5 학위논문작성 타임라인 작성에 관한 제안

보건대학원 학위논문 작성을 위한 일정은 대부분 정해져 있다. 보건대학원 학위논문은 3심제이며, 1심은 논문계획발표, 2심은 논문발표, 그리고 3심은 최종심으로 진행한다. 논문계획발표는 주로 4학기초에 실시하게 되는데, 예를 들어 (2월 졸업예정자는) 전년도 5월 초에, (8월 졸업예정자는) 전년도 10월 초에 진행된다. 논문발표는 주로 5학기 초에 실시하게 되고, 따라서 (2월 졸업예정자는) 전년도 10월 초에, (8월 졸업예정자는) 당해년도 5월 초에 진행된다. 또한 논문계획발표 및 논문발표 1-2주일 전에 논문계획서 및 논문심사보고서를 제출해야 하고, 논문발표를 마친 후, 1개월쯤 뒤에 종심(3심)을 하게 된다. 종심을 성공적으로 마치면 3주 정도 이내에 학위논문을 제출해야 한다. 학위논문을 작성하는 과정들이 이와 같이 복잡하므로 진행과정을 각자의 상황에 맞게 일목요연하게 정리한다면, 미리 준비할 수 있게 될 것이다.

아래 그림은 나의 지도학생들과의 첫 논문모임 시, 항상 논문작성과 관련된 본인의 timeline을 작성하라고 준비시키는 예이다(썩 마음에 드는 그림은 아니지만 적어도 여러분에게 도움은 될 것이다, 그림 13-1). 각자 본인의 예상 졸업시점(그림의 맨 오른쪽 부분)을 먼저 설정하고, 이로부터 정해진 일정들을 앞당겨 표시하면서 보건대학원에서 요구되는 일정 및 서류제출 마감일 등을 지정하고, 이 과정 중에 IRB 진행 및 자료수집, 자료분석, 결과작성 등의 timeline을 각자의 상황에 맞게 반영하면, 본인의 학위논문작성에 도움이 될 것이다.

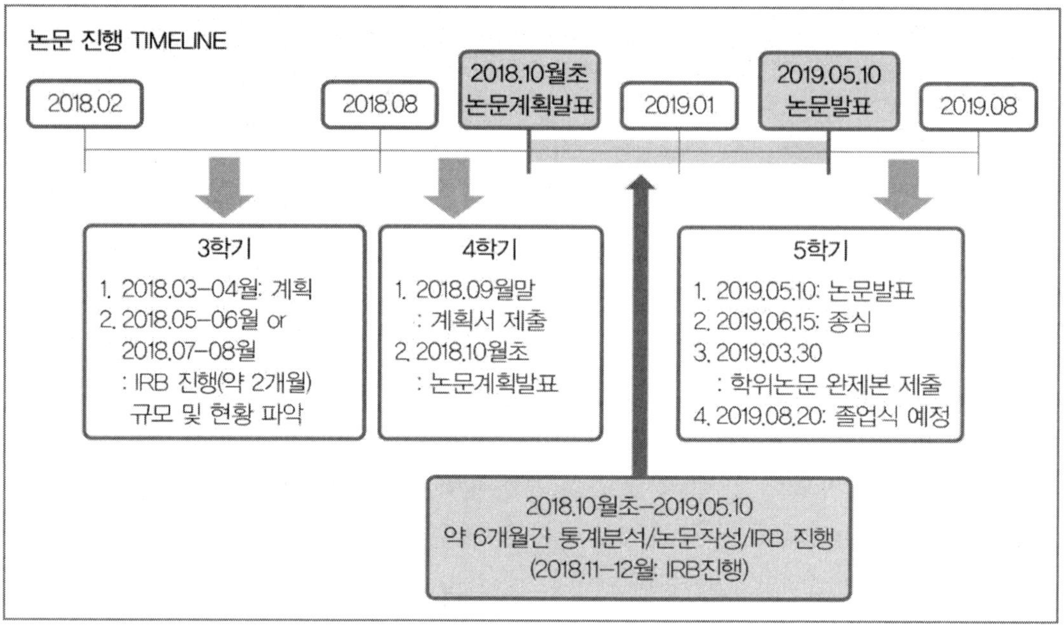

[그림 13-1] 논문 진행의 timeline 예시

참고문헌

Angell M. Ethical imperialism? Ethics in international collaborative clinical research. N Engl J Med 1988;319:1081-1083.

대한의사협회. 세계의사회 헬싱키 선언: 인간 대상 의학연구 윤리 원칙. J Korean Med Assoc 2014;57(11):899-902.

황은성, 조은희, 김영목, 박기범, 손화철, 윤태웅, 임정묵. "이공계 연구윤리 및 출판윤리 매뉴얼". 한국과학술지편집인협의회(Korean council of science editors), 2014.

김은애. "대학 생명윤리위원회(IRB)에서의 연구 심의 관련 쟁점" 고려대학교 기관생명윤리위원회 하계 워크샵 강의록, 2015.8.

부 록

고려대학교 보건대학원
학위논문 작성 양식

보건학

학위 논문 작성법

2006년 12월 초안

2014년 3월 개정

2021년 8월 개정

고려대학교 보건대학원

고려대학교 대학원 보건학협동과정

1 논문 구성의 순서

우리 보건대학원에서 요구하거나 권장하는 학위논문집의 구성 순서는 다음과 같다.

1) 표지

• 겉표지 : 다음 내용이 위에서 아래로 순서 있게 표시되어야 한다. '석사학위논문', '국문 논문제목', 필요하다면 그 아래에 '영문 논문제목', '고려대학교 보건대학원', '전공학과', '연구자 성명', 그리고 연월일을 표시한다.

석 사 학 위 논 문

국문 논문제목

영문 논문제목

고려대학교 보건대학원

(혹은 고려대학교 대학원 보건학 협동과정)

OOOO 학과

O O O (이름) (인)

2000 년 OO 월 OO 일

- 속 표지 1면(오른쪽 면) : 비어 있는 페이지이나 은사나 친지, 동료들에게 증정할 때 이 여백에 감사의 글을 쓰기도 한다.
- 속 표지 2면(오른쪽 면) : 겉표지의 내용과 동일하다.
- 속 표지 3면(오른쪽 면) :

○ ○ ○ 지 도 교 수 석 사 학 위 논 문 **국문 논문제목 영문 논문제목** 이 논문을 보건학 석사 학위청구논문으로 제출함. 2000년 00 월 00 일 고려대학교 보건대학원 (혹은 고려대학교 대학원 보건학 협동과정) 0000 학과 ○ ○ ○ (인)

• 속 표지 4면(오른쪽 면) :

ㅇ ㅇ ㅇ 의 보건학 석사 학위논문 심사를 완료함.

2000 년 00 월 00 일

위 원 장 (이름) ㅇ ㅇ ㅇ (인)

위 원 (이름) ㅇ ㅇ ㅇ (인)

위 원 (이름) ㅇ ㅇ ㅇ (인)

2) 영문 요약(Abstract)

Abstract

영문 논문제목

영문 저자이름

Department of OOOOO
Graduate School of Public Health, Korea University
(혹은 Korea University Graduate School)
(Supervisor : 지도교수 영문이름, PhD)

Objectives : Start from here …

Methods : Start from here …

Results : Start from here …

Conclusion : Start from here …

Key words:

3) 차례(목차), 표 목차, 그림 목차

목 차

참고 목차에 반드시 포함되어야 하는 구성 요소

Abstract
Ⅰ. 서론
Ⅱ. 방법
  1. 대상(또는 연구재료)
  2. 방법
  3. 자료분석 또는 분석방법 등의 소제목을 부여할 수 있다.
Ⅲ. 결과: 필요시 소제목을 부여할 수 있다.
Ⅳ. 고찰
Ⅴ. 요약 및 결론
참고문헌: 별도의 제목 분류번호를 부여하지 않는다.
부록: 별도의 제목 분류번호를 부여하지 않는다.

4) 본문 작성

- 서론부터 참고문헌까지 위에 부여된 번호순으로 기술한다.
- 본문에 사용되는 제목 분류번호는 다음 순으로 한다.
  * I, II, III, IV, V.
  * 1, 2, 3, 4, 5.
  * 1) 2) 3) 4) 5)
  * (1) (2) (3) (4) (5)
- '참고문헌'과 '부록'에는 번호를 매기지 않는다.
- 페이지 표시는 서론이 시작되는 페이지부터 -1-, -2-, -3- 식으로 부여한다. 속표지에는 페이지 표시를 하지 않는다. 영문요약부터 그림 목차까지는 -i-, -ii- 식으로 페이지 번호를 부여한다.

2 학위 논문이 기본적으로 갖추고 있어야 할 요소

학위논문은 학술 저널에 싣는 논문과 마찬가지로 연구논문이 갖추어야 할 사항을 갖추어야 한다. 심사용 학위논문을 제출하려고 할 때에는 연구계획서를 작성하는 초기 단계에서부터 다음의 내용을 숙지하고 있어야 한다.

- 연구주제가 학문적으로 중요한 문제여야 하며, 다른 선행연구와 차별화될 수 있는 독창

성(originality)이 있어야 한다.

- 연구에 사용된 도구의 신뢰도와 타당도가 만족할 수준으로 보장되어야 한다.
- 연구대상인 모집단이 명확히 규정되어야 하고, 표본은 모집단을 대표할 수 있어야 한다.
- 연구결과는 충분한 문헌고찰을 통하여 비교 검토되어야 한다.
- 연구의 결론은 연구결과에 근거하여 도출되어야 한다.
- 연구를 수행하는 과정에 비윤리적 요소가 없어야 한다.
- 모든 연구결과는 재현 가능하여야 한다.

3 논문 제목

논문 제목은 독자들이 가장 먼저 읽게 되는 그 논문의 얼굴이다. 따라서 논문 제목은 그 논문의 주요 내용을 함축적으로 담고 있어야 한다. 논문 제목을 구상할 때의 참고사항을 소개한다.

1) 논문 제목이 갖추어야 할 사항

- '연구주제 – 주요 변수 – 연구대상 – 어떤 형태'의 연구인지가 함축적으로 표현되어야 한다.
- 이해하기 쉽고, 10~15자 이내의 글자로 간결하여야 하며, 문법적인 오류가 없어야 한다.
- 가능하면 독자들의 관심과 흥미를 유발할 수 있는 제목이 좋다.

2) 바람직하지 못한 제목

- 불필요하게 긴 제목
- 표준화되지 않은 약어가 사용된 제목
- 군더더기 표현이 들어간 제목
  - '~에 관한 연구', '~에 대한 조사', '~에 대한 관찰'
- 연구자의 주관적 의견이 들어간 제목
  - '효율적인 ~'
  - '바람직한 ~'

3) 논문 제목의 완성

- 연구계획서를 작성할 때 정한 잠정적인 제목은 연구진행과 결과에 따라 논문 제목을 수정, 보완할 수 있다.
- 필요한 경우에는 부제를 붙일 수 있다.

4 요약문

국문요약은 논문의 말미에 '요약 및 결론'의 형식으로 기술한다. 영문 요약문을 논문의 첫 부분에 두고 있다. 영문요약문은 국문 요약문 번역문에 논문 제목과 저자 및 지도교수의 성명과 소속학과를 영문으로 표기하는 것이다. 요약문 페이지는 별도 형식의 번호를 부여하는 것이 좋다(예; –i–, –ii–, –iii– 형식).

1) 국문 요약

- '고찰' 다음에 '요약 및 결론'의 장을 두고 이곳에 국문 요약문을 기술한다.
- 요약문은 ' 목적: ', ' 방법: ', ' 결과: ', ' 결론: ' 의 형식으로 구분하여 기술한다. 전체 분량은 150~250 단어가 적당하다.

- **목적**: 논문을 쓰게 된 배경이나 필요성 등 문제 제기와 관련된 내용과 목적을 한 두 문장으로 압축하여 기술한다. 첫 문장에는 문제 제기를, 두 번째 문장에는 목적을 기술하는 경우가 많다.
- **방법**: 연구대상(자)의 수, 연구대상의 특성, 분석 자료의 종류(제1차 자료 또는 2차 자료), 자료수집방법(설문조사, 면접조사, 전화인터뷰 등), 측정 및 분석도구, 분석방법 등에 대해 기술한다.
- **결과**: 연구질문에 대한 답으로서의 결과를 요약한다.
- **결론**: 결과에 근거한 결론 및 연구의 의의를 적는다.

2) 영문 요약

- 한글 요약문을 영어로 번역하되 매끄러운 표현이 되도록 의역이 필요할 수 있다.
- 최종논문심사에 통과한 후 한글 요약문을 완성하여 지도교수의 확인을 받은 후, 영문으

로 번역한다.

- 본 대학원에서 지정하는 전문교정기관에 의뢰하여 영문 교정을 무료로 받을 수 있다.
- 영문 요약문에 논문제목을 쓸 때는 첫 글자만 대문자로 쓰고 나머지는 고유 명사등을 제외하고는 소문자로 쓴다. 혹은 제목 속에 있는 단어 중 전치사, 접속사, 관사는 모두 소문자로 쓰고 제목의 첫 글자와 나머지 단어의 첫 글자는 모두 대문자로 쓸 수도 있다. 그러나 이들 제목을 참고문헌 목록에 표기할 때는 논문제목의 첫 글자와 고유명사의 첫 글자만 대문자로 쓰고 나머지는 모두 소문자로 쓸 것을 대부분의 학술지에서 요구하고 있다.
- 저자와 지도 교수의 영문 성명 철자가 정확한지 확인한다. 지도 교수의 영문 성명은 논문을 검색하면 알 수 있다.

3) 요약문 작성 시 유의사항

- 본문에서 언급되지 않은 내용을 기술하지 않도록 한다.
- 가능한 한 약자를 사용하지 않는다.
- 참고문헌 제시, 그리고 본문 속의 표나 그림을 인용하지 않는다.
- 중심어는 MeSH term을 사용한다.

5 서론

서론에서 참고문헌까지의 구체적인 작성 방법은 향후 1학기 동안 진행되는 본 강의에서 하나씩 다룰 예정이므로 여기서는 형식만 간단히 소개한다.

연구자가 선정한 연구주제와 관련하여 왜 이 연구를 하고자 하는지에 대한 배경, 이유, 중요성 또는 필요성 등에 대한 문제 제기를 문헌고찰의 내용을 토대로 기술한다. 특히 이 주제와 관련된 선행 연구가 어느 수준까지 이루어져 왔고, 앞으로 어떤 부분에 대한 후속연구가 필요하다는 식의 논리로 전개한다. 서론의 말미에는 이상의 내용의 흐름에 합당한 연구 목적을 제시하고, 이어 구체적인 연구질문과 목표를 제시한다.

6 연구방법

독자로 하여금 이 연구가 적절하게 수행되었음을 내어 보이는 곳이다. 연구방법은 어느 누구가 동일한 방법으로 연구해도 동일한 결과가 나올 수 있도록 충분히 정확하고 자세하게 써야 한다. 대개의 경우 '1) 연구대상', '2) 연구방법', 그리고 '3) 자료분석'으로 나누어 기술한다. 간혹 이들 사이에 새로운 분류번호를 부여하여 '자료수집방법', '연구대상자의 포함 및 제외 조건', '변수의 정의' 등을 삽입하기도 한다. 연구대상과 연구방법 등에 기술된 내용을 그림으로 나타내면 독자들에게 체계적인 정보를 보다 쉽게 전달할 수 있다.

7 연구결과

연구를 통하여 얻어진 결과를 표 또는 그림으로 제시하면서, 주요 내용을 설명한다.

8 고찰

자신의 연구결과를 토대로 목적한 바의 결론을 이끌어내기 위하여 선행연구 결과와 비교 검토함으로서 현재까지 밝혀진 체계 내에서 자신이 이끌어낸 결론이 차지하는 위치를 기술한다.

9 요약 및 결론

앞서 4. 요약문에서 1) 국문 요약에 해당한다.

국문 논문제목

저자이름

고려대학교 보건대학원(혹은 고려대학교 대학원 보건학 협동과정)
OOOO학과
(지도교수: O O O, PhD)

목적 :

방법 :

결과 :

결론 :

주제어 :

10 참고문헌

본문에 인용된 참고문헌은 반드시 목록에 수록되어야 한다. 가능하면 최근에 발표된 논문을 많이 인용하는 것이 좋다. 참고문헌의 수는 20~40개 이내가 적당하며 문헌고찰의 경우는 이보다 많을 수 있다. 참고문헌을 표기하는 것은 국제의학학술지편집인위원회(International Committee of Medical Journal Editors, ICMJE)에서 제시하는 참고문헌 인용 형식을 따른다. 한글 논문이면 참고문헌, 영문 논문이면 References로 표기한다. 참고문헌에서 국문(한글) 및 외국어문 참고 도서의 순서는 국문 도서를 앞에 표기하고, 외국어문 도서를 뒤에 표기한다. References에서는 외국어문 도서를 앞에 표기하고 국문 도서를 뒤에 표기한다. 영문 참고문헌 형식은 크게 하바드식과 밴쿠버식으로 나뉘며 둘 중 한 가지로 표기하는 방식을 택할 수 있다.

• 하바드식 표기 방법

1881년 하바드 대학에서 처음 쓰기 시작한 형식으로 본문에 저자–연도 방식으로 괄호 안에 참고문헌을 표기한 것이다. 본문에서는 저자의 성과 출판 연도를 괄호 안에 적고, 참고문헌 목록은 논문의 마지막에 저자 알파벳 순으로 나열한다. 한 문장에 여러 참고문헌을 인용하는 경우에는 출판 연도가 빠른 순서대로 나열하고 인용 문헌 사이에 세미콜론(;)을 넣는다. 같은 저자가 같은 연도에 출판한 문헌을 둘 이상 인용할 때에는 연도 뒤에 알파벳을 추가하여 2021a, 2021b와 같이 구분한다.

• 밴쿠버식 표기 방법

1979년 밴쿠버 그룹에서 미국 국립의학도서관(National Library of Medicine) 명의로 '통일 양식'으로서 제안한 형식이다. 본문에서 인용문의 번호를 해당 문장이 끝나는 구두점 바로 앞에 위치시키고, 참고문헌 목록에는 논문에 인용된 순서대로 번호를 붙여 표기한다.

2021년 현재 미국국립의학도서관에서는 국제의학학술지 편집인위원회에서 제안하는 다음의 형식을 표준안으로 제시하고 있으며(https://www.nlm.nih.gov/bsd/uniform_requirements.html) 대부분의 학술 논문은 이를 따르고 있다.

1) 일반적인 학술지 논문(Standard journal article)

Halpern SD, Ubel PA, Caplan AL. Solid-organ transplantation in HIV-infected patients. N Engl J Med. 2002 Jul 25;347(4):284-7.

저자수가 6명을 넘어가는 경우 첫 6명의 저자 뒤 et al.을 붙인다.

2) 단체가 저자인 경우(Organization as author)

Diabetes Prevention Program Research Group. Hypertension, insulin, and proinsulin in participants with impaired glucose tolerance. Hypertension. 2002;40(5):679-86.

3) 개인과 단체가 모두 저자인 경우(Both personal authors and organization as author)

Vallancien G, Emberton M, Harving N, van Moorselaar RJ; Alf-One Study Group. Sexual dysfunction in 1,274 European men suffering from lower urinary tract symptoms. J Urol. 2003;169(6):2257-61.

4) 저자가 없는 경우(No author given)

21st century heart solution may have a sting in the tail. BMJ. 2002;325(7357):184.

5) 영어가 아닌 논문(Article not in English)

Ellingsen AE, Wilhelmsen I. Sykdomsangst blant medisin- og jusstudenter. Tidsskr Nor Laegeforen. 2002;122(8):785-7. Norwegian.

6) 권 부록(Volume with supplement)

Geraud G, Spierings EL, Keywood C. Tolerability and safety of frovatriptan with short- and long-term use for treatment of migraine and in comparison with sumatriptan. Headache. 2002;42 Suppl 2:S93-9.

7) 호 부록(Issue with supplement)

Glauser TA. Integrating clinical trial data into clinical practice. Neurology. 2002;58(12 Suppl 7):S6-12.

8) 권호 번호가 없는 경우(No volume or issue)

Outreach: bringing HIV-positive individuals into care. HRSA Careaction. 2002 Jun:1-6.

9) 기타 형태의 저작(Type of article indicated as needed)

Tor M, Turker H. International approaches to the prescription of long-term oxygen therapy [letter]. Eur Respir J. 2002;20(1):242.

Lofwall MR, Strain EC, Brooner RK, Kindbom KA, Bigelow GE. Characteristics of older methadone maintenance (MM) patients [abstract]. Drug Alcohol Depend. 2002;66 Suppl 1:S105.

10) 철회된 논문(Article retracted)

Feifel D, Moutier CY, Perry W. Safety and tolerability of a rapidly escalating dose-loading regimen for risperidone. J Clin Psychiatry. 2000;61(12):909-11. Retraction in: Feifel D, Moutier CY, Perry W. J Clin Psychiatry. 2002;63(2):169.

11) 수정된 논문(Article republished with corrections)

Mansharamani M, Chilton BS. The reproductive importance of P-type ATPases. Mol Cell Endocrinol. 2002;188(1-2):22-5. Corrected and republished from: Mol Cell Endocrinol. 2001;183(1-2):123-6.

Malinowski JM, Bolesta S. Rosiglitazone in the treatment of type 2 diabetes mellitus: a critical review. Clin Ther. 2000;22(10):1151-68; discussion 1149-50. Erratum in: Clin Ther. 2001;23(2):309.

12) 전자출판만 된 논문(Article published electronically ahead of the print version)

Yu WM, Hawley TS, Hawley RG, Qu CK. Immortalization of yolk sac-derived precursor cells. Blood. 2002 Nov 15;100(10):3828-31. Epub 2002 Jul 5.

13) 개인 저자의 책자(Personal author(s))

Murray PR, Rosenthal KS, Kobayashi GS, Pfaller MA. Medical microbiology. 4th ed. St. Louis: Mosby; 2002.

14) 편집자, 엮은이가 저자인 책자(Editor(s), compiler(s) as author)

Gilstrap LC 3rd, Cunningham FG, VanDorsten JP, editors. Operative obstetrics. 2nd ed. New York: McGraw-Hill; 2002.

15) 저자와 편집자를 함께 표시된 책자(Author(s) and editor(s))

Breedlove GK, Schorfheide AM. Adolescent pregnancy. 2nd ed. Wieczorek RR, editor. White Plains (NY): March of Dimes Education Services; 2001.

16) 단체가 저자인 책자(Organization(s) as author)

American Occupational Therapy Association, Ad Hoc Committee on Occupational Therapy Manpower. Occupational therapy manpower: a plan for progress. Rockville (MD): The Association; 1985 Apr. 84 p.

National Lawyer's Guild AIDs Network (US); National Gay Rights Advocates (US). AIDS practice manual: a legal and educational guide. 2nd ed. San Francisco: The Network; 1988.

17) 책자 중의 장(Chapter in a book)

Meltzer PS, Kallioniemi A, Trent JM. Chromosome alterations in human solid tumors. In: Vogelstein B, Kinzler KW, editors. The genetic basis of human cancer. New York: McGraw-Hill; 2002. p. 93-113.

18) 학술대회 발표용 연구논문집(Conference proceedings)

Harnden P, Joffe JK, Jones WG, editors. Germ cell tumours V. Proceedings of the 5th Germ Cell Tumour Conference; 2001 Sep 13-15; Leeds, UK. New York: Springer; 2002.

19) 학술대회 발표용 논문(Conference paper)

Christensen S, Oppacher F. An analysis of Koza's computational effort statistic for genetic programming. In: Foster JA, Lutton E, Miller J, Ryan C, Tettamanzi AG, editors. Genetic programming. EuroGP 2002: Proceedings of the 5th European Conference on Genetic Programming; 2002 Apr 3-5; Kinsdale, Ireland. Berlin: Springer; 2002. p. 182-91.

20) 기술보고서(Scientific or technical report)

Yen GG (Oklahoma State University, School of Electrical and Computer Engineering, Stillwater, OK). Health monitoring on vibration signatures. Final report. Arlington (VA): Air Force Office of Scientific Research (US), Air Force Research Laboratory; 2002 Feb. Report No.: AFRLSRBLTR020123. Contract No.: F496209810049.

Russell ML, Goth-Goldstein R, Apte MG, Fisk WJ. Method for measuring the size distribution of airborne Rhinovirus. Berkeley (CA): Lawrence Berkeley National Laboratory, Environmental Energy Technologies Division; 2002 Jan. Report No.: LBNL49574. Contract No.: DEAC0376SF00098. Sponsored by the Department of Energy.

21) 학위논문(Dissertation)

Borkowski MM. Infant sleep and feeding: a telephone survey of Hispanic Americans [dissertation]. Mount Pleasant (MI): Central Michigan University; 2002.

11 부록

본문에 삽입하기에는 그 내용이 너무 커서 어렵거나, 너무 자세한 경우에는 부록이란 장을 만들어 넣을 수 있다. 주로 연구에 사용된 설문지, 자세한 통계분석표, 실험 과정에서 출력된 그림 등을 제시할 수 있다.

12 감사의 말씀

원하는 경우 지도위원, 심사위원, 연구수행을 도와준 선후배 및 동료 등에 대한 감사를 마지막에 적을 수 있다.

▣ 공저자 소개(가나다순)

기 명 (고려대학교 의과대학 예방의학교실 및 보건대학원 교수)
김현정 (고려대학교 근거중심의학연구소 교수)
안형식 (고려대학교 의과대학 예방의학교실 및 보건대학원 교수)
안형진 (고려대학교 의과대학 의학통계학교실 및 보건대학원 교수)
윤석준 (고려대학교 의과대학 예방의학교실 및 보건대학원 교수)
이원진 (고려대학교 의과대학 예방의학교실 및 보건대학원 교수)
이은일 (고려대학교 의과대학 예방의학교실 및 보건대학원 교수)
이준영 (고려대학교 의과대학 의학통계학교실 및 보건대학원 교수)
천병철 (고려대학교 의과대학 예방의학교실 및 보건대학원 교수)
최승아 (고려대학교 의과대학 예방의학교실 및 보건대학원 교수)
최재욱 (고려대학교 의과대학 예방의학교실 및 보건대학원 교수)
한승봉 (고려대학교 의과대학 의학통계학교실 및 보건대학원 교수)

보건 분야 논문 쓰기: 연구질문부터 발표까지 값 20,000원

2022년 9월 5일 제1판 1쇄 발행
2023년 3월 5일 제1판 2쇄 발행

공 저 자 : 기 명 · 김현정 · 안형식
안형진 · 윤석준 · 이원진
이은일 · 이준영 · 천병철
최승아 · 최재욱 · 한승봉
발 행 인 : 주 영 일
발 행 처 : **계 축 문 화 사**

서울특별시 종로구 통일로12길 16-17
우편번호 03029
TEL : 735-2257 · 738-9746
FAX : 723-9025
E-mail : gyechuk@hanmail.net
홈페이지 : http://gyechuk.co.kr
1973. 10. 31 등록번호 제300-1973-8호
ISBN 978-89-5629-698-2 93510